中医外治特效疗法

朱坤福　祝蕾　著

中医古籍出版社

图书在版编目（CIP）数据

中医外治特效疗法 / 朱坤福，祝蕾编著．— 北京：
中医古籍出版社，2019.4（2023.9 重印）
ISBN 978-7-5152-1853-3

Ⅰ．①中… Ⅱ．①朱… ②祝… Ⅲ．①外治法 Ⅳ．① R244

中国版本图书馆 CIP 数据核字 (2018) 第 296007 号

中医外治特效疗法

编　　著：朱坤福　祝蕾
责任编辑：焦浩英
出版发行：中医古籍出版社
社　　址：北京市东直门内南小街 16 号（100700）
印　　刷：廊坊市鸿煊印刷有限公司
经　　销：新华书店
开　　本：710mm × 1000mm　1/16
印　　张：19
字　　数：275 千字
版　　次：2019 年 4 月第 1 版　2023 年 9 月第 4 次印刷
书　　号：ISBN 978-7-5152-1853-3
定　　价：78.00 元

前言

外治法是我国传统医学中的瑰宝。广义的外治法包括内服药物以外的各种治疗方法，它通过肌表或九窍，作用于体内，达到治病的目的，具有简、便、廉、验和副作用少等优点。自从外伤、皮肤、五官、针灸、推拿成为独立专科后，近代论述的外治法，主要是指用药物或配合适当器械治疗内、妇、儿科病症的“内症外治法”，常用的有膏药、填脐、含漱、噙化、喷雾、药枕、热熨、沐浴、发泡、溻渍、探吐、搐鼻、坐药、拍打、浸泡及敷、擦、涂、洗、蒸、熏、围、掺、封、点、滴、塞、吹、导、扑等数十种。

祖国医学的外治疗法源远流长，颇具特色，向为医家所重视。据考古学家发现，大约在10万年以前，山顶洞人就有了可用于外治疾病的骨针。至春秋时期，外治法已见诸文字记载。1973年底，马王堆三号汉墓出土了我国最早的方书《五十二病方》，其中外治法占有相当比例。我国权威的医学经典《内经》，同样载有药物外治的可贵经验。如《灵枢·经筋》记述口角歪斜的治疗，可用马脂涂在拘急一侧的面颊，以润养其筋；以白酒调和肉末涂在弛缓一侧的面颊，以温通脉络。

随着医学的发展，外治经验渐趋增多。张仲景《伤寒论》介绍的火熏令其汗、冷水噀之、猪胆汁蜜煎导法等，皆属外治疗法。唐代《备急千金要方》对当时和唐以前的外治经验进行了第一次大搜集。宋代国家设立了熟药署，专掌药物的制作，当时的《太平圣惠方》和《和剂局方》等书，备录了许多外治软膏和硬膏，并有详细的制作方法。至明清，外治法得到了更大普及，特别是以膏药治内病，已成为相当普遍的民间疗法。值得强调的是，在清代出现了被后世尊为外治法一代宗师的吴师机，他著的《理瀹骈文》（一名《外治医说》）是我国传统医学中影响最大、最有代表性的外治法专著。它的卓越成就不仅是广泛总结了前人的外治经验，而且在于理论上和制剂方面的创新发展。

据近年来国内学者的认识，药物外治法的机理和吸收途径大致可归纳为以下几个方面。

一是皮肤透入。根据《素问·皮部论》的认识，皮肤是脏腑经络的表在部位，药物的气味可透过皮肤，沿络脉——经脉——脏腑途径发挥治疗作用。现已了解，皮肤表面有大量毛孔和汗腺管口，这可能是外用药物进入人体的通道。近代实验也证实，皮肤角质层表面具有半渗透性质，改变了过去认为角质层绝对没有透过性的看法。药物一旦透过表皮，则很容易被从真皮吸收到人的体内，因真皮大多是血管丰富的结缔组织，活跃的血液循环能使药物迅速发挥效用。随着国内外各种“透皮促进剂”的研制成功，为皮肤给药法展示了可喜的前景。

二是经络传导。人体十二经脉在皮部各有分属区域，所以在穴位上敷贴药物，既对穴位有刺激作用，又能通过经络的传导转输，使药性直达病灶而发挥治疗作用。这样，由于药物无须经过消化系统，既避免了药物对胃肠道与肝脏等可能造成的损害，又减少了影响药物疗效的不利因素，从而提高了药物的利用度。

三是黏膜吸收。如以药物搐鼻、塞鼻由鼻黏膜吸收，药液滴眼由眼结膜吸收，舌下含药、噙化、含漱由口腔黏膜吸收，栓剂塞肛、保留灌肠由直肠黏膜吸收等等，都是目前应用较广的药物外治法。此外，药物外治还常借助于物理及化学的作用来促进药物的吸收。

当前，内病外治疗法正在现代化的道路上迅速发展。现代超声波疗法、红外线疗法、药物电离子导入疗法及各种磁疗法等，都是古代外治法的延伸和发展。药物由外作用于内，需要一定的动能，与声光电磁相结合，不仅可以发挥声光电磁本身的治疗作用，而且可借助其能量，促进药物由外至内发挥作用。

另外，药物外治现代化的关键环节之一，在于剂型的更新。近年来，全国各地除了对传统剂型加以改进外，还注意吸收现代药学成果，研制发明了不少新剂型。如山东朱氏药业集团研制成功的双层单向缓释膜剂、气雾剂、化学热熨剂等，既提高了疗效，又便于推广使用。而将外治疗法与日常生活用品有机地融合，也是现代外治法发展的一种趋势。如新型药枕、各种药物着物（衣裤、手套、兜肚等）相继问世，既可免去经常施药之累，又能达到持久作用的目的。

内病外治疗法作为中医传统治法的一种，有几千年丰富的实践经验。它疗效卓著，应用范围很广，更有药物内治所不具备的优点。正因为如此，吴师机在100多年前就提出了“良工不废外治”的口号。只要我们努力发掘，认真总结，加速与现代科技相结合，外治法必将会闪烁出更加灿烂的光辉。

朱坤福

2019年5月于燕贻堂

目　录

上篇　中医外治的基础知识

下篇　常见病的外治方法

上篇

中医外治的基础知识

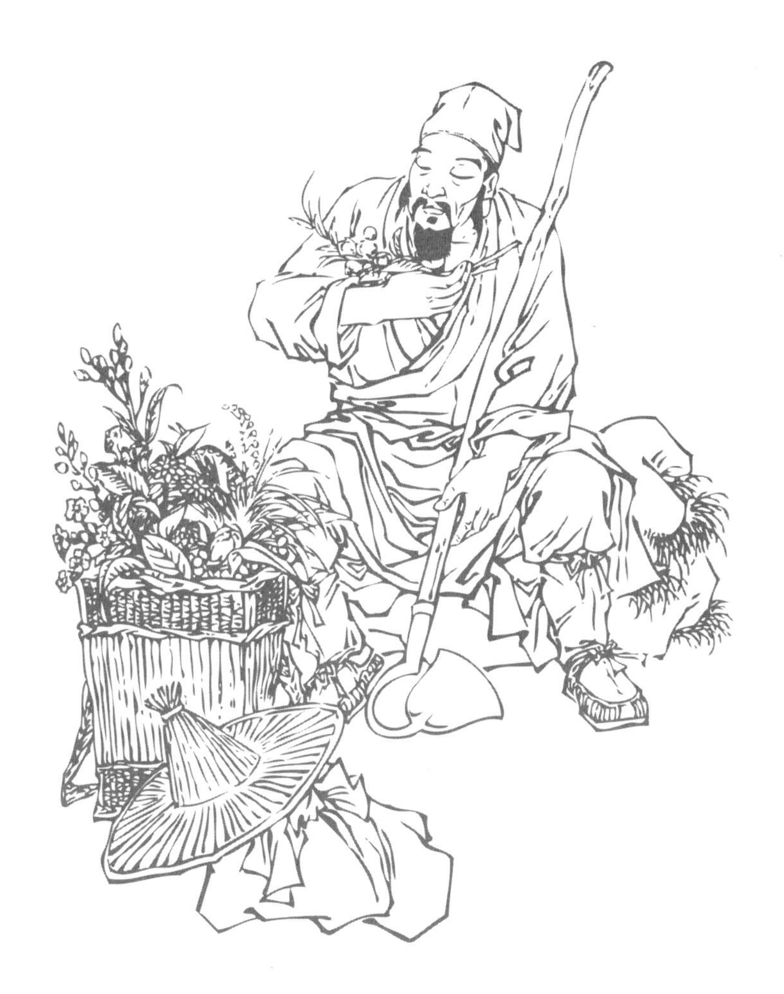

第一章　中医外治法概论

第一节　中医外治法的历史发展

中医外治法源远流长，历史悠久。自有人类以来，就有了医疗活动，而最初的医疗活动应是以治疗外疡损伤为主的。根据考古学的研究，大约在400万年前地球上开始有了人类。大约在150万年以前，在我国云南就活跃着元谋人。早在50万年前北京人就学会了用火。掌握了火的运用，不但对取暖抗寒、变生食为熟食有着突变的意义，而且对外治的熨疗、灸法也有重要的启迪。人类在烘火取暖的基础上，逐渐发现用兽皮、树皮包着烘热的石块或沙土作局部取暖，可以保持更长的时间。经过长期的实践，逐渐体会到局部加温还可以治疗某些外科病痛，这就是原始的熨疗。以后，又经过反复的应用，不断的改进，在加温治疗的实践中，发现用树枝或用“药物”作燃料对局部进行温热刺激，可以消散早期肿疡，这便形成了灸法。

在公元前1300年左右，甲骨文有疾自（鼻病）、疾耳、疾齿、疾舌、疾足、疾止（指或趾）、疥、疕等外科病名的记载。《山海经》中载有38种疾病，其中外科疾病有痈、疽、瘿、痔、疥等。周代出现了医事分工，标志着中医进入了按门类发展的阶段。如《周礼》简述了治疗外疡的方法，就是以外治法为主的，有外敷药物法、腐蚀药物法、手术疗法等，对外治药物的提炼及应用也积累了一定的经验，说明此时的外治法已初具规模。

公元1973年出土的马王堆《五十二病方》是我国迄今为止发现最早的临床医学文献，书中已认识到疥疮有虫，并科学地使用雄黄、水银治疗疥癣，这是世界医学史上使用汞剂治疗皮肤病的最早记录。《五十二病方》还载有用酒剂止痛和消毒的可贵资料，如对犬咬伤“令人以酒财沃其伤”，是外用醇酒进行冲洗伤口的最早记载，至今临床上应用酒剂外治仍颇为普遍。至于其他外治法，还有药物外敷法、药浴及熨、砭、灸、角、熏、摩等多种。从这些丰富的实践经验中，古人初步掌握了这些外治法的应用方法、适应证及注意事项。

中国最早的典籍之一《内经》，就有“内者内治，外者外治”“内治外治并列”的治疗法则。还有治筋急，用“马膏膏法”及“桂心渍酒以熨寒痹”“白酒和桂以涂风中血脉”的记载。还介绍了烟熏法、腹水穿刺法，以及用于脱疽（相当于血栓闭塞性脉管炎）的截肢术，而对针刺法的论述则更完善。可见，我们的祖先在古代表现出了高度的聪明和智慧，创造了丰富多彩的外治方法，并在医疗的实践中不断的充实，使当时不少外治法保持了世界先进水平。

东汉时期的张仲景在《伤寒杂病论》中，记述了针、灸、烙、熨、药摩、坐药、药浴、润导、浸足、灌耳、人工呼吸等多种外治法，为后世应用外治法奠定了广泛的基础。后来，晋代葛洪的《肘后方》，唐代孙思邈的《千金要方》《千金翼方》，王焘的《外台秘要》，以及其他方书，所载医疗方法更多涉及外治法，并发展到用膏药治疗外科疾患。

晋、唐以后，后世医学家对内科疾患一般都采取药物内服治疗，很少采用膏药外治。随着针灸学的迅速发展，一些穴位的特殊功能逐渐被人们所认识。一些医师把中医的外治法和经络孔穴的特殊功能结合起来应用，这就诞生了穴位敷药疗法。这一疗法较一般的外治法，疗效大大提高，但是应用仍不普遍，没有专书论述，零星地散见于各种医书典籍，大都一鳞半爪，不够完整。

到了明清，穴位敷药疗法有了进一步发展。李时珍的《本草纲目》的附方中，记载了不少穴位敷药疗法，如吴茱萸贴足心（涌泉），治疗复发性口腔炎，至今仍沿用。清代名医叶天士用平胃散炒熨脐部治下利，用常山饮炒嗅治疟，变内治为外治。以后，又有赵学敏将铃医赵柏云的经验汇集，整理成《串雅内编》《串雅外编》，介绍了许多简便验廉的民间外治法。同时期的名医徐灵胎有“汤药不足尽病”之说，他对针灸、熨浴、导引、按摩、薄贴等外治法，都给予很高的评价。

1846年鲍相璈撰编的《验方新编》问世，该书辑录了大量流传民间的单、验方。其中，外治法较之《串雅》更为多见，几乎大部分疾病都有一种至数种外治验方，可见外治在当时民间流传之广。不过，当时尚无外治专业医生，亦无外治法专书。1864年，才有一位杰出的外治专家吴师机，编著了中医史上第一部外治专著《理瀹骈文》。吴师机的外治成就，是对古代医学理论和前人经验的继承发扬。他通过自己大量的临床实践，确认外治法有可靠疗效。他始用膏药为人治病时，每天只有一二十人前来就诊，且不少患者对膏药疗效持怀疑态度。谁知换过几次药后，效验就出来了。于是一传十，十传百，亲友相告，相信的人越来越多，以至每日登门求医者达数百人之多。如此长期、大量的临床实践，使吴师机积累了宝贵的外治经验。他自称历时20年，易稿10余次，方撰就《理瀹骈文》一书。

从“西医”传入后，开始形成了中医、西医两种医学共存的情况。当此之时，不少有识之士汇集中、西医精华，力主融会、贯通中西医二家之说。在中医外治方面，许多医家不但在药物应用、临床治疗上吸收西医有效的方法，而且还在理论上对中西医的特点进行综合比较，以求达到一致，这对中医外治法的创新很有助益。如张山雷《疡科纲要》即为此时期的代表之作。《疡科纲要》所介绍的外用方药多切合实用，如所创制的温煦薄贴，对阴疡大证效验显著；樟丹油膏乃是“不中不西，亦中亦西”的效方；所载橡皮膏对久不收口之疮，确有奇效。

新中国成立后，由于党和政府重视中医事业，使中医外治疗法得到发展，有关外治方面的著述也日益增多，并创立了不少疗效好的外治方药。尤其是穴位敷药疗法，枯木逢春，枝繁叶茂。例如，用二甘散贴脐，或疟疾粉塞鼻，治疗疟疾；甜瓜蒂吹鼻，治疗传染性肝炎；用《张氏医统》上的“哮喘膏”贴肺俞、心俞、膏肓穴，治疗慢性气管炎或喘息性气管炎；芒硝、大蒜和大黄分别外贴阿是穴，治疗阑尾炎或炎性肿块；用脐疗治疗小儿腹泻，都取得了可喜的成就。

随着科学技术的发展，新的合成药如雨后春笋，日新月异。但是，合成药毒副作用较大，越来越引起人们的恐惧和不安。人们由用合成药转向中药，或内服药以外的外治疗法，出现了“中药热”“非药疗法热”。同时，人们已经注意到现行用药方式所存在的问题。如口服给药，由于给药的时间及剂量的关系，药物浓度在血液中不能保持恒定；药物经口腔进入人体后，沿途受到化学物质或酶的分解，抵达病灶时所剩无几，因而很难得到预期的药效。注射用药又给患者带来了一定的痛苦，也有许多不便。因此，寻找新的给药途径，已成为当今医药上一项新的研究课题。中医外治法历史悠久，内容丰富，多种多样，疗效确实，如能中西医结合，进行临床验证，开展医学科研，相信深受广大群众欢迎的外治法会有广阔的发展前景。

第二节　中医外治法的未来展望

习近平总书记曾指示："中医药学是中国古代科学的瑰宝，也是打开中华文明宝库的钥匙。当前，中医药振兴发展迎来天时、地利、人和的大好时机，希望广大中医药工作者增强民族自信，勇攀医学高峰，深入发掘中医药宝库中的精华，充分发挥中医药的独特优势，推进中医药现代化，推动中医药走向世界，切实把中医药这一祖先留给我们的宝贵财富继承好、发展好、利用好，在建设健康中国、实现中国梦的伟大征程中谱写新的篇章。"中医外治法是祖国医学的一个有机组成部分，同样展现出大有希望、大有发展的好势头。

一、发掘探宝大有可为

向祖国医学宝库中探宝，发掘古代良方，总结古人外治学经验的工作广泛开展。有关外治法的书籍陆续出版，出现了以往少有的盛况。

*（一）发掘古代良方效剂方面。*四川文琢之对清末秘方大乘丹的收集、整理、试制、试用，并公之于世，就是发掘古方、抢救中医外治法宝贵经验，以免祖国医学宝库中有效方剂失传的良好范例。大乘丹集中了红、白二丹的优点，素称丹药之王，经成都中医学院外科临床验证，对久不愈合的下肢溃疡、疔疮、骨结核等一般丹药所不能解决之疑难疾患，均有优异疗效。此丹经文氏改革秘作工艺，解决了使用时较为痛苦、效果欠佳的问题，使得炼出的大乘丹更为理想。这说明只要是经过临床实践检验，证明了确有良效的秘、验方，我们都应该继承和发展下去，为开创中医外治法的良好局面加砖添瓦。

*（二）总结古人外治经验方面，《疮疡外用本草》是其代表之作。*此书对祖国医药中有关中草药外治方面的经验进行了较为全面的和系统的整理，并对外治理论进行了深入探讨。书中共收集外治常用药物 228 味，并依药物名称、形性、效能和应用进行了详尽的论述，尤其是作者着重从明、清两代的疡科专著和现代文献中的有关资料来探讨其临床应用，更使这些用药经验切合实际。此书具有熔古今外治方药于一炉、取众家外治经验之长于一体、将外治理论与实践相结合于一统、贯穿近代研究资料与个人心得于一书的特色。至于散见于近代名家、高手的著作中的外治方药和经验屡见不鲜，其中较为著名的有：《赵炳南临床经验集》《朱仁康临床经验集》《外科经验选》《临诊一得录》以及《潘春林医案》《文琢之中医外科经验论集》《中医外

科心得集》等等。

（三）探讨古代外治学说，并从现代科学理论知识来研究或论证方面也出现了好的势头。如对紫云膏的研究证明，紫草的抗炎是由于色素成分的紫草素和乙酰紫草所致，将此色素制成的软膏应用于局部能抑制急性炎症反应，对创伤的治愈有明显的促进效果。紫草素的最佳浓度为 0.1% ~ 0.2%，在此浓度之上或之下均减弱其效果。《外科正宗》所载的润肌膏（即紫云膏）取麻油 120 克、当归 15 克、紫草 3 克、黄蜡 15 克所配制的油膏被证实是调整到适合发挥紫草效能的最好配方，足见古人外用方药之灵妙所在，深有其科学性的内涵。紫云膏不只在用量上是如此，在配伍上也深含医理。现代研究又证明：紫草有效成分紫草素可以用苯来提出，亦可通过胡麻油或橄榄油来提出，这也就是配制紫云膏要用胡麻油的缘故。配用当归，若从抗炎症的观点来看，当归在这方面的作用较弱，配伍的意义就不够明确。但是，当归有强力的激活淋巴细胞及巨噬细胞的作用。故可以认为紫草根的抗炎症作用加上当归的激活免疫活性细胞作用，对创伤的愈合有利。如此复数的组合结果，所有各个生药的药效有相乘性增加的可能。

二、应用现代科学，大有作为

利用现代科学技术，进一步提高中医外治法的疗效，使传统的外治法不断更新和发展。尤其是日益高度发展的科学和技术，更使得中医外治法面临新的挑战和选择。随着医学和医药工业的发展，外用药物方剂的组成更趋合理和符合科学，疗效更好。即如千余年常用的“豕膏”也逐渐进步到黄丹制备的硬膏，如今硬膏的制备也从个体的手工操作转变到群体的机械化生产，以适应日益增长的需要。又如旧时升炼丹药，只宜个人少量制备，近时大量制造已改用平底锅代替阳城罐，以煤火、电力代替炭火、柴火，以温度计测定及各项检验数据代替目力观察等。而外治史上最早的油膏，也因猪脂不能久贮，易于变质，已少用或不用。现在大部分油膏制剂多采用凡士林、羊毛脂等调制，其基质性能好，具有操作简便、应用方便、不易变质等优点。至于中药、西药结合辨用更为临床上所常见，且有逐渐混为一体之势。

第二章　外治法基本作用原理和特点

第一节　外治法基本作用原理

外治法种类繁多，各具其作用原理，但总的来说，是施行各种外治手段于人体体表局部或穴位，以达疏通经络、调和气血、活血化瘀等作用，使失去平衡的脏腑阴阳得以重新调整和改善，从而提高机体抗病能力。外治法基本作用原理大致可分为两类：

一、直接作用

直接作用是以药物敷贴、熏洗、蒸气吸入、离子电导等，使其通过肌肤、孔窍、经穴等深入腠理、脏腑，以达周身。直接作用可使中药的化学成分刺激皮肤感受器，发挥某些化学作用；也可以使药物渗透、吸收和经络传布，发挥药物“归经”，达到“以气调气”的作用。实际上，外治法有与内服药一样的效果，不同的只是给药途径的不同。

二、间接作用（或称辅助作用）

间接作用就是除了药物以外，还有辅助的温热刺激、机械物理刺激等作用，不仅加快了药物的渗透、吸收和传播，而且可因各种刺激而使气血运行通畅。某些物理作用还可使机体产生不同的效应，如电磁场效应、生物光效应等。

清代，吴师机治阴证者除用炮姜、附子、肉桂、麝香、吴茱萸末，包裹放入脐内，上盖生姜片、葱根外，另用熨斗熨之，或烙铁烙之。吴氏认为，是逼药气入肚也，而这些烙或熨，正是间接作用之理。现代，人们治疗风寒湿痹，除用以药末成散还另加一些与氧产生氧化作用而放出热量的化学药品，如山东朱氏药业集团研制生产的止痛热敷贴，便是利用这些作用原理而制作和应用的。

第二节　外治法的特点

外治法与内治法虽则施治方法不同，但所据基础理论是统一的，疗效上二者相差无几，在不同疾病上二者各有千秋。此外，外治法尚有方法众多而奇特、应用范围广泛、操作简便、易于普及等特点，是内治法所不及的。

一、方法众多而奇特

外治法历史悠久，经过漫长岁月和历史的验证，不断总结和创新，方法日益增多，有些疗法已涉及医学的最新前沿，如：针灸、气功等。有人研究气功机理时发现气功师发射的外气中除有红外线等物质外，尚有一种生物光辐射，这种光辐射可用以治疗某些顽疾。从种类上看外治法，目前至少也有百余种，当然，有些方法则是原有外治法的延伸、综合或交叉的结果。以针刺法为例：除体针外，已有手、眼、耳、鼻、舌、足针；在古代燔针（火针）的基础上又发明了电针、电热针、电磁针、铱针、超声针、激光针等等。由于方法众多而奇特，对人类疾病就有了更多信手施治的手段，也为某些难治之症打开了禁锢的大门。如有人用具有放射性的铱针治疗乳腺癌术后的复发；用“三品一条枪”涂敷可切除早期宫颈癌；癌症加热疗法经加热后可使癌组织发生凝固性坏死或使瘤体消失；阴疽膏外涂皮肤癌可使癌组织坏死……

二、应用范围广泛

外治法目前已广泛用于临床各科，尤善“去凝结之邪”，治“有形之病”。仅药物贴敷一种方法就可治疗数百种疾病，如面瘫、高热、疟疾、咳喘、腹痛、神经痛、夜尿症、尿潴留、腹水、高血压、心绞痛、风湿痹痛等。而且，像气功、按摩等法不但可用于治疗，还可用于强身健体。

三、操作简便

一般外治法药源广，无须特殊的仪器和设备。如：小儿鼻衄不止，信手将食用大蒜数瓣捣碎贴足心；腹痛急剧，用食盐加葱根（切碎）炒热熨腹部；神经性头痛如锥刺，扪及胸锁乳突肌后缘有一压痛点，即用麝香虎骨膏贴穴，当日即愈。其他诸如呃逆压少商或翳风，急救捏人中、涌泉，头痛按风池，流涕摩迎香，更是方便之至，手到病除。

四、易于普及

外用药一般不受药物剂量的严格限制，加之家庭食用菜蔬皆可自作剂型。

因而，家庭、旅行均可采用。又由于方法简便，一看便会。例如：家庭常用的葱、姜、蒜、茴，都能作为药来敷贴，肚脐、足心这些浅显穴位一提便知，何况，医者无有不知常用穴位者，因此，易于掌握和普及。其他如经济、安全、有效等特点不再赘述。

第三章　外治法应用原则

外治法是祖国医学一个重要组成部分，因而，必须遵循以中医学基本理论为指导，灵活运用中医学各种治则，并要注意采用综合治疗措施，掌握适应证和禁忌证等。

第一节　中医学基础理论为主导

由于人是一个有机的整体，人体各部分以五脏为中心，通过经络的联系，把脏与脏、腑与腑、脏与腑、脏腑与体表器官等紧密地联系着。因而，虽然外治于表，而实质也在于治里。治表，在于透发、渗透、疏通等，使阴阳达到相对平衡。如：痄腮一证，虽有颊腮红肿，但有身热口干、大便秘结，此系风热壅滞颊腮之故，“取赤小豆 70 粒，为末，敷之而愈”。也就是说，处理好局部和整体的关系问题应视为外治法应用中的首要原则。

第二，要遵循辨证论治的原则。因为辨证在于求“理”，论治在于求“法”；辨证是决定治疗的前提和依据，论治才是辨证前提下的治疗方法和手段；无辨证无从谈以论治，当然无论治，辨证也是一纸空文。故在应用外治法时，切切不可忘却，“寒者热之”“热者寒之”“塞因塞用”等各科都必须遵循的法则。

第二节　灵活运用中医治则

众所周知，中医学“天人相应”的自然辨证观，不仅是人赖以自然而生存的条件，而且又都受自然环境影响使之病。既有自然环境的因素，施以各种治疗（包括外治），就必然要注意到自然因素、人的因素等，就是因人、因时、因地而异，不但要区别长幼、男女、体质虚实，而且要观察季节、时间和地域，从诸多外治法中择其最佳者从之。

另外，同样要应用“同病异治”“异病同治”的原则。寒性腹痛，无论什么原因所引起，都可用吴茱萸、生姜之类贴敷或热熨，以达温经散寒之功效；热郁性腹痛，则可用川黄连粉、大黄粉调敷以泻热解毒。一穴可据辨证不同施以不同之药，一药亦可因不同归经而用于不同经穴。同理，一法可治诸多病症，也可依理对某一病症施以各法。如灯芯草爆灸角孙穴可治痄腮，亦可以治鼻衄；涌泉穴敷大蒜对鼻衄有效，对虚火牙痛也有良益；风池穴贴敷可结合手法按摩，按摩时同样亦可以借助散、膏、丸之类，然后再行手法。这就充分体现了中医药辨证施治的灵活性。

第三节　重视综合治疗

疾病的过程是一个复杂的正邪斗争过程，某些病尽非一方一法所能取效。因此，应用外治法和强调内病外治，就是重视综合治疗之举。古人治病，一针、二熨、三服药，既指出了治法选用的先后，也指出了综合治疗的必要性。

一、外治诸法的联用

外治方法很多，可依据病情急缓、病程长短、疾病难易适当联用。如抢救晕厥，首先施以手法急掐人中穴，然后进行针刺并用艾灸，如不效，再用开关散搐鼻取嚏，以使其治愈为目的。

二、传统的外治技术和现代技术相结合

传统的外治技术，如刮痧、挑治、割治、火针、导药、吹喉等技艺很多，可与现代技术（包括现代医学技术）进行有机地结合，不仅能使传统技术得以继承，而且利用现代科学技术使之发扬，使适应证更加扩大，疗效更优。

三、外治与内治结合

内科某些病症，是用外治以“急则治标”，亦应与内治法结合以“缓则治本”，这里并不排除外治法也有标本兼治之意。如有人用汤匙刮治颈项、背部穴位可速降血压，但也须辅以中药内服，可能对巩固疗效或治其根本不无好处。另有人对 80 例胆石患者采用单用中药、耳压、中药加耳压法分组对比观察，结果表明：中药加耳压法总有效率及治愈率均高于前二者。因此，临症用法应视病情而定。

第四章　外治法分类

外治法包括内容很多，大致可概括为药物疗法、物理化学疗法、手术疗法、手法及针灸、拔罐、刮痧等类别。

第一节　药物疗法

一、敷贴法

敷贴法是将散剂加上溶液外敷或用药物（鲜用）捣成糊状贴敷，或用药物煎煮装入袋中，局部温热敷等。调敷散剂一般多用开水，也有用其他溶液调敷。如若清热解毒可用鲜野菊花叶、金银花叶、蒲公英全草等捣汁；欲活血化瘀宜用酒；软坚散结宜用醋；疏风解表散寒用姜、葱、韭、蒜捣汁；缓和药性，润泽肌肤宜用植物油、猪油、蜂蜜等。

急性、阳证，多用清热解毒、祛风疏表、活血化瘀类汤（散），如清瘟败毒饮（散）、银翘解毒散、金黄散等。慢性、阴证，多用温经散寒、通阳化瘀类汤（散），如四逆散、吴茱萸汤、阳和汤等。另外，也可用膏药、软膏、胶膏（伤湿止痛膏、祖师麻止痛膏、麝香虎骨膏等）敷贴；还可用掺药法，即是把药物研成细末，掺在膏药或软膏、胶膏上敷贴患部，或直接把药末撒于穴位上（如肚脐），外覆盖胶布或纱布。

现代科技的发展使得学科交叉变得更加必要，利用声、光、电、磁等原理配合中药敷贴治疗的方法不断出现。随着制药技术的进步和药用新辅料，特别是高分子药用材料的应用，除了传统的敷贴剂型外，涂膜剂、膜剂、巴布剂、贴膏、贴片等经皮给药新剂型不断出现；并对中药敷贴经皮给药透皮特性、影响因素和吸收机制等进行了研究，以揭示中药敷贴经皮给药这一古老给药方式的科学内涵，赋予其新的生命力。详细内容可参看拙著《穴位贴敷疗法》。

二、熏洗法

熏洗法是用药物煎汤趁热浸渍或熏洗患处或手足的方法，借温热作用使药物渗透入腠理孔窍。临症可辨证处方，也可单用新鲜草药或食醋，适于痹证、痛证、痿证及内科各病症的辅助疗法。如胸痹心痛，除辨证内服药物外，药渣即可煎水熏洗下肢，起到疏经通络、活血化瘀的作用；用金银花叶、紫花地丁、细辛等熏洗可清热解毒、疏风解表；常用防风、贯仲熏洗可防感冒；用吴茱萸、罗布麻叶、丝瓜络、豨莶草煎汤熏洗可治疗高血压等。

三、滴药法

滴药法是将药物制成水剂或油剂滴入耳内或鼻内。

（一）滴鼻：先拭净鼻涕，头稍后仰，将药液滴入鼻内，稍按揉。有疏风祛邪、芳香通窍作用的，如小檗碱滴鼻液；有扶正祛邪、滋润黏膜作用的，如苁蓉滴鼻液、蜂蜜滴鼻液等。

（二）滴耳：先用3%过氧化氢清洁外耳道，揩干，将药物滴入。

四、吹药法

吹药法是将药物研成极细末，吹布耳、鼻、喉腔黏膜，以达到治疗目的。

（一）吹鼻：清洁鼻腔，将药粉吹入。

（二）吹咽喉。

（三）吹耳：注意耳内吹药不宜过多，以防堵塞耳道。

五、舌下含药

舌下含药是将药粉或丸剂含于舌下，使其有效成分溶化，浸润而发挥疗效。

六、含漱法

含漱法是用药液漱涤口腔，有清洁局部和清热解毒或收敛作用，如漱口方、儿茶液等。

七、蒸汽吸入法

煎煮药物时，用口鼻吸取药物蒸气，或用特制的雾化器将药末加水烧蒸，雾化吸入。

八、气雾喷雾法

用中药制成溶液，倒入医用小型喷雾器内，对准口咽喷雾。如胸宽气雾剂，具有宽胸理气、祛瘀止痛之效，用于心绞痛。

九、闻药法

闻药法是把药物制成粗末，点燃，或研细粉直接让药味闻入口鼻。笔者曾用川芎、白芷、荆芥、薄荷、羌活、藿香、防风、细辛、冰片等闻药预防感冒；用中药制成药香让患者闻吸，治疗各种牛皮癣4000多例，治愈率达84%。

十、灌肠法

灌肠法是用药液或粉剂冲入水分，通过灌肠器直接注入直肠或直肠滴入。目前已用于治疗慢性肾功能衰竭、尿毒症、流行性出血热少尿期、慢性结肠疾患、直肠肿疡、急腹症等。

十一、中药电离子导入法

中药电离子导入法是把中药煎液应用直流电离解，将其离子定向导入机体而发挥治疗效果。国内各地已生产有电离子导入治疗机，主要适用于骨质增生、腰肌劳损、各种风湿、类风湿、神经痛等。

十二、药枕及药用衣被

药枕是将具有清肝、疏风、解毒、除湿等药物（如：桑叶、薄荷、菊花、夏枯草、灯芯草、蚕沙、柿叶、藿香、竹叶、荆芥、蒲公英等），辨证处方，直接装成药枕或做成药包装入枕芯而成。药用衣被是用中药煎液浸泡布料或代布料而成。此法虽疗效不很确切，但至少是一种外用辅助疗法，有待进一步去证实。

十三、香囊佩戴法

香囊佩戴法是将药末置于布或绸袋中，佩戴胸前或装入贴身衣袋内。古人早已用之辟秽杀虫，如长沙马王堆出土的香袋，唐·孙思邈《千金要方》中的绛囊等，均有“避疫气，令人不染”之效。

十四、粉身法

粉身法是将中药研成极细粉末，酌加香粉扑洒身体或腋窝、腹股沟、腘窝等处。

十五、中药热熨法

中药热熨法是采用药物和适用的材料经过加热处理后，敷熨于患部的一种治疗方法。

（一）盐熨法：适用于风寒腹痛、小腹冷痛、慢性腹泻、关节酸痛。用食盐放锅内文火炒至极热，取一半装入布袋内，扎住袋口，放在患者疼痛局部来回热熨，待冷后换另一半热盐装入袋中交替使用，每日1～3次，直至痊愈。

（二）麦麸熨法：适用于食积腹痛、胸膈胁痛。将麦麸1～2斤，炒热熨。方法同上。

（三）葱盐熨法：适用于肚腹冷痛、小便癃闭、腹泻、痛经、产后腰背痛、轻症跌打损伤等。用盐1斤，葱1斤，将葱切成细末，与盐入锅微炒热，装入袋内热熨。

（四）生姜熨法：适用于心胸痞满、胃气虚寒、痰饮积滞、消化不良、呕吐腹泻、寒湿痹痛。用生姜1斤，捣烂装入布袋内，放病变部位，上置热水袋熨1～2小时。

（五）艾葱熨法：适用于子宫寒冷、白带增多、风寒痹痛。艾叶、鲜葱各1斤，捣烂炒热装入袋中放患处，上用热水袋反复熨1～2小时。

（六）韭菜熨法：适用于跌打损伤后红肿胀痛，方法同上。

总之，可依据病情自拟处方，也可用内服处方的煎药残渣装袋热熨患处。此法主要是借助温热之力，将药物透皮入里，循经运行，内达脏腑，起到疏经通络、温中散寒、畅通气机、镇痛消肿、调整脏腑阴阳的偏胜的作用，从而达到治病目的。

第二节 物理化学疗法

物理化学疗法是利用物理学的声、光、电、磁及化学药剂单独或与中药共同作用于人体体表或经穴进行治疗的一种方法。这种疗法不仅用于治疗，而且广泛用于诊断，是展现传统医学和现代科学相结合的创举。

一、矿泉浴

我国有上百处温泉，据资料显示，很多温泉水中含有不少的阴阳离子和微量元素，如钾、钙、镁、铝、硫、氡、锌等，矿泉浴主要是以温热、机械、化学和放射性元素等作用实现治疗目的的。此法有较多的适应证，如风湿、类风湿、神经肌肉痛、瘫痪、中风后遗症、慢性消化道疾患、肌萎缩等，但对高血压眩晕、心血管疾患当慎用。

二、足浴

谚语有谓“晨起三百步，睡前一盆汤”。足浴就是用热水或中药煎水泡脚，有促进气血运行、温煦脏腑等作用。

三、日光浴

日光浴是利用日光照射人体的方法来治疗疾病。日光中的紫外线、红外线不仅有灭菌作用，而且光能促使血液循环加速。古代《本草纲目拾遗》中专门记述了日光浴的作用。

四、癌症加热疗法

这是近年开展起来的一种对癌症治疗的有效手段，是采用癌症加热器将癌组织的温度加热到42.5℃以上，持续40 ~ 60分钟，癌组织容易被破坏掉，而人体正常组织的细胞可耐受这个“高烧”而无损伤。加热方法有局部加热和全身加热两种。局部采用短波透热、微波照射加热、位相控制电波列阵照射；全身加热主要是采用体外循环，将股动脉血引入人体外循环机构，以热交换器加热，再用血液泵，将加热后的血液送回静脉，同时静脉注射抗癌剂。

五、坎离砂疗法

坎离砂疗法是利用醋酸和氧化铁作用后所生成的热能作热源，将药物趁热效应传至机体而产生治疗效果。

坎离砂的制备：防风250克、透骨草250克、川芎50克、当归190克（也可根据病情需要另组方），食用醋或2% ~ 3%的冰醋酸3000毫升，清水3000毫升，净铁末50公斤。先将防风等4味药捣碎，加醋和清水煮沸，30分钟后过滤，然后倒入强火煅烧1 ~ 2小时的净铁末内（过筛后取直径2毫米左右者）搅拌均匀，冷却干燥后备用。

用法：取坎离砂倒入盆中，按每750克加醋40毫升的比例拌匀，然后装入布袋或毛巾袋中外加包裹，等温度达到60℃以上时即可应用。局部需垫厚布或毛毯，以防烧伤。治疗时间约1 ~ 2小时。适于痹症（寒湿）、神经痛等。

说明：每次用过的坎离砂可反复应用10 ~ 15次；保存本品宜干燥、密封，以防潮湿失效。

六、超声疗法

用工程技术方法研究生命科学是当今科学发展的重要方向，而现代生物医学超声工程学是工程技术新浪潮中的一支劲旅，它是超声物理学、现代电子探测技术和生物医学相互渗透的新兴的边缘学科。

近年来，超声治疗一直是重要的物理疗法之一，已广泛应用在治疗各科疾病中。另外，结合中药口服，超声治疗排除肝胆、肾结石等颇具特色，超声雾化器、超声温热器、超声人工肾对治疗相关疾病起着良好的辅助作用。而且，利用超声透热治癌被认为是继外科手术、化疗、放疗之后的第四种治癌方法。

七、激光疗法

激光技术被认为是近些年最重大的4项科学成果之一（原子能、半导体、计算机、激光）。它是在高度发展的综合性科学技术的基础上发展起来的，是现代原子理论、量子理论、光学和电子技术高度综合的产物。近年来，激光治疗在我国发展较快，这一先进技术已和传统医学结合，创制了激光针和激光灸。

八、磁穴疗法（又称磁疗）

磁穴疗法是在祖国医学经络学说及磁石治病的基础上发展起来的一种新技术。它利用磁场对人体一定穴位、痛点或部位产生一定的生物磁效应的原理，来改善和恢复机体失衡的阴阳状态，以达到治疗目的。实验表明，在磁场作用下白细胞活跃、吞噬功能增强，机体非特异性免疫力提高，有明显的镇痛和消炎作用，有益于人体抵御外邪侵袭。常用的磁疗方法有：贴磁法、旋转法、震动法、电磁法、磁电法、磁针法、磁水法、磁椅（床）、磁热法等。

山东朱氏药业集团研制的磁疗贴采用远红外微粉、磁片、医用胶及背衬层组合而成，能够吸收人体自身辐射的能量并直接发射远红外线光波，从而达到改善微循环、增强肌体细胞活力、加强代谢作用的作用；再配以药疗物理疗法，直接贴敷于患部，能有效促进患部血液循环，从而激活细胞组织、提高代谢机能，以达到快速止痛、防止疼痛复发的治疗目的。

九、生物反馈疗法

生物反馈是一种新的心理行为治疗方法，它通过反馈仪把人体的某些生理信号（如脑电、肌电、皮电、皮温、血压等等）以视觉或听觉信号的形式反馈给人体，然后通过信息来主动控制这些生理信号的变化，以达到治疗目的。

十、音乐疗法

音乐疗法是运用现代技术把音乐、色彩、气息、空气负离子等多种手段融为一体的综合疗法，它可通过人的视觉、听觉、嗅觉等把各种感觉信息传入大脑，又反馈作用于各组织器官，全面调节组织器官功能，用以治疗多种疾病。实际上，这种疗法是根据古代五声音阶、五志（喜、怒、悲、思、恐）与人体五脏功能相联系的机理而进一步发展。现代不少研究表明：音乐能使人呼吸平和、心跳有节奏、神经得以调整、肌肉增加力量等。当然，必须有针对性地选择乐曲。

第三节　手术疗法

手术疗法是指使用器械或传统工具对局部或穴位进行治疗的一种方法。

一、埋线法和结扎法

前者是指在相应穴位上用上颌窦穿刺针将羊肠线（75% 酒精浸泡消毒）植入皮下或肌层，后者是用羊肠线在相应穴位上进行结扎。因为二者均具有强刺激作用，且持续时间长，故有利于慢性疾患，如慢性气管炎、哮喘、慢性肝炎、慢性肾炎、半身不遂、瘫痪等病的治疗。

二、穴位注射

穴位注射是将药水注入穴位以防治疾病的一种治疗方法。它可将针刺刺激和药物的性能及对穴位的渗透作用相结合，发挥其综合效应，故对某些疾病有特殊的疗效。穴位注射法的适应范围很广，凡是针灸治疗的适应证大部分均可采用本法，如痹证、腰腿痛等。

三、割治疗法

割治疗法是在手掌部或疾病相应穴位上施术，造成一个良性病灶以治疗疾病的方法。经研究证明，本法能持续地给大脑皮层以刺激兴奋，通过神经、体液、内分泌的作用以调整胃肠功能、发挥机体调节系统的功能，改变机体本身的新陈代谢平衡，从而使机体同化、异化作用和内脏功能恢复正常。

四、针挑疗法

针挑疗法民间称为挑治法，它是我国医学“锋刺”和“半刺”疗法的综合发展。方法是用三棱针或其他挑治针具，挑出皮下的白色纤维样物，或适当放点血，用以治疗病在经络而出现的经络痼痹的疾患以及病在脏腑而出现五脏固居（包括五脏器官固居）的疾患。

五、放血疗法

放血疗法是我国民间用来治疗急性外感热病的独特而有效的方法之一，主要通过穴位或局部放血以给邪出路，或使瘀毒泄于肌表并给以刺激，可使机体增强驱邪能力，借以治疗疾病。临床试验表明，十宣穴放血，体温可即刻下降 0.5 ~ 1.0℃，常用于急性高热、惊厥情况下的急救。

第四节　手法

一、按摩疗法

按摩，又称推拿，是祖国医学宝库的一个重要组成部分。它既不借助药力，也不需要复杂的设备和器械，仅仅是借医者（或自己）的双手，根据中医学理论，以辨证为原则，按病情施以不同手法，在一定部位或穴位上操作，以达疏通经络、调和气血、安神镇惊、扶正祛邪、促进机体增强抗病能力等作用。本法专著介绍颇多，下面择要列举几种独特疗法：

（一）棒击按摩：我国唐代就有用棒治病的记载。它是应用木棒（桑枝棒）在机体某一穴位上进行滚动、按压或叩击等刺激手法，以达疏通经络、止痛消肿、调节神经、加速血液循环、有效地提高免疫作用，从而改善各组织器官的功能活动。

（二）臂穴按摩：中医认为手臂是人体的缩影，将左、右手臂分别代表人体孔窍、脏腑等，然后根据病情选穴，以小指代针，运用点穴或揉按，可治疗全身疾病。

（三）液体按摩：取水针、手法按摩和外科软组织松解术三法之长，避开软组织松解术流血过多之弊，分离松解粘连组织，增强局部病理组织的新陈代谢，改善局部血液循环，起到活血、化瘀、消炎、止痛作用的一种方法。

（四）简易自我按摩：是运用按摩手法自我保健的一种方法，可教给内外症患者或健康人，最简单的是浴面（搓手擦脸）、舒腰（擦肾俞穴）和足跟互擦。

二、点穴疗法

点穴疗法是用手指在穴位上揉、压、点、叩、打等以治疗疾病的方法，是针刺和按摩相结合的产物，其手法分为平揉法、压放法、皮肤点打、经络循按、五行联用等。

捏脊法也是借医者双手，在患者身体一定穴位、脉位或肌肉筋腱上进行捏、揉、抠、拿、点、拨、刮、划、搓、压、滚、掐、摇、摆、抖、抓等手法，使被施行手法的部位产生酸、麻、胀、沉、电击感、发热感、舒适感等不同效应。这种疗法是通过人体神经、精神的反射作用，调动医患之间以及主客观之间的双重积极性而发挥治疗作用的。

三、拍打疗法

拍打疗法是用各种不同的“拍子”，在某些特定穴位上进行轻重不等而有节奏的拍打，从而达到治疗某些疾病的一种简单易行、行之有效的方法。拍打疗法主要作用在十二经络和十二皮部上，它可促进气血畅通、肌肉松弛、毛细血管扩张，加速气血循环。

四、耳穴贴压法

耳穴贴压法是在耳针基础上发展起来的一种新疗法，一般采用植物种子（如王不留行籽、油菜籽、白芥子籽、绿豆、白胡椒籽、花椒籽等），或药丸，或磁性金属粒等为药子（亦称药豆），在耳穴上贴压，刺激耳穴，发挥治疗作用。耳穴贴压方法简便，疗效确切，且无组织损伤等副作用，广泛用于内科、外科等各科疾病。

第五节　针灸、拔罐、刮痧

一、针灸法

华夏医学有着几千年的悠久历史，针灸是祖国传统医学的组成部分之一，是我国医学古老而又独特的一种医疗方法。它和其他疗法一样，也是在中医基本理论指导下，依据脏腑、经络、阴阳五行等进行辨证论治的。

治病有句古语：一针二灸三用药，针灸还是第一科。运用临床见效迅速，特别是醒神开窍更是立竿见影，有着起死回生之妙。

中医理论认为，经络是运行气血的，它将全身的五脏六腑、四肢百节、五官七窍联系起来，共同维持人体的正常功能。全身各部发生病变，都会影响经络的功能。而针刺治疗就是在经络上最敏感的点——穴位上进行刺激，从而使经络的功能恢复正常，收到治疗的效果。例如，气血阻滞会引起疼痛，通过针刺，使气血得以畅流，疼痛自然缓解。

现代研究初步表明，针刺治病与神经系统密切相关。扎针时刺激了神经组织的粗纤维，就会产生酸、麻、重、胀等感觉。当这些信息传到脊髓以后，粗纤维压制了主管传导痛觉的细纤维的活动，使疼痛的信息不容易传导到脑，所以疼痛的感觉也就减轻了。

灸法是我国古代劳动人民在长期与疾病作斗争的过程中创造的一种疗

法，是最古老的非药物疗法之一，在中医学中占有重要地位。艾灸疗法与针刺疗法为中华民族的繁衍昌盛发挥过重大作用，对世界医学亦产生过一定的影响。

古代灸疗的应用非常广泛，种类繁多。从灸的方法上大致分二大类：一是艾灸法，包括艾炷灸法、艾条（卷）灸法、其他艾灸法等，下面又涵盖直接灸、隔物灸、温和灸、雀啄灸、回旋灸、药艾卷灸、热敏灸、温针灸、骑竹马灸、灸器灸等。另一类是非艾灸疗法，就是不用艾而是用其他物质涂在施灸的穴位上，或用其他物质烧灼穴位或患处，以达到治疗目的，如灯火灸、天灸、黄蜡灸、阳燧锭灸、火柴灸、线香灸、药线点灸、桃枝灸、桑枝灸、烟草灸、硫磺灸等。详细内容可参看拙著《中国灸疗学》。

二、拔罐法

拔罐法古称角法，是以罐为工具，利用热力排除罐内部分空气，造成负压吸附于体表，引起局部皮肤充血或瘀血的治疗方法。此法分火罐和水罐两类，各据方法之不同，又有闪罐、推罐、抽气、水（药水）煮等不同操作。

三、刮痧疗法

刮痧疗法是对患者颈项、胸背、喉头骨、两肘、两膝等部位的皮肤进行刮痕治病的方法，主要是通过刮痕刺激皮下毛细血管和神经末梢，使冲动传入中枢神经系统而产生兴奋，发挥其正常调节功能；并可因刺激使局部毛细血管扩张，加速血液循环。此法是我国民间习用的救急法之一，用于晕车、晕船、中暑、呕吐、腹痛、暴泻等。

第五章　常用外治方药剂型

所谓剂型，简单地说，就是将原料药加工制成适宜的型式。我国古代医家在长期临床实践中就创造了不少剂型，如《内经》中载有汤、散、丸、酒等剂型。以后各个朝代，都有不同程度的更新和发展，如锭剂、熏洗剂、坐药、灌洗剂等。随着科学的发展，现代医药又制成了多种新的剂型，如注射剂、冲剂、片剂、膏剂、膜剂、气雾剂、栓剂、糖浆剂等，以利于发挥药物最大效果，减少毒性及副作用，便于临床应用及贮运。

目前，中药剂型改革也成为科研的重要课题。为了方便临床内病外治，现将常用剂型简介如下：

一、外用膏剂

外用膏剂系选用相应的基质与药物，采用不同的工艺过程及制备方法，制成专供外用的半固体或近似固体的一类制剂。这类剂型有的对皮肤具有保护作用，有的对皮肤或黏膜起局部治疗作用，有的可透过皮肤起全身作用。

外用膏剂包括软膏剂、膏药、橡皮膏和巴布贴等类。

（一）软膏剂：把药物研成极细粉末加入适宜的基层（如凡士林、液体石蜡、黄蜡、动物油、植物油等），制成容易涂布于皮肤、黏膜或创面的半固体制剂，如老鹳草软膏、生肌玉红膏等。因软膏具有一定的黏稠性，呈半固体状态（常温下），涂于皮肤或黏膜上能逐渐软化或溶化，有效成分吸收较慢，其作用缓和而持久，因此适于慢性疾患。

（二）膏药：用中药粉末（或提取物）加入食用植物油与黄丹或铅粉等经过高温炼制成的一种硬膏剂，它是我国传统的外用膏剂。早在晋代，葛洪曾用油、丹熬炼制“膏”，清代吴师机也颇精膏药制作和应用，一些方法目前仍广为中医临床及民间所使用。

膏药除应用于外科疾患的消肿、拔毒、生肌等功效外，且可通过贴敷，起到内治的作用，如用以祛风寒、和气血、消痰痞、除风湿等。

根据基质不同，膏药又分为黑膏药和白膏药两种：

1. 黑膏药：以食用植物油炸取药料，去渣后在高温下与黄丹反应而成的铅硬膏。例如，朱氏堂远红外磁疗贴、朱氏堂透骨膏就是黑膏药。

2. 白膏药：以食用植物油与官粉为基质，油用以炸取药料，去渣后与官粉反应而成的另一种铅硬膏。例如，煜和堂医用冷敷贴就是白膏药。

膏药在常温时呈固体状态，加热至 36 ~ 37℃时则软化而释放药力起局部和全身的治疗作用，同时亦起着机械性保护作用，用法简单，携带及贮运方便。近年对慢性支气管炎、哮喘类疾病的贴敷治疗，多用此剂型。不过，长期或大面积使用黑膏药应注意铅吸收引起中毒。笔者认为，每次用黑膏药面积应小于 30 平方厘米，时间小于 6 个月为安全范围。

（三）橡皮膏：亦称橡胶硬膏，是以橡胶为主要基质，与树脂、脂肪或类脂性物质和药物粉末混匀，摊于布料或其他裱褙材料上而制成的一种外用制剂，如，不含药的氧化锌橡皮膏（胶布），含药的伤湿止痛膏、祖师麻止痛膏、麝香虎骨膏等。橡皮膏亦可用于直接贴敷局部痛点或穴位。

（四）巴布贴剂：又称巴布剂，是以水溶性高分子聚合物为基质骨架材料的外用贴剂，是经皮肤贴敷方式用药，药物由皮肤吸收进入全身血液循环并达到有效血药浓度、实现疾病治疗或预防的一类制剂。巴布剂系药材提取物、药材或化学药物与适宜的亲水性基质混合后，被涂布在背衬材料上制成的贴膏剂，由背衬（常用无纺布、弹力布）、膏体、防黏膜（膏体表面的隔离膜）组成。例如，朱氏堂远红外磁疗巴布剂就是这类产品。

二、膜剂

膜剂又称薄膜剂，是将药物溶解（或混悬）在合成（或天然）的成膜材料上，制成一种含药薄片，或者直接用某些具有黏性的中药经熬制与其他药物加工压成薄膜剂。

膜剂可经口、舌下、阴道、体内植入、皮肤体表覆盖等各种途径给药，以发挥身体或局部的治疗作用。目前常用于口腔、阴道、皮肤表面的溃疡、炎症及某些癌症、出血等，如治口腔溃疡的口腔薄膜、止血专用的止血膜、阴道薄膜等。

三、锭剂

在我国晋代葛洪《肘后备急方》中就有用青木香、白芷作“梃”的记载，是用药物粉末加适当的黏合剂而制成的一种固体制剂，其形状常根据需要而定，如圆锥形、纺锤形等，可供内服或外用。

四、散剂

将药物加工、研细、过筛，使其成为极细粉末，常用作其他剂型，但也可作为直接外用剂型，直接吹入耳、鼻、喉局部，也可撒布于肚脐。此类剂型制作简便，使用也比较方便。

五、熨剂

熨剂是我国民间习用的一种外用制剂，其作用与灸剂相类似，但所用药物及方法不同。可以用药物粗末或麦麸皮、青盐炒热熨患处，也可以用药物粉末借其他化学药物反应后的放热作用直接熨局部，如坎离砂等。

六、气雾剂

气雾剂系指包装在带有阀门的耐压器内的液体制剂。它的作用方式主要是借用抛射剂的压力将药液以雾状形式喷射出来，直达病灶或局部吸收而发挥疗效。随着我国中西医结合工作的开展，中草药气雾剂种类逐渐增多，如华山参气雾剂、洋金花气雾剂等。其优点是使用方便，奏效迅速；能保持药物清洁和无菌，提高药物稳定性；可减少局部涂药的刺激和感染。

七、吸入剂

吸入剂是利用汽化器、喷雾器、雾化器将药物的溶液或极细粉末造成药物蒸汽、雾粒或气溶胶以供吸入治疗的一种制剂。临床常用以治疗心肺疾患或气管、支气管等疾患。如桉叶油吸入治疗肺结核空洞，连翘子挥发油喷雾治疗上呼吸道感染等。

八、烟剂和烟熏剂

烟剂是一种古老的剂型，《伤寒论》早有记载。它与烟熏剂作用相同，只是前者也可制成烟卷点燃吸入；后者是直接将药物点燃闻吸。如用中药制成的药香闻吸治疗牛皮癣，用中药制成药香闻吸预防感冒等。

九、涂膜剂

涂膜剂系用有机溶媒溶解成膜材料以及中药粉末制成一种涂用制剂，用时可直接涂于患处，溶媒挥发后尚可形成一层薄膜以保护创面，同时逐渐释放所含药物而起治疗作用。

十、栓剂

栓剂亦称坐药或塞药，是由药物和基质混合制成专供塞入肛门、阴道的一种不同形状的固体剂型。栓剂在常温下为固体，纳入人体腔道后能迅速溶化、软化或与腔道分泌物混合，逐渐释放药物而发挥药效。

栓剂不仅能起到局部治疗作用，而且能起到全身治疗作用。如用中药制成栓剂纳入肛门可治疗慢性肠炎、慢性菌痢、慢性溃疡性结肠炎、小儿发热、支气管哮喘等。它的优点在于：避免某些药物对胃黏膜刺激而引起胃肠道反应，如恶心、呕吐等；可防止胃酸及消化酶对药物的破坏；药物作用持久，比口服药物吸收快。

十一、熏洗剂

熏洗剂是将药物按辨证处方，与内服药一样煎熬成汤剂，或用内服药经服用后即将抛弃的药渣再煎水熏洗。熏洗剂的特点是处方较灵活，也易于吸收，且可起到温热治疗的物理作用。

十二、其他

其他剂型如丸剂（很多成药）、酒剂、搽剂等均可作为内病外治的剂型。

下篇

常见病的外治方法

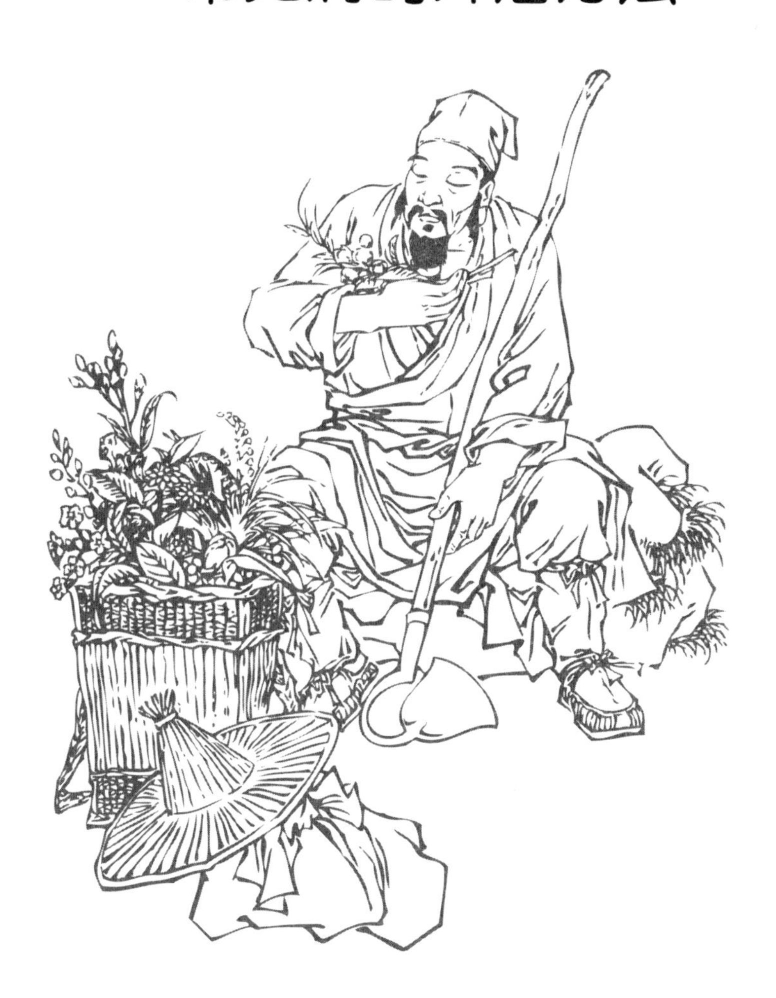

第一章　呼吸系统病症

感冒

感冒是感受触冒风邪所致的常见外感疾病，临床表现以鼻塞、流涕、喷嚏、咳嗽、头痛、恶寒、发热、全身不适为其特征。本病四季均可发生，尤以春、冬多见。因春、冬两季气候多变，春为风令，风为六淫之首，善行数变，故极易伤人；冬为寒水司令，朔风凛冽，风寒结合，更易伤人。本病病情轻者多为感受当令之气，一般称为伤风或冒风、冒寒；重者多为感受非时之邪，称为重伤风。

一、熏洗疗法

熏洗方 1 苏防甘草方

方药组成：苏叶 30g，防风 30g，白芷 20g，生姜 9g，桂枝 10g，藿香 20g，甘草 9g。

制用方法：以上 7 味加水煎汤，去渣取液，熏洗头面胸背。

功能主治：疏风散寒，主治风寒感冒，恶寒重，发热轻，无汗，头痛身疼。

附记：引自《民间简易疗法·药浴》。

熏洗方 2 葱姜浮萍方

方药组成：葱白 20g，浮萍 20g，生姜 20g，荆芥 20g，艾叶 20g。

制用方法：以上药前 3 味捣烂，与后 2 味混合，煎水半盆，加入白酒少许，全身药浴，周身洗透，以胸背部为主。每次洗 10 ~ 15 分钟，毛巾擦干，覆被微汗即可，每日 1 次。

附记：引自《民间简易疗法·药浴》。

熏洗方 3 银翘芦根方

方药组成：银花 20g，连翘 20g，芦根 20g，桑叶 20g，菊花 20g，防风 20g。

制用方法：以上 6 味加水煎煮取液，温洗全身，每日洗 1 次。洗浴后适当饮水，以助汗出解表。

功能主治：风热感冒，发热重，恶寒轻，口渴、咳嗽、头痛。

附记：引自《民间简易疗法·药浴》。

熏洗方 4 柴胡紫草蓝根方

方药组成：柴胡 15g，紫草 20g，荆芥 15g，黄芩 15g，大青叶 10g，板蓝根 10g，银花 20g，生甘草 10g。

制用方法：以上药水煎取液，全身浴，或熏洗、气雾吸入。

功能主治：流感，发热头痛身疼。

附记：引自《民间简易疗法·药浴》。

二、膏贴法

膏贴方 1 感冒贴

方药组成：朱氏堂感冒贴。

主穴：风池、大椎、合谷。

配穴：风寒者加风门、外关；风热者加曲池；夹湿者加阴陵泉；鼻塞加迎香。咳嗽加尺泽、列缺；咽痛加少商；身痛加大杼；头痛加印堂、太阳；虚入感冒加膏肓俞、肺俞。

使用方法：取出感冒贴，用酒精棉球或湿热毛巾擦干净相关穴位，贴压即可。24 小时一换。

功能主治：疏散风邪，解表宣肺。

膏贴方 2 穴位贴敷治疗贴

方药组成：煜和堂穴位贴敷治疗贴（感冒型）。

取穴：预防感冒者，贴敷于大椎、迎香、合谷穴；轻感冒者贴敷于大椎、迎香、合谷、太阳、劳宫穴；重感冒者贴敷于神阙、大椎、太阳穴。

使用方法：清洁相应穴位，确认包装无破损后，打开包装，取出穴位贴敷治疗贴，将贴剂的隔离膜撕去，对准相应穴位敏感点贴压，1 片 / 穴 / 天。

膏贴方 3 防感冒膏

方药组成：生黄芪 20g，炒白术 10g，板蓝根 15g，防风 10g，葱白 10g，香醋 10g。

制用方法：将以上药研细末，与葱白、香醋捣烂成膏，于流感发作期涂敷于脐周，并用麝香膏外贴，每晚 1 次，连续 5 日。

功能主治：益气健脾，固表止汗。用于治疗气虚易感冒患者，症见素体气虚，常自汗而出，气短懒言，舌淡苔白，脉细。

附记：引自《敷贴疗法》。

膏贴方4 蛋清糊

方药组成：白芥子9g，鸡蛋清1个。

制用方法：将白芥子研成细粉，然后用蛋清调匀，分成两份，敷于双侧涌泉穴，1小时后取下。

功能主治：有较好的退热效果，适用于风热感冒有高热者。

附记：引自《健康报》。

咳嗽

咳嗽既是一个独立的证候，又是肺系疾病的一个症状。一般而言有声无痰为咳，有痰无声为嗽，临床上多痰声并见，难以严格区分。咳嗽的病因有外感、内伤之分，外感为六淫之邪犯肺，内伤为脏腑功能失调，内邪扰肺。其病机均为肺失宣肃，气机上逆。

一、吸入法

口鼻吸入止咳方

方药组成：陈皮9g，荆芥9g，百部18g，桔梗18g，白前18g，紫菀18g，甘草6g，茯苓12g，清半夏10g。

制用方法：将以上药加水适量煮沸，取液倒入有嘴壶中，用蒸气吸入法，盖住壶口，将壶嘴对准患者口鼻重吸之。凉后加热，反复重吸，每日1剂，早晚各1次。

附记：引自《民间简易疗法·药浴》。

二、熏洗法

熏洗方1 薄荷杏仁方

方药组成：杏仁10g，薄荷10g，陈皮10g，天葵子10g，甘遂5g，云苓10g，生甘草6g。

制用方法：水煎，熏浴，每日1次。

附记：引自《民间简易疗法·药浴》。

熏洗方2 桑皮半夏止咳方

方药组成：桑白皮10g，半夏10g，白僵蚕10g，胆南星10g，象贝母10g。

制用方法：水煎洗浴。

功能主治：清肺化痰，用于痰热咳嗽。

附记：引自《民间简易疗法·药浴》。

熏洗方 3 红霉素薄荷气雾方

方药组成：薄荷 10g，杏仁 10g，红霉素液剂 5ml。

制用方法：将前 2 味加入煎煮取液 40ml，加入红霉素液 5ml，作气雾吸入，每日 1 次。

附记：引自《民间简易疗法·药浴》。

三、敷脐法

敷脐方 1 决明莱菔散

方药组成：决明子 60g，莱菔子 30g。

制用方法：将以上方共捣碎混匀，填脐窝，外用纱布覆盖，胶布固定。

功能主治：急性气管炎。

附记：引自《中医简易外治法》。

敷脐方 2 麻杏膏

方药组成：麻黄 1g，杏仁 2g，细辛 1g，五味子 1g，甘草 1g，生姜适量。

制用方法：将前 5 味烘干研为细末，与生姜捣为膏状，敷于脐部，外用胶布固定，每日 1 次，用热水袋热熨 15 ~ 30 日。

功能主治：急性气管炎属风寒咳嗽者。症见咳嗽声重，痰稀色白或伴鼻塞、恶寒、流清涕等。

附记：引自《中医敷脐疗法》。

敷脐方 3 温肺散

方药组成：制半夏 10g，白果仁 9g，杏仁 6g，细辛 6g。

制用方法：将以上方共研细末，用姜汁调为糊状，外敷脐部，纱布包扎，每日换药 1 次。

功能主治：慢性支气管炎。症见吐痰清稀色白，咳嗽喘满者。

附记：引自《脐疗》。

敷脐方 4 热咳糊

方药组成：鱼腥草 15g，青黛 10g，海蛤壳 10g，葱白 3 根，冰片 0.3g。

制用方法：将前 3 味药研碎为末，取葱白、冰片与药末捣烂如糊状。用时先以 75% 酒精消毒脐部，然后取药糊敷脐。每日换药 1 次，10 日为 1 个疗程。

功能主治：咳嗽，吐痰稠黄，口干，舌苔黄，脉数。

附记：引自《中医药物贴脐疗法》。

四、膏贴法

膏贴方 1 苏叶大蒜膏

方药组成：苏叶 20g，大蒜 5 瓣。

制用方法：苏叶研末，和大蒜捣烂成泥，每晚洗足后取豆瓣大团，置小块胶布上，贴于双足涌泉穴，次晨取掉，连贴 1 周。

功能主治：解毒、祛痰、止咳，用于上呼吸道感染，急、慢性支气管炎。症见咳嗽，咳痰较多，或伴鼻塞流清涕，或咽痛、发热，或咳嗽气急，或咳嗽绵延不愈者。

附记：引自《敷贴疗法》。

膏贴方 2 朱氏堂止咳贴

方药组成：朱氏堂远红外止咳贴。

穴位：肺俞穴和大椎穴。

制用方法：先用温湿毛巾擦洗穴位周围皮肤，拆封后慢慢将保护层揭下，将其贴于穴位之上。每次贴敷 10 ~ 12 小时，每日 1 次，7 日为 1 疗程。

功能主治：化痰止咳、理气平喘，适用于急、慢性支气管炎，感冒所致的咳嗽等症，亦可用于该症的冬病夏治。

膏贴方 3 麻黄饼

方药组成：麻黄 20g，细辛、芫花、肉桂各 10g，白芥子、杏仁各 30g。

制用方法：将以上药研末，装瓶密封备用。用时以酒调为药饼，如铜钱大小，烘热敷贴肺俞、天突穴。每晚 1 次，10 日为 1 个疗程。

功能主治：温阳散寒、宣肺止咳，用于素体阳虚、感受风寒之久咳不愈者。症见平素畏寒，咳嗽，痰液稀白，肢体酸楚不温，口不渴或渴喜热饮，舌淡苔白，脉浮紧等。

附记：引自《敷贴疗法》。

五、药灸疗法

方药组成：白芥子 3g，半夏 3g，公丁香 0.5g，麻黄 5g，细辛 2g，麝香少许。

制用方法：将以上方共研细末，将神阙穴常规消毒后，取药粉适量填满脐窝，用鲜姜 1 片（厚约 0.3cm，姜片可以针扎数孔）盖在药末上，上置艾炷施灸。每次灸 3 ~ 5 壮，每日 1 次，10 次为 1 个疗程。疗程间隔 5 ~ 7 日。

功能主治：慢性支气管炎属痰多易恶寒者。

附记：引自《中国灸法集萃》。

哮喘

哮喘是一种特征明显的疾病，多在几分钟内发作，可持续几小时甚至几天，以胸闷气喘、呼吸困难、喉中哮鸣有声为特征，严重者可见张口抬肩，鼻翼翕动，甚至唇甲紫暗，平卧不能。哮喘有一定的时间节律性，常在夜间及凌晨发作或加重，一年中常在秋冬季节发作或加重。此外，当遇到诱发因素时哮喘也可呈发作性加重。

一、熏洗法

熏洗方 1 加味鱼腥草苏子方

方药组成：鱼腥草 60g，苏子 30g，白芥子 20g，莱菔子 20g，五味子 20g，地龙 30g，沉香 10g，鸡蛋 2 个。

制用方法：以上 7 味加水适量，煎煮 30 分钟加入沉香稍煎，取蛋食用。取药液温洗双足，每晚 1 次，8 日为 1 个疗程。

功能主治：肺部感染，痰多所致咳喘证。

附记：引自《民间简易疗法·药浴》。

熏洗方 2 凤仙花药浴方

方药组成：鲜白凤仙花，取 1 大株。

制用方法：将白凤仙花连根、茎、叶、花及果实共捣烂榨汁，将所擦用之药汁入砂锅内煮沸，待温，以脱脂棉蘸汁揉擦患者背部，自第 1 胸椎起至 12 胸椎止（先正中，后左右旁开 1.5 寸处，由上至下频频擦之），以擦至皮肤微红为度，每隔 2 日治疗 1 次，3 ~ 7 日可获显效或痊愈。

附记：引自《民间简易疗法·药浴》。

熏洗方 3 加味凤仙延胡索方

方药组成：白凤仙花草 1 株，延胡索 15g，艾叶 30g，杏仁 30g，川厚朴 20g，诃子 20g，白果仁 25g，白烛子 25g，川椒目 25g。

制用方法：以上 9 味加水适量，煎煮取液，熏洗肺俞、云门、中府穴。

功能主治：支气管哮喘。

附记：引自《民间简易疗法·药浴》。

二、膏贴法

膏贴方 1 温肺膏

方药组成：麻黄、桂枝、芫花各 15g，细辛 5g，制半夏、黄芪各 30g，杏仁、白前、射干、葶苈子、生姜各 10g，葱白 5g。

制用方法：将以上药研末捣烂与香醋调成糊状，于夏季涂于肺俞、大椎穴，每日 1 次，10 日为 1 个疗程，间隔 5 日后再用 1 个疗程，共 6 个疗程。

功能主治：能温肺化饮，预防哮喘。用于秋冬季哮喘反复发作，发作时见喘憋气急，喉中有哮鸣声，痰液稀薄，色白而有泡沫，或痰少黏腻，咳吐不爽，苔白。

附记：引自《敷贴疗法》。

膏贴方 2 苍桂粉

方药组成：苍耳子、苍术、细辛、白芥子各 5 份，公丁香、肉桂、半夏各 3 份，麻黄 10 份，人造麝香 1 份。

制用方法：将以上药研末用蜂蜜调膏，敷肺俞、膈俞、定喘等穴，2 日换药 1 次，10 日为 1 个疗程。

功能主治：支气管哮喘、支气管炎。

附记：引自《浙江中医杂志》。

膏贴方 3 景天堂三伏贴

方药组成：景天堂三伏贴。

穴位：背部肺俞、心俞、膈俞，左右共 6 个穴位。

使用方法：分别在头伏、中伏、三伏将药膏贴于后背肺俞、心俞、膈俞等穴位，成人 4 ～ 6 小时，儿童 1 ～ 2 小时，3 年为 1 个疗程。

功能主治：调节免疫，改善肺功能，平喘止咳。

三、敷脐法

敷脐方 1 硫甘三白散

方药组成：硫磺粉 50g，甘草 50g，白芍 20g，白术 20g，白矾粉 10g。

制用方法：先将甘草、白芍、白术用水煎煮 2 次，煎液混合一起浓缩成稠膏，再加入硫磺粉、白矾粉，烘干研末填脐窝内，盖以软纸片，上以药棉轻轻压紧，胶布固定。每次用量 200mg，5 ～ 7 日换药 1 次。

功能主治：哮喘缓解期。

附记：引自《辽宁中医杂志》。

敷脐方 2 热参散

方药组成：热参 500g。

制用方法：将以上方用 95% 乙醇渗滤，渗滤液回收乙醇，浓缩至稠膏约 60g，加淀粉等量混合烘干，研末即成热参总碱。用时先将脐窝用温水洗净，擦干，再取上药 100mg 填敷其中，然后盖软纸片，外以药棉压紧，胶布固定。5 ~ 7 日换药 1 次。

功能主治：哮喘发作期。

附记：引自《辽宁中医杂志》。

敷脐方 3 地骨车前芩龙膏

方药组成：黄芩、地骨皮、车前子各等份，鲜地龙适量。

制用方法：先将前 3 味研为细末，用时取 3g 与鲜地龙捣融为膏，贴于脐部，外以胶布固定。每日 1 次。

功能主治：热喘，症见咳喘气粗、痰黄质稠、咯痰不爽等。

附记：引自《中医敷脐疗法》。

敷脐方 4 纳气散

方药组成：破故纸、小茴香各等量。

制用方法：将以上方共研成极细粉末，瓶贮密封备用。用时取适量填纳脐孔，外以纱布覆盖，胶布固定，2 日换药 1 次，10 日为 1 疗程。

功能主治：虚喘，症见哮喘日久，肾不纳气，气喘，喉间哮鸣有声，动则喘促更甚。

附记：引自《中医药物贴脐疗法》。

肺结核

肺结核是由结核杆菌所引起，具有传染性的慢性消耗性疾病，即中医所称的“肺痨”“痨瘵”等。

本病病因病机为肺部感染结核菌而形成。现代医学认为，人体感染结核前后不一定发病，当人体抵抗力低下时才发病。结核病是因结核杆菌所致，可累及全身各个器官，尤以肺部多见。中医认为，本病病因有外因感染和内伤体虚，气血不足，阴精耗损。其病变在肺，病理性质为阴虚。多由禀赋不足，感染瘵虫，或常与肺痨患者接触，始则肺阴受损，肺失所养，久则肺肾同病，阴虚火旺，烁伤肺络，亦有肺病及脾，导致气阴两虚。

本病以咳嗽、咯血、痰中带血、胸痛、消瘦、乏力、食量减少为主要症状，伴有潮热、盗汗、体重减轻、颧红赤、女性月经不调等表现。若久病，可见咽干口燥、心烦失眠、形体消瘦、遗精、闭经等症状。

一、敷脐法

敷脐方 1 五倍辰砂糊

方药组成：五倍子 2g，辰砂 2g。

制用方法：将以上方共研细粉，水调为糊，敷脐部，覆盖以塑料薄膜，胶布固定。每日 1 次。

功能主治：肺结核之盗汗。

附记：引自《浙江中医学院学报》。

敷脐方 2 独圣加味散

方药组成：五倍子、黄柏各等份。

制用方法：将以上方共研细末，以水调为糊，涂敷脐部，外以纱布胶布固定。

功能主治：肺结核之潮热盗汗。

附记：引自《中医外治法简编》。

敷脐方 3 中西抗痨散

方药组成：利福平胶囊 1 丸，异烟肼 1 片，雄黄 0.3g，胡黄连 1g。

制用方法：将以上方共研细末，以蜂蜜调为膏状，贴脐，外以纱布覆盖，胶布固定。每日换药 1 次，20 日为 1 个疗程。

附记：引自《经验方》。

敷脐方 4 地骨五味膏

方药组成：地骨皮 15g，六神丸 200 丸，异烟肼 20g，五倍子 20g。

制用方法：将以上方共为细末，用时每次取药末 2g，适加蜂蜜调膏，贴脐，外用纱布固定。每日换药 1 次，连用 30 次为 1 个疗程。每次换药前，让脐部晾 3 小时，以免引起脐部不适。

功能主治：肺结核有盗汗者。

附记：引自《经验方》。

二、吸入法

方药组成：大蒜30～35g。

制用方法：取大蒜捣碎，放入雾化吸入装置器内，通过雾化吸入，每次30～60分钟，每周2次，3个月为1个疗程。

附记：引自《中医内科学》。

急性上呼吸道感染

急性上呼吸道感染以起病急、发热、鼻塞、流涕、喷嚏、咽部不适、咳嗽为主要临床表现，小婴儿可因鼻塞而张口呼吸或拒乳，病毒感染者血中白细胞可降低，若白细胞增高则多为细菌感染。

一、熏洗法

熏洗方1

方药组成：柴胡、荆芥、紫苏、薄荷各30g。

制用方法：以上药加开水1000ml，浸泡20分钟，乘温热先熏后洗全身，每次15分钟，日洗2次。

附记：引自《中医儿科治病金方》。

熏洗方2

方药组成：大蒜瓣（紫皮老蒜最好）3～5枚，陈米醋适量。

制用方法：先将大蒜捣碎，再加水煮沸数滚，加入米醋，趁热对口鼻熏之。

功能主治：流行性感冒或外感风寒，头痛身痛，鼻塞流涕，恶寒等。

附记：引自《湖北中医杂志》。

熏洗方3

方药组成：葱白50g。

制用方法：将葱白切细，用开水泡汤，趁热熏口鼻。

功能主治：风邪侵袭，小儿伤风感冒。

附记：引自《中国民间小单方》。

二、灌肠疗法

灌肠方1

方药组成：石膏20～50g，金银花、连翘、板蓝根、蒲公英、丹皮、紫草各10～20g，黄芩、龙胆草各5～10g。

制用方法: 加水浓煎,去渣滤液,用50～150ml作高位保留灌肠,每日2次。

功能主治：小儿感冒。

附记：引自《中医儿科治病金方》。

灌肠方 2 双黄连制剂灌肠

方药组成：双黄连制剂。

制用方法：先将 1 支 600mg 的双黄连制剂用 6ml 生理盐水稀释，使浓度成为 100mg/ml；按小儿 80mg/kg 的剂量计算用量，用空针把所需的药量抽出推入一个清洁碗内；再加入少量的温水，使药液的温度在 38 ～ 40℃；用 20 ～ 30ml 空针把药液吸入针管内，连接 12 号导尿管。先让患儿排便，取去枕左侧卧位，双膝屈曲，臀部垫以治疗巾，插管时患儿深呼吸，插管深度一般为 5 ～ 10cm，保留 2 ～ 3 小时，早晚各灌肠 1 次。

功能主治：小儿外感发热。

附记：引自《山东中医杂志》。

三、敷脐法

敷脐方 1

方药组成：青蒿、石膏、燕子泥各 50g，滑石 30g，冰片、茶叶各 20g。

制用方法：将以上药研末混匀，加甘油适量调和，每取适量贴敷脐部，冬季用鲜葱捣烂如泥，夏季用丝瓜叶捣烂取汁保持敷药湿度，胶布固定，每日 1 次，敷药 2 ～ 4 日为 1 个疗程。

功能主治：风热感冒。

附记：引自《中医儿科治病金方》。

敷脐方 2 冰糖地龙方

方药组成：地龙 20 条，白糖适量，冰片少许。

制用方法：把地龙和白糖放在一起捣烂，放置 1 小时后，去地龙留黏液，加入 75% 乙醇 2ml，敷肚脐，每日 2 ～ 3 次，可当日见效。

功能主治：小儿感冒。

附记：引自《陕西中医》。

敷脐方 3 麻杏石甘散

方药组成：麻黄 3g，杏仁 5g，生石膏 4.5g，甘草 3.5g。

制用方法：把以上药共研成细末，用竹沥汁适量调成膏状，敷于脐部，外用纱布包扎固定，12 小时换 1 次药。

功能主治：小儿挟痰感冒者。

附记：引自《上海中医药杂志》。

敷脐方 4 保和丸

方药组成：中成药保和丸（市售）。

制用方法：将保和丸和葱白一起捣成泥，敷脐部，外用胶布固定，12 小时换 1 次药。

功能主治：小儿感冒挟食者。

附记：引自《上海中医药杂志》。

四、贴敷法

贴敷方 1

方药组成：生南星、雄黄各 15g。

制用方法：将上药研细末，用米醋调和作成 2 个药饼，敷于患儿两足心，用纱布包扎固定。

功能主治：风热感冒，流感，一般 24 小时内有退热作用。

附记：引自《外治汇要》。

贴敷方 2

方药组成：雄黄 3g，贯众 9 ~ 15g，苏叶 9g。

制用方法：将以上药共研细面，用时以香油调抹鼻孔。

功能主治：预防感冒。

附记：引自《中医儿科治病金方》。

贴敷方 3

方药组成：葱头 7 个，生姜 11 片，淡豆豉 7 粒。

制用方法：将以上药共捣烂，蒸热后摊在厚纸上，待微热时贴于患儿的囟门上，贴药后有发汗反应。

功能主治：风寒感冒。

附记：引自《外治汇要》。

贴敷方 4

方药组成：雄黄 6g。

制用方法：将雄黄与鸡蛋清 1 个、香油半匙调匀，用棉花蘸擦中脘部。

功能主治：本法有清热泻火之功，适用于小儿感冒发热，流清涕，哭闹不安。

附记：引自《中国民间小单方》。

五、针灸

1. 针灸

体针：针刺合谷、曲池、大椎，每日 1 ～ 2 次，用于退热。针刺人中、十宣，用于感冒引起高热惊厥。

耳针：针刺耳廓神门穴，刺神门穴处的怒张血管处放血，或加掐皮质下、枕、脑干穴区用于感冒挟惊。

附记：引自《中医儿科临床手册》。

2. 耳压疗法

主穴：耳尖，热点，皮质下。

辨证加减：属上呼吸道感染者，加肺、咽；属扁桃体炎发热者，加扁桃体 1 ～ 4；属支气管炎或肺炎者，加支气管、肺。

制用方法：用 75% 酒精耳廓消毒，用耳穴探测仪或探穴棒找准耳穴的敏感点，王不留行籽粘在 4mm × 4mm 胶布上，按贴在选好的耳穴上，用拇指、食指按揉 2 ～ 3 分钟，至头部微汗出为止。

附记：引自《耳穴贴压疗法》。

六、推拿疗法

手法：推攒竹 100 次，推坎宫 100 次，揉太阳 100 次，推肺经 300 次，推天河水 300 次。风寒者加推三关 300 次，掐揉二扇门 100 次，拿风池 5 ～ 10 次；风热者加推脊 50 次；无汗头痛加掐合谷 5 ～ 10 次，运太阳 300 次。

附记：引自《中医儿科临床手册》。

急性支气管炎

急性支气管炎开始多有上呼吸道感染症状，咳嗽为主要症状，初为干咳，逐渐有痰，一般无热。婴幼儿全身症状较重，多数有发热，也可有呕吐、腹泻等。体征可随疾病的不同时段而不同，早期可见鼻咽炎及眼结膜充血，呼吸稍增快，两肺呼吸音粗糙，可听到少许干、湿啰音，啰音特点为多变。

一、敷脐疗法

方药组成：百部 10g。

制用方法：百部烘干研末，加清水适量调和，涂敷脐部，胶布固定，每日1次，3次可治愈。

附记：引自《中医儿科治病金方》。

二、耳压疗法

取穴：咽喉，气管，肺，大肠，神门，内分泌。咳重加口、脑、交感；喘者加肾、平喘；痰多加脾、胃；便干加直肠、三焦；发热或症状较重者加耳尖放血。

制用方法：将耳廓用75%酒精消毒后，取王不留行籽1粒粘于直径4mm圆形胶布上，对准耳穴贴压，贴双耳，用手轻轻按压，每日3次按压，4～7日为1个疗程。

附记：引自《中医儿科临床手册》。

三、艾灸疗法

方法：以艾灸，取大椎、肺俞、定喘3穴，温和灸，时间20分钟，临床不分年龄大小，属虚寒性皆奏效。

功能主治：疏风散寒，宣肺止咳，但应辨证准确，实证、热证者忌用。

附记：引自《湖北中医杂志》。

四、穴位贴药疗法

方药组成：麻黄粉7g，白胡椒粉3g，麻油1850g，铅丹500g。

制用方法：先将麻油熬至滴水成珠，加铅丹搅匀，摊成膏后取前2药粉0.1g撒于膏药上再合拢。用时将膏药烘热贴肺俞穴，2日1次，3次为1个疗程。

附记：引自《中医儿科治病金方》。

五、雾化疗法

方1

制用方法：鱼腥草注射液8ml，复方丹参注射液8ml，生理盐水20ml，加入超声雾化吸入器中，每次雾化吸入15～20分钟，每日1次。

功能主治：咳嗽，痰多不易咯出，本法具有宣肺止咳、活血化瘀、促进肺部炎症吸收的作用。

附记：引自《中医儿科治病金方》。

方2

制用方法：双黄连针粉每次20mg/kg体重，地塞米松每次2mg，蒸馏水20ml，超声雾化，每日2次。

功能主治：急性毛细支气管炎。

附记：引自《山东中医杂志》。

六、熨药疗法

熨方 1

方药组成：鲜荆芥 250g，鲜曼陀罗花 20g，地龙 20 条。

制用方法：各药混合捣极烂，贴敷于第 1 ～ 7 胸椎上，纱布覆盖，胶布固定，每日用热水熨 3 次，每次 30 分钟，3 ～ 5 日为 1 个疗程。

功能主治：疏风清热，治疗急性支气管炎。

附记：引自《中医儿科治病金方》。

熨方 2

方药组成：苍术、麻黄各 30g，鸡蛋 1 枚（带壳）。

制用方法：将以上药加水 250 ～ 300ml，将鸡蛋放入其中以小火熬数小时，待药性渗入蛋内，然后取出鸡蛋滚熨心俞、肺俞和涌泉等穴（均为双侧穴），如此反复滚熨 3 ～ 5 次，一般连续使用 3 ～ 5 日可愈。

功能主治：风寒咳嗽。

附记：引自《外治汇要》。

熨方 3

方药组成：附片、肉桂、干姜各 20g，山柰 10g。

制用方法：将以上药共研细末备用。用时选肺俞，先用拇指在双侧肺俞穴用力摩擦半分钟左右，使之局部皮肤潮红，再将药粉一小勺放在穴位上，用医用胶布贴牢即可。隔日换药 1 次，如用热水袋在药胶上反复熨之，效果尤佳。

功能主治：急、慢性咳嗽，尤宜于小儿外感风寒咳嗽。

附记：引自《外治汇要》。

熨方 4

方药组成：石菖蒲、葱白、生姜、艾叶适量。

制用方法：将以上药切碎捣烂，炒热后，布包从胸背向下熨，凉则再炒再熨，每日 1 次。

功能主治：咳嗽并有喘促者。

附记：引自《外治汇要》。

七、药衣疗法

方药组成：白芥子、黄芪各 30g，白术、僵蚕、防风各 10g，硼砂、冰片、细辛各 1g，面粉 30g。

制用方法：药研细末，与面粉混匀，装入布缝的简易背心内，上盖大椎穴，下盖腰椎处，昼夜穿用，穿 10 ~ 20 日为 1 个疗程。

功能主治：温肺化痰，适用于痰多咳嗽日久者。

附记：引自《中医儿科治病金方》。

八、外敷法

方药组成：生白矾 30g。

制用方法：上药用醋调匀，敷足心。

功能主治：咳嗽，哮喘。

附记：引自《第五次全国中医外治疗法学术研讨会论文汇编》。

九、拔罐法

制用方法：取风门、肺俞穴，根据年龄大小分别选用内径为 3.5cm、4.5cm 的球型玻璃火罐，留罐 15 ~ 20 分钟，双侧交替取穴，每日 1 次，4 次 1 个疗程。取罐后以局部皮肤色红或深红均可。

功能主治：小儿外感咳嗽。

附记：引自《山东中医杂志》。

支气管肺炎

支气管肺炎为小儿常见呼吸道感染性疾病，患儿可见发热，刺激性干咳，逐渐加重，并且有痰，常伴有精神不振、食欲减退、烦躁不安、轻度腹泻或呕吐等全身症状。重者气促，呼吸加速，大于 40 次 / 分，鼻翼翕动，口唇青紫，吸气三凹征阳性，两肺听诊可闻及中细湿性啰音、哮鸣音或管状呼吸音、干性啰音。

一、贴敷法

贴敷方 1 肺炎膏 1 号

方药组成：取天花粉、黄柏、乳香、没药、樟脑、大黄、生南星、白芷各等量。

制用方法：上药均研为细末，混匀，以温食醋调成膏状，置于纱布上，贴于病灶体表之背部或胸部，每日更换 1 次。

功能主治：辅助治疗，促使病灶吸收，湿啰音消失。

附记：引自《中医儿科临床手册》。

贴敷方 2 白芥子外敷

方药组成：白芥子末、面粉各 30g。

制用方法：加水调和，以纱布包好，敷贴背部，每次约 15 分钟，见皮肤发红即取下药物，每日 1 次，一般连敷 3 日。

功能主治：支气管肺炎。两肺啰音经久不消者，用药后有助于化痰消痰。

附记：引自《中医儿科治病金方》。

贴敷方 3 外敷五子散

方药组成：炒白芥子 10g，炒莱菔子 10g，炒葶苈子 10g，炒苏子 10g，牛蒡子 10g，大黄 10g，白矾 10g。

制用方法：将以上药研制成细末，分 2 次用鸡蛋清调成饼状，上午外敷膻中穴，下午外敷肺俞穴，每次敷药 2 小时，每日 1 剂，连敷 5 日。

功能主治：本法具有清热宣肺、豁痰降气之功，适用于小儿支气管肺炎，邪热壅肺型。

附记：引自《湖南中医杂志》。

二、雾化疗法

制用方法：鱼腥草注射液 8ml，加生理盐水 20ml，两液混合，作超声雾化吸收，每次 15 分钟，每日 2 次，用药 5 日为 1 疗程。

功能主治：具有清热化痰平喘之功效，用于支气管肺炎。

附记：引自《中医儿科治病金方》。

三、拔罐疗法

治疗方法：取肺俞，肺热（3 ～ 4 胸椎之间旁开 5 分），阿是穴（肺部啰音显著处），每日 1 ～ 2 次。

功能主治：用于辅治肺部啰音不消。

附记：引自《中医儿科临床手册》。

支气管哮喘

支气管哮喘以伴有哮鸣的呼气性呼吸困难为临床表现，常反复发作，以春秋季发病率最高，该病是呼吸道变态反应性疾病。

一、敷贴法

敷贴方 1 哮喘膏

方药组成：白芥子、细辛各 15g，延胡索、甘遂各 9g。

制用方法：上药共研为末，用新鲜生姜汁调制成药饼，中心放丁香少许，敷于双侧百劳、肺俞、膏肓穴上。三伏期间，每隔 10 日为 1 次，共 3 ~ 4 次，每次约 2 小时左右，觉有灼热感即除去，连续治疗 3 年。

功能主治：本病贯彻冬病夏治原则，有利于减少秋冬季节哮喘病的发作，减轻症状，有不吃药而疗效显著的优点。

附记：引自《中医儿科治病金方》。

敷贴方 2 白胡散

方药组成：白芥子 5g，胡椒 3g，细辛 1g。

制用方法：上药共研细末，用生姜汁调敷肺俞穴（双）。

功能主治：哮喘受凉后加重者，用之多效。

附记：引自《外治汇要》。

敷贴方 3 茴芥散

方药组成：茴香、白芥子、吴茱萸、细辛、冰片各等量。

制用方法：将以上药研为细末，装入布袋，每袋装 30g。蒸热外敷肺俞穴周围，每次 20 分钟，每日 3 ~ 5 次。

功能主治：本法具有散郁通闭、疏通肺络、祛痰散结之功，适用于小儿哮喘。

附记：引自《湖北中医杂志》。

敷贴方 4 麻桂散

方药组成：麻黄、桂枝、细辛、五味子、杏仁、远志、半夏、黄芩、白芥子、甘遂各等份。

制用方法：将以上药共研细末，用生姜汁和丸如弹子大，每次取 1 丸，用胶布盖于华盖、膻中、膏肓（双）、膈俞（双）穴位上。

功能主治：虚寒性哮喘。

附记：引自《外治汇要》。

敷贴方 5 麻石散

方药组成：麻黄、杏仁、石膏、黄芩、桑白皮、白芥子、甘遂各等份。

制用方法：将以上药共研细末，以猪胆汁和丸如弹子大，每穴取 1 丸，用胶布盖贴于华盖、膻中、膏肓（双）、大椎、肺俞（双）穴位上。

功能主治：痰热型哮喘。

附记：引自《外治汇要》。

二、推拿疗法

治疗方法：先用推法依次横推胸腹部（以华盖、膻中为重点），腰背部脊柱及其两侧（自上而下，以肺俞穴、膈俞、命门为重点），接着按肺俞、膈俞。每日 1 次，连推 7 次为 1 个疗程。

附记：引自《中医儿科治病金方》。

三、针灸疗法

治疗方法：发作期缓解症状可用针刺定喘、天突、膻中、合谷、列缺、尺泽、丰隆、肺俞、风门等穴；耳针取平喘、肺、气管、肾上腺、交感等穴。每日 1 次，5 日为 1 个疗程。

附记：引自《中医儿科临床手册》。

四、割治疗法

常用穴：定喘

治疗方法：常规消毒局部，局部麻醉，用小尖头手术刀割开长 0.5 ~ 1cm、深 0.4 ~ 0.5cm 的切口，挑出皮下少量脂肪组织，并用止血钳略加按摩刺激，然后压迫止血，一般不必缝合，将切口创面对齐挤合，切口上盖消毒纱布，用蝶形胶布封固，约 1 周创口愈合。如有效者可在隔 1 周后再割治，共作 2 ~ 3 次，再次割治时取刀口于原切口旁约 0.5cm 处。

附记：引自《中医儿科临床手册》。

支气管扩张

支气管扩张患者常表现为持续性咳嗽，多量痰液及咯血等症状，活动时易气急、乏力，肺部感染时可发热。患者消瘦，食欲不振，伴贫血、营养不良，易患上、下呼吸道感染。病变部位叩诊为浊音，常有固定湿音，或有呼吸音减低，管样呼吸音。

一、贴敷法

方药组成：白芥子 30g，面粉适量。

制用方法：将白芥子研为细末，加面粉适量调匀，用纱布贴于背部

10 ~ 15 分钟，每日 1 次，共贴 3 次，以背部皮肤潮红为度。

功能主治：支气管扩张，肺部啰音久不消者。

附记：引自《中医儿科治病金方》。

二、敷脐疗法

方药组成：百部 10g。

制用方法：百部烘干研末，加少量清水调和，涂敷脐部，胶布固定，每日 1 次。

功能主治：化痰止咳，治疗支气管扩张。

附记：引自《中医儿科治病金方》。

第二章　心血管系统病症

冠心病

冠心病是冠状动脉粥样硬化性心脏病之简称，是指冠状动脉因发生粥样硬化而产生了管腔狭窄或闭塞导致心肌缺血缺氧而引起的心脏病，与中医学“胸痹”“胸痛”“真心痛”“阙心痛”等病症相类似。

一、敷脐法

敷脐方宁心散

方药组成：川芎 12g，冰片 7g，硝酸甘油片 10 片。

制用方法：将以上方共研细粉备用。用时每次取药粉 0.5g，用丹参注射液调为糊状，敷于脐部，外盖纱布，胶布固定，每日换药 1 次。

功能主治：心绞痛。

附记：引自《经验方》。

二、穴注法

治疗方法：冠心病出现休克时，立即于内关（双侧），针刺，得气后每穴注入哌替啶稀释液（哌替啶 10mg，加注射用水 5ml）2.5ml。

功能主治：有立即止痛的效果，治疗冠心病心绞痛。

三、耳针法

治疗方法：取耳穴（心、神门、皮质下、交感、脾、肝、肾上腺、内分泌、小肠），每次选 3 ～ 5 穴，中强度刺激，留针 30 分钟，每日或隔日 1 次。

心肌炎

心肌炎是指心肌发生局限性或弥漫性炎性病变，常为全身疾病的一部分，病轻者可无症状，严重时症状比较明显，临床上易误诊。

现代医学认为，本病发生的主要原因是感染性疾病过程中的并发症，包括病毒、细菌、霉菌、立克次体及寄生虫感染时并发的心肌炎，其中以并发于病毒、细菌感染较多见，特别是病毒性心肌炎日渐增多。病毒可侵犯心肌引起发病，也可以通过过敏或自身免疫反应，造成心肌损伤而导致慢性发作。有人认为病毒侵入心肌后可处于潜伏状态，遇有适当的条件才促其发病，如发热、受冷、营养不良、情绪波动、放射线、呼吸道感染等。而细菌性心肌炎的发生以链球菌、肺炎球菌、脑膜炎球菌、白喉杆菌、结核杆菌等较多见。

熏洗法

熏洗方 1 桔梗杏仁连翘方

方药组成：连翘 10g，金银花 10g，杏仁 10g，淡竹叶 10g，桔梗 10g，大青叶 9g，蝉蜕 9g。

制用方法：水煎取液，浸浴，每日 1 次。

功能主治：适于急性期心肌炎，兼有表证者。

附记：引自《民间简易疗法·药浴》。

熏洗方 2 川芎丹参细辛方

方药组成：太子参 30g，丹参 20g，当归尾 12g，川芎 10g，细辛 3g，肉桂 9g。

制用方法：水煎取液，浸浴，每日 1 次。

功能主治：本方适用于心肌炎，胸痛明显者。

附记：引自《民间简易疗法·药浴》。

熏洗方 3 党参桂枝甘草方

方药组成：党参 20g，桂枝 9g，生甘草 9g，生地 20g，麦冬 20g，丹参 20g，万年青 10g。

制用方法：水煎取液，浸浴，每日1次。

功能主治：适用于心肌炎，心律失常者。

附记：引自《民间简易疗法·药浴》。

高血压

高血压是一种以动脉血压增高为主的临床综合征，属中医学的“眩晕”“头痛”范畴。在肾性高血压，其中引起血压增高的原因可能为慢性肾炎、慢性肾功能不全、糖尿病性肾病、狼疮性肾炎、慢性肾盂肾炎、多囊肾等。许多肾性高血压患者不同程度地存在头昏、头痛、目眩、失眠、急躁易怒、下肢不温、下肢乏力等症状，病机上可归结为上热下寒、上盛下虚。

一、熏洗法

熏洗方1菊花天麻钩藤方

方药组成：天麻15g，菊花15g，钩藤15g，黄芩10g，牛膝10g，槐花10g。

制用方法：水煎取液，浸浴。

功能主治：平肝潜阳，适用于中风肝阳上亢头痛、眩晕、耳鸣者。

附记：引自《民间简易疗法·药浴》。

熏洗方2葛根丹参薏米方

方药组成：丹参15g，葛根15g，地龙10g，薏苡仁30g，青木香10g，茯苓10g。

制用方法：水煎取液、浸浴。

功能主治：理气活血除湿，适用于高血压气滞血瘀、湿阻肢体拘急紧张者。

附记：引自《民间简易疗法·药浴》。

熏洗方3胆草柴胡木通方

方药组成：龙胆草12g，栀子12g，柴胡10g，菊花10g，木通10g，青皮10g，香附10g，黄芩10g。

制用方法：水煎取液，浸浴。

功能主治：清肝泻火，适用于肝热偏盛、面赤烦躁者。

附记：引自《民间简易疗法·药浴》。

熏洗方 4 洗足茺蔚桑枝方

方药组成：茺蔚子 15g，桑枝 15g，桑叶 20g。

制用方法：加水 2000ml 煎煮至 1500ml，取上药液，倒入盆内，稍温（药温以 50 ~ 60℃为宜），嘱患者将双足浸泡在药液中 30 分钟左右，每日浸泡 1 次，洗毕睡觉。为保持水温，在浸浴过程中可添加热水。

功能主治：本方可通络、降压，适用于高血压引起的眩晕、头痛等。

附记：引自《民间简易疗法・药浴》。

熏洗方 5 黄柏知母生地方

方药组成：吴茱萸 15g，黄柏 15g，知母 15g，生地 15g，牛膝 30g，生牡蛎 30g，生龙骨 30g。

制用方法：水煎去渣取液，倒入盆内，浸洗足部 10 ~ 15 分钟，每日 1 次，7 ~ 14 日为 1 个疗程。

功能主治：滋阴潜阳，本方适于高血压阴虚阳亢者。

附记：引自《民间简易疗法・药浴》。

二、敷脐法

敷脐方 1 复方填脐散

方药组成：氯氮 2.5mg，氢氯噻嗪 5.0mg，地巴唑 4.0mg，利血平 0.06mg，硫酸胍生 1.0mg，淀粉 25mg。

制用方法：将以上方混合研粉。用时先将肚脐用温水洗净擦干，每次取上药粉放脐中，盖以软纸片和棉球，用胶布固定，每周换药 1 次。

功能主治：高血压。

附记：引自《上海中医杂志》。

敷脐方 2 桂芎膏

方药组成：桂枝 3g，川芎 2g，罗布麻叶 6g，龙胆草 6g。

制用方法：将以上方共研细末，然后以酒调为膏状，敷脐部，外以伤湿止痛膏固定，每日换药 1 次，连续用药 10 次为 1 个疗程。

附记：引自《经验方》。

三、膏贴法

膏贴方 1 茱菊散

方药组成：吴茱萸 15g，菊花 15g，醋适量。

制用方法：前二味研细末，加适量食用醋调成糊状，于睡前敷于双足涌泉穴，用纱布包扎固定，次晨去除。每日1次，2周为1个疗程，间歇1周再敷贴1个疗程，连续3个疗程。

功能主治：能平肝熄风。用于肝阳上亢型高血压病。症见眩晕，甚则头昏胀痛，常因烦劳恼怒而诱发或加重，性情急躁，舌苔薄黄，质微红者。本方主要治疗轻度的高血压，对于重症高血压，应在医者的指导下，配合降压药使用。

附记：引自《敷贴疗法》。

膏贴方2 天麻白芥膏

方药组成：天麻10g，白芥子30g，胆南星、苍术、白术、川芎各20g，生姜汁适量。

制用方法：将诸药共研细末，装瓶备用。治疗时约取20g药末，用姜汁调和成膏状，睡前敷贴于中脘穴及双侧内关穴，并用胶布覆盖贴牢，次晨去除洗净。每日1次，2周为1个疗程，一般1周就有效。可连续使用5～6个疗程，以巩固疗效。

功能主治：能化湿、祛痰、熄风，用于痰浊型高血压。症见头昏如蒙，目视色黑，胸闷，呕吐痰涎，舌苔白腻，脉滑或濡。临床使用时，应与肝阳上亢型高血压相区别。

附记：引自《敷贴疗法》。

膏贴方3 吴茱萸粉

方药组成：吴茱萸150g。

制用方法：将以上药研细末，过120目筛，备用。治疗时，取吴茱萸细末5g，用食醋调敷涌泉穴，男左女右，纱布固定，每日1个疗程。

功能主治：肾性高血压，同时也能治疗口疮。未发现任何毒副作用，值得推广应用。

附记：引自《穴位贴敷治疗》。

膏贴方4

方药组成：吴茱萸100g，龙胆草60g，土硫磺20g，朱砂15g，明矾30g。

制用方法：将以上药共研细末，每次用上药适量，加米醋调成糊状，贴敷于双侧涌泉穴，覆盖纱布，胶布固定，2日1次，1月为1个疗程。

附记：引自《健康报》。

四、降压药垫

方药组成：水蛭50g，钩藤120g，天麻80g，川芎100g，吴茱萸50g，肉桂20g，菊花100g，桑叶100g，冰片30g，夏枯草100g，决明子120g，白芥子100g，桔梗50g。

制用方法：将诸药按比例烘干，共研细末，用双层纱布缝制成适当大小的药垫（每个药垫约需药末10g，按上述药量配制，一次可做100个药垫），置放在特制鞋垫纳药处，正对脚底涌泉穴，每日穿用，每次使用一副，10日1次，20日为1个疗程。

功能主治：高血压。

附记：引自《中医外治杂志》。

眩晕

眩晕是目眩与头晕的总称。目眩即眼花或眼前发黑，视物模糊，头晕即感觉自身或外界景物旋转，站立不稳。二者常同时并见，故统称为眩晕。眩晕可见于西医的多种疾病，如耳源性眩晕、脑性眩晕及某些颅内占位性疾病、感染性疾病及变态反应性疾病、癫痫。其他原因的眩晕，如高血压、低血压、阵发性心动过速，房室传导阻滞、贫血、中毒性眩晕、眼源性眩晕、头部外伤后眩晕、神经官能症，以眩晕为主要表现者，亦属本病范畴。

敷脐方1 防风半夏丁桂散

方药组成：防风、制半夏、丁香、肉桂各等份。

制用方法：上方共研细末备用。用时取药末2g，将1g放在4cm×4cm的胶布上贴脐部，再将1g分成两份放在2cm×2cm的2块胶布上贴双侧耳尖上方约1.5cm处（晕听区）。每次6～8小时，每日1次，一周为1个疗程。

附记：引自《北京中医》。

敷脐方2 眩晕糊

方药组成：吴茱萸（胆汁拌制）100g，龙胆草50g，土硫磺20g，朱砂15g，明矾30g，小蓟根汁适量。

制用方法：先将前5味药为末，过筛，加入小蓟根汁，调和成糊，敷于神阙、涌泉（双）穴位。每穴用10～15g，固定，2日1换，1月为1个疗程，一般7～10日见效，2～3个月可愈。

功能主治：肝阳上亢，头目眩晕，头角阵痛，呕吐，烦躁易怒，或耳鸣多梦，颜面潮红等。

附记：引自《穴位贴药疗法》。

敷脐方 3 白芥子药饼

方药组成：白芥子、茯苓、泽泻各等份，酒适量。

制用方法：将诸药研细成细末，用时取 5g 与酒调成药饼，贴于百会、翳风穴，每日 1 次，严重者 2 次，直至症状缓解。使用本法一般 1 ~ 2 日就可明显好转，1 周痊愈。

功能主治：能化瘀利水，用于美尼尔综合征，即耳源性眩晕（症见突感周身旋转，天转地摇，并伴恶心呕吐，出汗，面色苍白）。

附记：引自《敷贴疗法》。

头痛

头痛是指眉以上至枕下部的头颅上半部的疼痛，是临床上常见的自觉症状，可出现于多种急慢性疾病中。

现代医学认为发生头痛的原因是多样的，例如感染性疾病，如感冒、扁桃体炎；血管性头痛，多因高血压引起，蛛网膜下腔出血、颅内发生炎症，也都伴有头痛。又如邻近颅腔的局部器官组织疾患，如上颌窦炎以及眼、耳、牙齿、咽喉、颈部等疾病亦常有头痛的症状。此外，偏头痛和神经性头痛（包括月经前后、更年期头痛）等，在临床上也很常见。

一、熏洗疗法

熏洗方 1 加味羌活白芷川芎方

方药组成：羌活 12g，白芷 12g，川芎 10g，红花 10g，防风 10g，藁本 10g。

制用方法：上药用水煎煮，取液洗头。

功能主治：疏风散寒，适用于风寒头痛，遇寒加重。

附记：引自《民间简易疗法 · 药浴》。

熏洗方 2 桑菊升麻川芎方

方药组成：桑叶 20g，菊花 20g，天麻 15g，川芎 10g，栀子 10g，独活 20g，薄荷 10g。

制用方法：将以上药加水煎煮，取液洗头，每日早晚各1次。

功能主治：适用于风热头痛，头胀口渴。

附记：引自《民间简易疗法·药浴》。

熏洗方3羌活防风桂枝方

方药组成：羌活20g，防风15g，桂枝10g，赤芍10g，川芎10g，荆芥10g，生姜10g。

制用方法：水煎取液洗头，每日1～2次。

功能主治：疏风除湿，适用于风湿头痛。

附记：引自《民间简易疗法·药浴》。

熏洗方4芍药当归川芎方

方药组成：当归15g，白芍15g，川芎10g，沙参20g，荆芥20g，白芷15g，细辛10g。

制用方法：水煎取液洗头，每日1～2次。

功能主治：适用于血虚头痛，贫血。

附记：引自《民间简易疗法·药浴》。

熏洗方5活血止痛方

方药组成：当归尾20g，川芎15g，红花15g，桃仁15g，赤芍20g。

制用方法：水煎取液洗头，每日1～2次。

功能主治：活血化瘀，适用于血瘀头痛。

附记：引自《民间简易疗法·药浴》。

熏洗方6生地山萸食盐方

方药组成：生地30g，熟地20g，山萸肉20g，食盐半汤匙。

制用方法：水煎取液浸足，每晚1次。

功能主治：本方适用于肾虚头痛。

附记：引自《民间简易疗法·药浴》。

二、膏贴法

膏贴方1头痛药饼

方药组成：桑叶、菊花、川芎、白芷各15g，生川乌、生草乌各10g，地龙3条，酒、米粉适量。

制用方法：将以上药共研细末，加米粉、酒适量，调制成小药饼，睡前贴敷于太阳穴，用胶布固定，次晨揭去，每日1次。至头痛消除后继续贴敷1周，以巩固疗效。

功能主治：能搜风、清热、止痛，用于症见头部胀痛较甚，有灼热感，常猝然发作，或兼畏风、目赤、口干、舌质红、苔黄、脉数。此药饼外敷治头痛效果极佳，突然发作时有的贴敷数分钟即缓解。用于感冒、鼻炎、鼻窦炎、三叉神经痛、高血压、神经衰弱等引起的头痛。

附记：引自《敷贴疗法》。

膏贴方2朱氏堂头痛贴

使用方法：沿缺口撕开包装袋，取出贴剂，揭开透明胶膜，将凝胶面贴于额头、太阳穴或颈背处，轻轻按压，避免触及眼睛，也可根据需要剪成相应大小。贴片只供一次使用，用后即弃。偶有皮肤表皮发红者，停用后可消失。

功能主治：该产品具有冷敷理疗镇痛作用，能即时减轻并舒缓偏头痛及各类头痛所引起的痛楚不适等症状。

中风

中风是以猝然昏仆，不省人事，伴有口眼歪斜，言语不利，半身不遂；或者不经昏仆而仅以㖞僻不遂为主症的一种疾病。中风可包括现代医学的脑出血、脑血栓形成、脑栓塞、脑血管痉挛、蛛网膜下腔出血、病毒性脑炎及面神经麻痹等疾病。

一、熏洗疗法

熏洗方1加味补阳还五汤

方药组成：黄芪60g，赤芍10g，当归10g，地龙10g，川芎10g，桃仁10g，丹参20g，僵蚕10g，蜈蚣3条，葛根10g，桑枝10g，片姜黄10g。

制用方法：将以上药放入砂锅中，加水600～700ml，煎煮15～25分钟，取液倒入盆内，用消毒毛巾蘸取上药液趁热擦洗患部，反复擦洗，药液冷时则加热继续使用，每日擦洗1～2次。

附记：引自《民间简易疗法·药浴》。

熏洗方2三白防风加味方

方药组成：白芷9g，白附子6g，白菊花9g，防风9g，僵蚕10g，细辛3g，天麻6g，川芎9g，橘络6g，薄荷3g，荆芥6g。

制用方法：同上。

熏洗方 3 山甲葱白足浴方

方药组成：穿山甲 10g，川乌头 5g，葱白 3 根。

制用方法：水煎，足浴。

附记：引自《民间简易疗法·药浴》。

熏洗方 4 透骨散

方药组成：透骨草 30g，伸筋草 30g，桑枝 15g，赤芍 10g，丹皮 10g，刘寄奴 15g，艾叶 10g。

制用方法：将以上方加水 2000ml，煎煮 20 分钟。滤取药液倒入盆中，将患肢放在盆上热气熏蒸，待温度低后再洗患肢，每日 2 次，7 日为 1 个疗程。

功能主治：本方有活血祛瘀、通络止痛之功，能用于治疗中风并发肢体疼痛者。

附记：引自《中医外治杂志》。

熏洗方 5 加味黄芪红花方

方药组成：黄芪 20g，红花 10g，桃仁 10g，蔓荆子 10g，马钱子 10g。

制用方法：水煎取液，擦浴患肢。

附记：引自《民间简易疗法·药浴》。

二、膏贴法

膏贴方 1 星姜膏

方药组成：天南星适量，生姜汁酌量。

制用方法：天南星研细末，生姜汁调膏，摊纸上敷贴，分别贴合谷、内庭、太阳穴，左瘫贴右侧，右瘫贴左侧面，每日 1 次，1 个月为 1 个疗程，一般需作 3 个疗程左右。

功能主治：能化痰祛风解痉。用于突然中风致口斜，半身不遂，伴头昏眼花、呕吐痰涎、肌肤不仁、舌强语涩、舌苔白腻者。用本膏外贴再配合针灸和功能锻炼，疗效更好。

附记：引自《敷贴疗法》。

膏贴方 2 面瘫方

方药组成：马钱子 50g，芫花 20g，明雄黄 2g，川乌 3g，胆南星 5g，白胡椒 2g，白附子 3g。

制用方法：先将马钱子放砂锅内，加水与绿豆一撮，放火上煎熬，待豆热，将马钱子捞出，剥去皮毛，打成碎块。然后，在铁锅内放砂，炒热，入马钱子碎块于砂内，用木棒不停地搅拌，马钱子发出嘣嘣的声响，至声音停止，马钱子呈黄褐色时（不可炒黑，黑则无效），取出即可用。用时与诸药共研为末，过筛，取药末 10 ~ 15g，撒布于胶布中间（如法共制 2 块），贴于神阙、牵正穴位。2 日换药 1 次，一般 5 ~ 10 日见效。

功能主治：中风，口眼歪斜。

附记：引自《穴位贴药疗法》。

三、灌肠方

方药组成：大承气汤加虎杖 10g；伴阴液亏耗者用增液承气汤加虎杖 10g；血压持续较高者加牛膝 15g，夏枯草 30g。

制用方法：将以上方加冷水 400ml，浸泡 20 分钟，再用文火煎成 50 ~ 200ml 的浓缩煎液，过滤弃渣，每晚灌肠一次，4 ~ 10 日为 1 个疗程。

附记：引自《健康报》。

静脉炎

下肢静脉炎可分为浅静脉炎及深静脉炎两种，前者多见于静脉注射，外伤、感染等之后，主要表现为静脉红肿疼痛，或伴有发热，淋巴结肿大等。中医认为是由于气滞血瘀，湿热内蕴，热毒内结所致。深静脉炎多见长期卧床、外伤、手术之后，表现为下肢肿胀，疼痛，活动受限，病机为湿、热、痰、瘀互结，经脉闭塞而致。

一、熏洗法

熏洗方 1 桃红银翘洗剂

方药组成：银花 60g，连翘、川牛膝、木瓜、防风、三棱、莪术、苍术、独活、威灵仙各 20g，公英 50g，当归、桃红、红花、赤芍各 30g。

制用方法：将以上药煎汤熏洗患肢，每次半小时，每日 2 次。

功能主治：清热解毒，活血化瘀，止痛，用于浅静脉炎。

熏洗方 2 参黄外洗方

方药组成：苦参、黄柏、红花各 30g，川椒 10g。

制用方法：加水煎半小时，取药液 500ml，熏洗患处，每日 1 次。

功能主治：清热解毒，利湿，活血化瘀，用于下肢深静脉炎。

二、外敷法

外敷方 1 红花甘草散

方药组成：红花、甘草各等量。

制用方法：将以上药研细粉，用 60% 酒精适量调药成糊外敷患处，用纱布包扎，每日 1 次。

功能主治：活血通络，用于静脉炎。

外敷方 2 七厘散

方药组成：七厘散 3g，凡士林适量。

制用方法：立即停止在局部输液，然后取七厘散 3g，加凡士林适量，调为软膏，按患处面积大小涂敷患处，外用无菌纱布敷盖，胶布固定，每日换药 1 次，连用 5 ~ 7 日。

附记：引自《健康报》。

第三章　神经系统病症

三叉神经痛

三叉神经痛因症见疼痛突然发作，部位限于三叉神经分布区内而得名。疼痛以面颊上、下颌（第二支、第三支）为常见，额部（第一支）较少发生。疼痛发作短暂，数秒钟或数分钟后缓解，连续数小时或数日内反复发作，常因触及面部的某一点而诱发，导致患者不敢洗脸、漱口和进食。疼痛呈阵发性闪电样剧痛。

敷脐方

椒艾膏

方药组成：胡椒、艾叶各等份。

制用方法：将以上药研为细末备用，使用时将药末与鸡蛋清调成膏，睡前贴敷于患侧颊车穴，用胶布覆盖固定，次日早晨揭去，每日1次，至痊愈为止。

功能主治：能散寒止痛，用于治疗三叉神经痛。

附记：引自《敷贴疗法》。

面神经炎

面神经炎，中医称“口僻”，属中风病之“中经络”范畴。该病是指茎乳突孔面神经的非化脓性炎症所致的急性周围性面瘫，又称面神经麻痹。临床以起病前面部吹风受凉或感染，急性发作的周围性面瘫为特征，可见于任何年龄，春秋两季发生率较高，多数患者年龄为20 ~ 50岁，男性略多。

一、熏洗法

熏洗方1 艾叶薄荷熏洗方

方药组成：薄荷、艾叶、荆芥、前胡各15g。

制用方法：将以上药加清水1500ml煎煮，取液，将头面部对准盆口，并用布遮盖头面部及盆，趁热气熏患侧头面部10日左右，至出汗为度。待药水稍温，再用毛巾蘸药水洗患侧头面部3～5日，每晚熏洗1次。

附记：引自《民间简易疗法·药浴》。

熏洗方2 荆防熏洗方

方药组成：牙皂6g，荆芥5g，防风9g，红花9g，蝉蜕6g，川大黄9g，建曲9g。

制用方法：将以上药加清水1000～1500ml，煎煮取液，将头面对准盆口，如方1的用法，先薰后洗，每晚1次。本方适于久治不愈的面瘫患者，疗效好。

附记：引自《民间简易疗法·药浴》。

熏洗方3 鲜姜巴豆方

方药组成：巴豆2g，连翘10g，荆芥、防风各10g，蝉蜕10g，红花9g，鲜姜10g。

制用方法：加水煎煮，取药液洗局部，如局部有刺激感，可加水降低浓度使用，适用于各期面瘫患者的治疗。外用药液勿入口、鼻、眼等部位，忌食辛辣。

附记：引自《民间简易疗法·药浴》。

二、膏贴法

推拿配合膏贴方1 朱氏牵正膏

方药组成：巴豆3～4粒，斑蝥6个，老生姜5g，冰片粉lg。

制用方法：将前二味药研为细粉，与老生姜一起锤成膏，均匀地摊平在5cm×5cm的纱布上面，撒上冰片粉，在净纱布外侧面放同纱布大小的塑料薄膜，以保护药膏的湿度，促使药效向组织内渗透。经手法推拿后，将朱氏牵正膏贴于牵正穴处，胶布固定，6～8小时除去药膏，局部起水泡，挑破水泡，放出泡液，外涂红霉素软膏或香油，即达到治疗目的。本方法每三个月一次，可用三次。本法也可配合按摩等疗法。

功能主治：本法能加速血运，改善神经、组织的营养，治疗面神经麻痹、口眼歪斜。

附记：引自《中医外治杂志》。

膏贴方2 马钱子片

方药组成：马钱子适量。

制用方法：将马钱子放入清水中浸泡24小时后捞出，沿丝轴切成厚

lmm左右的薄片备用。使用时取1片胶布，将马钱子按间隙0.5mm成片排列，粘附于胶带上，大小以能覆盖面颊部，敷贴于面颊部即可。7日更换1次。用药后患者局部皮肤可出现瘙痒和蚁行感，不需特殊处理。在应用治疗过程中应注意，马钱子有剧毒，切忌内服。

功能主治：能通络止痛，治疗突发性面神经麻痹。症见起病突然，每在睡眠醒来时发现一侧面颊部板滞、麻木、瘫痪，不能作蹙额、皱眉、露齿等动作，口角向健侧歪斜，露睛流泪，额纹消失，患侧鼻唇沟变浅或消失，少数患者初起时有耳后、耳下及面部疼痛。

附记：引自《敷贴疗法》。

三、敷脐法

敷脐方木芙蓉饼

方药组成：木芙蓉叶适量。

制用方法：上方捣烂和入鸡蛋煎成饼，贴于脐部。

功能主治：面神经麻痹。

附记：引自《中医药研究》。

失眠

失眠，即不寐，是以不能获得正常睡眠为主要表现的一种病症，不寐的证情不一，轻者入寐困难，或寐而不实，时寐时醒，醒后不能再寐，严重者可整夜不能入寐。现代医学的神经官能症、贫血、更年期综合征及某些精神病早期见失眠诸证时，可按不寐辨证施治。

一、熏洗法

洗浴方1枣仁交藤丹参方

方药组成：酸枣仁30g，夜交藤20g，合欢皮20g，丹参30g，生甘草20g。

制用方法：水煎取液，浸浴。

附记：引自《民间简易疗法·药浴》。

熏洗方2黄连菊花交藤方

方药组成：黄连10g，磁石30g，菊花15g，夜交藤12g，龙齿30g。

制用方法：每晚睡前煎取药液浸足15 ~ 20日。

附记：引自《民间简易疗法·药浴》。

二、敷脐疗法

敷脐方 1 丹硫膏

方药组成：丹参 20g，远志 20g，石菖蒲 20g，硫磺 20g。

制用方法：将以上方共研细末，装瓶备用。用时取药末适量加白酒调成膏状，贴于脐中，再以棉花填至与脐平齐，用胶布固定，每晚换药 1 次。

功能主治：失眠。

附记：引自《吉林中医药》。

敷脐方 2 珍丹硫磺散

方药组成：珍珠层粉、丹参粉、硫磺粉各等量。

制用方法：将以上方混合备用。用时每次取药粉 0.25g，填于脐中，外贴胶布，每日换药 1 次，连用 3 ～ 5 日为 1 个疗程。一般用药 2 周即好转。

功能主治：失眠。

附记：引自《浙江中医杂志》。

敷脐方 3 调神糊

方药组成：朱砂安神丸或归脾丸、补心丹适量。

制用方法：每次取上方 10g（或 1 丸），研末或捻碎，加适量醋调成糊状，睡前敷于脐部，外用胶布封固。每晚 1 次。

功能主治：神经衰弱引起的顽固性失眠。

附记：引自《中医药研究杂志》。

敷脐方 4 菖蒲郁金散

方药组成：石菖浦 6g，郁金 6g，枳实 6g，沉香 6g，朱砂 2g，琥珀 2g，炒枣仁 6g。

制用方法：将以上方共研细末，混匀备用。每次取药末，填敷脐中滴生姜汁适量，外盖纱布，胶布固定。24 小时换药 1 次，1 周为 1 个疗程。

功能主治：各种原因引起的顽固性失眠。

附记：引自《经验方》。

三、膏贴法

膏贴方 1 磁朱胶连膏

方药组成：磁石 30g，朱茯神 15g，黄连、阿胶各 10g。

制用方法：将磁石、朱茯神先煎取汁，再加黄连稍煎后去渣取汁，阿胶烊开，混匀，睡前趁热摊贴于胸前，每晚 1 次，每次 20 分钟后擦净入寐。

功能主治：滋阴降火，宁心安神。用于失眠阴虚火旺者，症见稍寐即醒；或虚烦不眠，五心烦热，心悸汗出，口干咽燥，头晕耳鸣，健忘；或有腰酸、遗精，舌质红，脉细数。

附记：引自《敷贴疗法》。

膏贴方 2 朱氏堂失眠贴

使用方法：揭去防粘层，贴于神阙穴（肚脐）、涌泉穴（双脚底心），失眠严重者可在安眠穴（颈部，耳垂后 0.5 寸 ~ 1 寸处）、大椎穴处各贴一贴，贴牢即可。每贴贴敷 24 ~ 48 小时，6 盒为 1 个周期。

功能主治：适用于顽固性失眠、神经衰弱、多梦易醒、萎靡不振、四肢无力、入睡困难、早醒、记忆力减退、头晕头疼、多汗、心烦意乱、心悸气短等。

癫痫

癫痫以在病程中有反复发作的神经元异常放电，导致暂时性突发性大脑功能失常为特征。以反复发作性抽搐，意识障碍，精神或自主神经功能异常为主证，发作间隙期无任何不适，根据临床类型的典型症状分为全身性发作和部分性发作，常在过劳、惊恐、暴饮、暴食、感染、过度换气和月经来潮等情况下诱发，常规脑电图或诱发试验电图可见癫痫波型（棘波、尖波、慢波或急慢波综合等）。

敷脐法

敷脐方 1 定痫散

方药组成：丹参 lg，月石 lg，苯妥英钠 0.25g。

制用方法：将以上方共研细末，分作 10 份备用。每次取 1 份填入脐内，外用胶布固定，每周换药 1 次。

功能主治：癫痫。用药 1 月后，发作间隔延长，继用此法治疗，发作得到控制。

附记：引自《浙江中医杂志》。

敷脐方 2 吴茱萸定痫散

方药组成：吴茱萸适量。

制用方法：将以上方研细末，填撒于脐窝内，外用膏药固定，7 ~ 10 日 1 次。

功能主治：癫痫，猝然抽搐，人事不省，发作频繁。

附记：引自《常见病验方研究参考资料》。

神经性皮炎

神经性皮炎病因不明，一般认为与精神紧张、长期失眠、日光照射、汗液刺激及其他机械性、物理性刺激有关。症见初起自觉皮肤瘙痒，搔抓后出现扁平圆形或多角形丘疹，密集成群，稍久则相互融合，呈苔藓化斑片，或阵发性剧烈瘙痒，夜间尤甚，搔抓后可造成表皮剥脱，引起湿疹样变及继发感染。

涂搽方 1 苦参制剂

方药组成：苦参 200g，陈醋 500ml。

制用方法：将苦参洗净，浸入陈醋 500ml 中 5 日。用时以药液直接涂抹患处，早晚各 1 次。

功能主治：清热燥湿止痒，用于治疗神经性皮炎。

附记：引自《敷贴疗法》。

涂搽方 2 复方止痒酊

方药组成：百部 30g，花椒 30g，苦参 50g，冰片 15g，土槿皮 30g，蛇床子 50g，白鲜皮 50g，大黄 50g。

制用方法：将以上药加入 75% 的乙醇 2500ml 浸泡 2 周，滤液后分瓶装，每 20ml 为一瓶，每瓶加入泼尼松注射液（125mg）1 支、医用甘油 5ml 备用。直接搽患处，以稍擦红为度，每日 2 ~ 3 次，5 日为 1 个疗程。

附记：引自《中医外治杂志》。

涂搽方 3 醋鸡蛋

制用方法：鸡蛋浸入适量醋中 7 日左右，取蛋清涂患处，每日数次，可润肤止痒。

涂搽方 4 木鳖醋

制用方法：木鳖子 25g 研细面，陈醋 250ml，浸泡 7 日左右涂患处。

涂搽方 5 百部酊

制用方法：百部适量，酒浸 7 日左右，外涂，杀虫止痒。

附记：以上 3 方均出自《中医养颜美容》。

第四章　内分泌系统病症

肥胖症

肥胖症是由于长期能量摄入超过消耗，造成体内脂肪过度积聚而引起的疾病。凡体型肥胖，体重超过标准体重的20%者可称为肥胖症。

一、耳针减肥方

方药组成：取耳穴胃、脾、心、肺、内分泌、神门、止饿点等穴位。

制用方法：每日2～3穴埋针，4～5日交换1次，左右耳交替进行，5～7次为1个疗程；或用王不留行籽贴敷穴位上，每日按压2～3分钟，每周更换1次，5次为1个疗程。

附记：引自《中医儿科治病金方》。

二、针灸减肥方

取穴：取梁丘、公孙、天枢、大横、气海、关元穴位。

制用方法：交替使用以上穴位，每日1次，采用泻法，待产生气感后可接电针仪20分钟，或起针后在穴位上用麦粒型皮内针沿皮下刺入1cm，留针3日，10日为1个疗程。

附记：引自《中医儿科治病金方》。

三、推拿减肥方

患者仰卧，按摩前胸、腹部、双腿、臀部（配合减肥霜或减肥乳，效果更佳），每次20分钟，然后按压曲池、足三里、太溪、关元等穴位。1个月为1个疗程，休息1周后可开始第2疗程。

四、药浴法

加味冬瓜皮茯苓方

方药组成：冬瓜皮500g，茯苓300g，木瓜100g，猪苓60g。

制用方法：将以上药加水煎煮，取液，温热全身洗浴，每日1次，20～30日为1个疗程。

功能主治：健脾利湿，利水减肥，适用于单纯性肥胖症。

附记：引自《民间简易疗法·药浴》。

糖尿病

糖尿病是一种糖、脂、蛋白质代谢紊乱的慢性病，主要表现为人体血液中糖分含量居高不下，从而引起多饮、多食、多尿、乏力等症状，控制不好将引发人体循环系统、神经系统等病变，进而引发高血压、心脏病、肾病、脑中风、失明、双足溃烂等并发症。因此，糖尿病被称为疾病的“百货公司”。其分两型，尤以Ⅱ型糖尿病，又称为非胰岛素依赖型糖尿病多见，约占糖尿病患者总数的90%，发病年龄多数在35岁以后，起病缓慢、隐匿，部分患者是在健康检查或检查其他疾病时发现的。

糖尿病性周围神经病变是糖尿病常见慢性并发症，以四肢末端，尤其是下肢感觉异常及痛觉过敏或减退为主，手足麻木、疼痛、感觉障碍，运动障碍为主要特点，也可出现胃肠自主神经功能紊乱。

一、熏洗法

方药组成：生川乌30g，生草乌30g，乳香30g，威灵仙30g，桑寄生30g，三棱30g，莪术30g，木瓜30g，桑枝30g。

制用方法：将以上药加水3000ml，用文火煎30分钟，去渣取汁于盆中，患者先熏后洗。热浴20日左右，每日1次，10日1个疗程。

功能主治：Ⅱ型糖尿病合并对称性周围神经病变。

附记：引自《吉林中医》。

二、灌肠法

方药组成：大黄30g，牡蛎100g，蒲公英50g，枳壳20g，厚朴20g。

制用方法：取以上药水煎至300ml，每日1次灌肠。治疗期间可配合中药煎剂口服，调和脾胃，益气阴。

功能主治：难治性糖尿病，合并有胃肠自主神经功能紊乱。

附记：引自《吉林中医》。

甲状腺炎

甲状腺发生炎症，称为甲状腺炎，可分为急性、亚急性、慢性，其中又以慢性为多见。其典型症状：早期为甲亢症状，中期为甲亢症状和甲低症状并见，晚期则为甲低。亚急性甲状腺炎是病因尚未完全阐明，属祖国医学外感瘟病和“瘘气”“瘿瘤”的范畴。

涂敷方

活血散

方药组成：刘寄奴、虎杖、胆南星、半枝莲、地肤子、土鳖虫、黄柏、红花按2∶2∶2∶2∶2∶1∶1∶1比例备好。

制用方法：将以上药共研极细末过筛，再将药末与饴糖或米醋调匀成膏状，用时推摊于绵纸上，敷贴于颈部甲状腺部位，胶布固定。病初每日1次，病情缓解后，改隔日1次至痊愈，1周为1个疗程。

功能主治：本方具有清热解毒、化痰软坚、活血祛瘀、散结止痛的功效，用于治疗亚急性甲状腺炎取得满意效果。

附记：引自《吉林中医》。

自汗

自汗是由于阴阳失调、营卫不和而致，临床以时时汗出，动辄益甚为特征的一种病症。自汗，也可作为症状而伴见于其他疾病的过程中。中医认为“汗为心液”，心气或肺气虚则可自汗，阴虚火旺则可盗汗。

一、敷脐法

敷脐方1五倍子散

方药组成：五倍子适量。

制用方法：将以上方研末，以洁净水调成糊状，敷脐，外以纱布覆盖，胶布固定。每日换药1次。

附记：引自《本草纲目》。

敷脐方2双五饼

方药组成：五倍子2份、五味子1份。

制用方法：上方共研细末，用时取药粉10g，温开水调成小饼状，贴敷脐部，以纱布胶布固封，连敷3～4次良效。

功能主治：虚汗。

附记：引自《江西中医药》。

敷脐方3 止汗末

方药组成：黄芪10g，防风6g，白术6g，五倍子8g，煅龙牡10g。

制用方法：将以上方共研细末，每次取5g填入脐窝，稍滴温开水，外用纱布覆盖，胶布固定，每日换药1次，5～7日为1个疗程。

功能主治：气虚自汗。

附记：引自《经验方》。

敷脐方4 灸脐散

方药组成：黄芪20g，五倍子10g，浮小麦10g，防风15g，白术20g，郁金10g。

制用方法：将以上方共研细末，以白酒调膏状，敷于神阙、气海、肺俞穴，然后点燃艾条灸之。每次20～30分钟，每日1次。

功能主治：气虚自汗。

附记：引自《经验方》。

二、湿敷脐法

益气止汗汤

方药组成：黄芪15g，麻黄根20g，白术10g，白芷10g，艾叶20g。

制用方法：将以上方加水600ml煎煮，待药汁约300ml，去渣。将两洁净口罩浸泡其中，适温后，用口罩敷浸神阙、关元穴15分钟，然后再如法浸敷肺俞、大椎穴15分钟，每日1次。

功能主治：气虚自汗。

附记：引自《经验方》。

盗汗

盗汗是指因阴阳失调，腠理开阖失常而引起以睡中汗出、醒来即止为特征的一种病症。西医的自主神经功能紊乱、甲亢、结核病及风湿热见盗汗诸证时，可按盗汗辨证施治。

敷脐法

敷脐方 1 敛汗丹

方药组成：朱砂粉 0.3g，五倍子 1.5g。

制用方法：将以上方共研细末，用冷开水调为糊剂，临睡前填敷脐部，上盖纱布，胶布固定，次晨即可去药，连用 2 ~ 4 次。

功能主治：盗汗。

附记：引自《新医学》。

敷脐方 2 五倍散

方药组成：五倍子 5g。

制用方法：将以上方研细末，加水调成面团状，敷于脐部以纱布覆盖，胶布固定。

功能主治：各种盗汗。

附记：引自《四川中医》。

敷脐方 3 五子龟甲散

方药组成：五倍子 10g，五味子 10g，醋制龟板 10g，醋制鳖甲 10g，地骨皮 10g。

制用方法：将前 4 味研为末备用，用时将药粉 5g，用地骨皮煎浓汁调成糊状，敷于肚脐，外用胶布封固，每晚睡前敷药，次晨除去。

附记：引自《中医敷脐疗法》。

敷脐方 4 骨甲饼

方药组成：煅龙骨 10g，醋制鳖甲 10g，秦艽 6g，浮小麦粉适量。

制用方法：将前 3 味药研细末，取其 6g 加浮小麦粉适量，温水调成饼状，贴敷脐部外用胶布封固，每晚睡前贴药，次晨除去。

附记：引自《中医敷脐疗法》。

敷脐方 5 五倍牡蛎糊

方药组成：五倍子 6g，牡蛎 3g。

制用方法：将以上方共研为细末，用本人唾液调为糊状，摊于黑布上，贴在肚脐上。

附记：引自《灵验便方》。

颈淋巴结炎

颈淋巴结炎是发生在颈部两侧的急性化脓性疾病，俗名“痰毒”，《医宗金鉴》中医称为“夹喉痈”。特点是：初起时局部皮色不变，肿胀、灼热、疼痛，肿块边界清楚，渐化脓。初期病变处淋巴结突然增大，有压痛，能活动，数日内周围组织肿胀，皮肤发红、硬，以后肿块中心部分化脓软化，有波动感。可伴有发热、白细胞增高，核左移现象，全身中毒症状重者可出现惊厥和昏迷。

贴敷法

贴敷方 1 紫花地丁

方药组成：鲜紫花地丁全草适量。

制用方法：将全草洗净，捣烂，外敷患处，每日 1 次。

功能主治：清热解毒，活血消肿，用于初期红肿疼痛明显者。

贴敷方 2 复方藤甲膏

方药组成：藤黄 40g，山甲 25g，红花 20g，硇砂 10g，龙脑香 5g。

制用方法：先将红花晒干，与诸药混合研极细粉末，过 80 目筛，用该药粉 30% 的比例与凡士林制成软膏，外敷患处，每日 1 次，10 日为 1 个疗程。

功能主治：活血消肿散结，用于慢性颈部淋巴结炎。

附记：引自《中医外治杂志》。

贴敷方 3 千捶膏

方药组成：蓖麻子肉 150g，嫩松香粉 300g，轻粉 30g，东丹 60g，银珠 60g，菜油 40g。

制用方法：将蓖麻子肉入石臼中捣烂，再放入松香末，待打匀后再入轻粉、东丹、银珠，最后入菜油，捣数千下，捶成膏。

功能主治：消肿止痛，拔脓祛腐，用于颈淋巴结炎或脓未溃之时。

附记：引自《经验方》《中医外科学》。

第五章　消化系统病症

胃痛

胃痛是指胃脘部心窝处发生疼痛的病症，亦称“胃脘痛”“心口痛”。引起胃痛的原因多为精神情绪因素、饮食不节、疲劳或受寒等。现代医学认为急慢性胃炎、胃溃疡、十二指肠球部疾病、胃痉挛、胃神经官能症等都可引起上腹部疼痛和不适。治疗以理气和止胃痛为主。

一、敷脐法

敷脐方 1 暖胃散

方药组成：荜茇 15g，元胡 15g，丁香 15g，肉桂 15g，黄酒适量。

制用方法：将以上方共研细末，过筛贮瓶备用。用时每次取药末 20 ~ 30g，加入黄酒适量调和成糊状，涂敷患者脐（神阙穴）及中脘穴上，盖以纱布，胶布固定。每日换药 1 次，敷至症状解除为止。

功能主治：虚寒性胃痛，症见胃脘疼痛，畏寒喜暖，口不渴，喜热饮等。

附记：引自《中医药物贴脐疗法》。

敷脐方 2 愈痛散

方药组成：防风、白芷、龙涎香、细辛、薄荷脑各适量。

制用方法：将以上方共研细末。用时取适量调为糊剂，敷于肚脐上，以塑料薄膜或胶布固定。痛止即可取去。

附记：引自《中级医刊》。

敷脐方 3 行气止痛散

方药组成：川楝子 6g，元胡 6g，香附 6g，沉香 3g，姜汁适量。

制用方法：将以上方前 4 味共捣为末，取适量以姜汁调为糊状，敷脐部，外以纱布覆盖，胶布固定。每日换药 1 次。

功能主治：气滞胃痛。症见胃脘胀满疼痛，牵掣胁肋，遇情志不遂而加甚，嗳气叹息等。

附记：引自《经验方》。

敷脐方 4 吴茱萸散

方药组成：吴茱萸 15g。

制用方法:将以上药研末,醋调为糊状,敷脐部。外以纱布覆盖,脐部固定。

附记：引自《民间偏方》。

敷脐方 5 温胃膏

方药组成：巴豆 3 粒，胡椒粉 3g，公丁香 3g，大枣 10 枚（去核），姜汁适量。

制用方法：先将前 3 味药共碾成细末，加入大枣共捣烂如泥，再将生姜汁调和捣烂如厚膏状。同时取一撮如蚕豆大，摊于一块纱布中央，敷于患者脐孔上，外以胶布固定之。每日换药 1 ~ 2 次，10 日为 1 个疗程。

功能主治：虚寒性胃痛。

附记：引自《中医药物贴脐疗法》。

二、药兜疗法

药兜方 1 祛寒兜

方药组成：荜茇、干姜、甘松、山柰、细辛、白芷、肉桂、吴茱萸、艾叶各适量。

制用方法:将以上方研末,做成兜肚,缚于脐部,每日 1 次,有较好效果。

附记：引自《中医杂志》。

药兜方 2 温胃止痛兜

方药组成：三棱、莪术、水仙子、红花各 15g，肉桂、木香、草果、公丁香各 9g，艾叶 45g，良姜 12g，砂仁 6g，麝香 0.15g。

制用方法：将以上方共研为细末，做成兜肚，缚于脐部，每 10 ~ 15 日换药 1 次。于秋冬开始应用，至次年 3 月去掉。

功能主治：对胃寒痛既有治疗作用，也有预防作用。

附记：引自《中医敷脐疗法》。

三、穴位按摩法

取穴：上脘、中脘、足三里、胃俞、脾俞等。

方法:用大拇指和手掌鱼际肌在相应的穴位采用点、按、旋、摩、捏等手法，使局部有酸麻胀重等感觉。

四、耳穴压丸法

方法：用王不留行籽种子（消毒后），取相应耳穴如胃、肠、皮质下、神门、交感等压丸治疗，隔日一次。

五、穴位贴敷法

方法：对于辨证为虚寒胃痛症用代温灸膏在相应穴位贴敷，隔日一次。

六、穴位针灸法

方法：根据经络分别取胃俞、脾俞、足三里等为主穴，留针 20 分钟。

胃下垂

胃下垂是指在站立时，胃下缘达盆腔，胃小弯弧线最低点降到髂嵴连线以下的病症。多见于体瘦、肌肉不发达者。病久者，可同时伴有其他脏器下垂现象。本病多见于消化不良症状。

一、敷脐法

蓖麻五倍糊

方药组成：蓖麻仁 10g，五倍子 5g。

制用方法：将以上方共捣为泥糊状，敷于脐部，每日早、中、晚各热敷 1 次，隔 4 日换药 1 次。一般敷药 6 次痊愈。

功能主治：胃下垂。孕妇及吐血者忌用。

附记：引自《国医论坛》。

二、灸脐法

暖胃灸脐散

方药组成：黄芪、党参、丹参各 15g，当归、白术、炒白芍、枳壳、生姜末各 10g，升麻、柴胡各 6g（食欲减退者加鸡内金 10g；大便溏者加焦六曲 10g）。

制用方法：将以上药（除生姜外）焙干，共研细末和匀，装瓶备用。用时将药末 10g 左右填神阙穴，铺平呈圆形，直径约 2 ~ 3cm，再用 8cm × 8cm 胶布裹贴，每隔 3 日换药末 1 次，每日隔药艾灸 1 次（药与艾之间放一圆形金属盖），艾条长约 1.5 c m，连灸 3 壮，以 1 个月为 1 个疗程。

功能主治：胃下垂、胃痛、泄泻、带下等病症。

附记：引自《浙江中医杂志》。

三、膏贴方

方药组成：黄芪 24g，升麻 18g，附子 20g，五倍子 18g，蓖麻子 30g。

制用方法：前四味药共捣烂，过 120 目筛，以蓖麻子仁捣烂和之，另加少量芝麻油和匀备用。取百会、鸠尾、胃俞、脾俞穴外敷，24 小时换药一次，10 次为 1 个疗程。伴恶心呕吐加内关，上腹痛甚加中脘，下腹痛甚加三阴交，便秘加支沟。

附记：引自《中医外治杂志》。

慢性胃炎

慢性胃炎是指胃黏膜上皮遭受各种致病因子的经常反复侵袭，发生持续性慢性胃黏膜炎或黏膜病。除表现程度不同，反复发作的胃痛外，患者常有胃部饱胀、伴嗳气泛酸、嘈杂、食欲不振、消瘦或上消化道出血等。临床又分浅表性胃炎、萎缩性胃炎和肥厚性胃炎等数种。

敷脐法

敷脐方 1 吴茱萸葱姜糊

方药组成：吴茱萸 30g，葱、姜各少许。

制用方法：将以上方吴茱萸炒，与葱、姜共捣如糊状，敷于脐部。

功能主治：胃炎所致呕吐。

附记：引自《辽宁中医杂志》。

敷脐方 2 仙人掌外敷

方药组成：仙人掌适量。

制用方法：去刺捣烂，纱布包裹，敷于脐周，胶布固定，每日 1 次。

功能主治：清中泄热，用于急性胃炎，或慢性胃炎急性发作，或消化性溃疡反复发作者。症见脘部阵痛，泛酸嘈杂，心烦易怒，口干口苦，舌红苔黄，脉弦数者。

附记：引自《敷贴疗法》。

敷脐方 3 姜艾茴香膏

方药组成：艾叶、小茴香各 15g，生姜适量。

制用方法：将艾叶、小茴香研末，取适量生姜捣汁与面粉和成糊膏状，贴于脐部，胶布固定。每日 1 ~ 2 次，10 日为 1 个疗程，休息 5 日后再作 1

个疗程。

功能主治：温中散寒，行气止痛，用于慢性胃炎、胃及十二指肠溃疡、胃下垂等引起的胃痛。症见脘痛绵绵，得食痛减，多食则脘腹痞胀，泛吐清水，胃部有冷感，四肢不温，疲倦乏力，大便溏薄，舌质淡红，苔薄白，脉细弱。

附记：引自《敷贴疗法》。

病毒性肝炎

一般人所说的肝炎在临床上通常是指病毒性肝炎，即由肝炎病毒所致的一种消化道传染病，所以又叫传染性肝炎。临床主要以食欲减退、恶心、乏力、腹胀和肝区痛等为特征。目前公认最多见的有甲型肝炎、乙型肝炎和丙型肝炎三种，其他还有丁型和戊型肝炎。依黄疸之有无可分为黄疸型和无黄疸型。实验室检查多有谷丙转氨酶升高，而乙型肝炎又可见表面抗原阳性，黄疸型肝炎有尿三胆试验阳性等表现。

一、敷脐法

敷脐方 1 桃杏糊

方药组成：桃仁 30g，杏仁 30g，栀子 15g，桑枝 15g。

制用方法：将以上方共研为末，加醋适量，调成糊状，敷神阙穴，每 2 日换药 1 次。

功能主治：慢性肝炎。

附记：引自《俞穴敷药疗法》。

敷脐方 2 瓜蒂填脐散

方药组成：甜瓜蒂 60g，秦艽 60g，青皮 30g，紫草 30g，黄芩 30g，丹参 30g，铜绿 15g，冰片 6g。

制用方法：将以上方除甜瓜蒂、冰片另研外，余药混合研粉，合并过 60 目筛，取粉备用。用时先用 75% 酒精或温开水将脐内污垢洗净拭干，将药粉倒入脐孔，约填满 2/3，用 4cm × 4cm 胶布棱形贴封脐部，使周围无空隙，每 48 小时换药 1 次。3 个月为 1 个疗程。

功能主治：肝炎谷丙转氨酶升高。上药敷脐 3 ~ 5 日后，个别患者出现肝脾区疼痛加重，继续用药可逐渐减轻或消失，常于用药后 1 个月左右谷丙转氨酶暂时升高，可继续用药。

附记：引自《浙江中医药》。

敷脐方 3 栀子散

方药组成：栀子适量。

制用方法：将以上方研细末，水调为糊，敷脐部，外盖纱布，胶布固定。

功能主治：慢性肝炎，有效率可达 70% 以上。

附记：引自《农村科学》。

敷脐方 4

方药组成：干姜、白芥子适量。

制用方法：共研细末，贮瓶备用。每取药末适量加温开水调如膏状敷脐孔，上盖纱布，胶布固定，口中觉有辣味时除去。每日 1 次，10 日为 1 个疗程。

功能主治：肝炎属阴黄者，其黄疸色黄灰暗不鲜明，不发热、便稀，乏力，四肢不温者。

附记：引自《肝胆病外治独特新疗法》。

敷脐方 5

方药组成：茵陈 60g，附子、干姜各 30g。

制用方法：共研细末炒热，填满脐孔，取剩余部分布包裹于脐上，外用布包扎固定。每日换药 1 次。

功能主治：肝炎属阴黄证。

附记：引自《肝胆病外治独特新疗法》。

二、膏贴法

膏贴方 1 慢性丙型肝炎膏方

方药组成：生黄芪、丹参、连翘、赤芍各 30g，生首乌、生山楂、丹皮、炒栀子、蒲公英各 15g，柴胡 10g，白芍 30g，厚朴 10g。

制用方法：将以上药共研细末，加麻油熬，用黄丹收为膏备用。临用时加热后贴在右肝区、肝俞穴，每 2 日更换 1 次，12 次为 1 个疗程。

功能主治：清营凉血，解毒排毒，用于治疗慢性丙型肝炎。

附记：引自《肝胆病外治独特新疗法》。

膏贴方 2 疏肝解毒散

方药组成：黄芪、白花蛇舌草、蒲公英、薏仁、丹参各 30g，太子参、茯苓、赤芍、苦参、虎杖、重楼各 15g，当归 10g。

制用方法：将以上药共研细末过筛备用。撒在“慢性丙型肝炎膏”上，贴在右肝区、肝俞、神阙穴。每2日更换1次，12次为1个疗程。

功能主治：调肝和脾，化瘀解毒，用于治疗丙型病毒性肝炎。

附记：引自《肝胆病外治独特新疗法》。

膏贴方3 莪黄膏

方药组成：莪术12g，丹参、泽泻各25g，茵陈30g，甘草6g。

制用方法：将以上药共研细末，用麻油熬，加黄丹收为膏备用。加温后贴于右肝区肝俞、右章门穴。每2日更换1次，12次为1个疗程。

功能主治：疏肝解郁，活血养血退黄，用于治疗瘀胆型肝炎。

附记：引自《肝胆病外治独特新疗法》。

膏贴方4 虎杖膏

方药组成：虎杖30～50g，马鞭草30～60g，丹参20～30g，香橼皮、香附、穿山甲各10～15g，茯苓15～20g。

制用方法：将以上药共研细末，加麻油熬，用黄丹收为膏备用。加热后贴于右肝区、右胆区、胆俞穴、肝俞穴、神阙穴。每2日1次，12次为1个疗程。

功能主治：化痰祛瘀、利湿消肿，用于治疗瘀胆型肝炎。

附记：引自《肝胆病外治独特新疗法》。

膏贴方5 黄疸膏

方药组成：生大黄、生栀子、蒲公英各30g，车前草50g，明矾10g。

制用方法：将以上药一起捣烂成膏状，使用时每次取50g，分别贴于神阙、至阳二穴，盖以纱布，胶布固定，每日1次。但在外敷的同时，还须针对病因进行其他治疗。

功能主治：清热利湿，用于急性黄疸肝炎、阻塞性黄疸，退黄作用明显。症见目肤俱黄，黄色鲜明，发热口渴，或见腹部胀满，心中懊恼，口干苦，小便黄赤，大便秘结，舌苔黄腻，脉弦数。

附记：引自《敷贴疗法》。

肝硬化

肝硬化是一种以肝实质细胞广泛破坏、变性、坏死与再生，纤维组织增生，以致正常结构紊乱为主要病理变化的影响全身的慢性病症。属于中医学“积聚”“胁痛”“黄疸”“臌胀”等病的范畴。

各种肝炎如治疗不彻底、不及时或自身抵抗力差均可向肝硬化方向发展。肝硬化症状可以表现为乏力、食欲减退、恶心、营养不良、腹胀、腹痛、腹泻，晚期可出现发热、黄疸、门静脉高压、腹水、脾功能亢进、上消化道出血等。

一、敷脐法

敷脐方 1

方药组成：田螺 4 个，大蒜 5 个，车前子 6g。

制用方法：共捣烂，贴脐。

附记：引自《肝胆病外治独特新疗法》。

敷脐方 2 葱白合剂

方药组成：新鲜葱白 10 根，芒硝 10g。

制用方法：将以上方共捣成泥状，用时先用酒精棉球擦净脐部，然后将药泥外敷神阙穴，天冷时药泥需加温后再敷，上盖塑料薄膜和纱布，用胶布固定，每日 1 次。

功能主治：肝硬化。

附记：引自《浙江中医杂志》。

敷脐方 3

方药组成：大蒜、葱各 300g。

制用方法：砂锅内煮去渣，再浓缩成膏状，贴脐。

附记：引自《肝胆病外治独特新疗法》。

敷脐方 4

方药组成：车前草 30g，大蒜 20g。

制用方法：捣烂，贴脐上。

功能主治：用于治疗肝硬化有腹水者。

附记：引自《肝胆病外治独特新疗法》。

二、膏贴法

膏贴方 1 克坚膏

方药组成：夏枯草 100g，生牡蛎 100g，黄药子 50g，皂角刺 50g，昆布 100g，海藻 100g，元参 50g，路路通 50g，龟板 50g，鳖甲 100g，穿山甲 100g，三棱 50g。

制用方法：以上药按常法做成膏药外用，将膏药烤热后贴在肝区、脾区、肝俞、脾俞，以及肝经上的有关穴位，每2日更换1次，12次为1个疗程（中间可间歇6日）。如有剩余膏药粘在皮肤上，可将膏药袋撕开，用内面粘下残留在皮肤上的膏药。

功能主治：软坚散结，舒肝利胆，用于治疗慢性肝炎及早期肝硬化、肝脾肿大等。

附记：引自《肝胆病外治独特新疗法》。

膏贴方2 宣肺软肝膏

方药组成：马钱子30g，乳香30g，没药30g，生麻黄20g，土鳖虫100g，生三七50g，姜黄50g，紫菀100g，桔梗100g，三棱50g，莪术50g，生牡蛎100g。

制用方法：将以上药共研细末，用凡士林调为软膏装盒备用。将软膏摊于纱布（8cm×10cm）上，贴于肝区、脾区、肝俞、脾俞，其上覆盖薄塑料纸，外用胶布固定，每2日更换1次，中间可间歇1日，12次为1个疗程。

功能主治：宣肺活血，软坚散结，用于治疗慢性肝炎、肝硬化及肝脾肿大者。

附记：引自《肝胆病外治独特新疗法》。

膏贴方3 蟾皮膏

方药组成：干蟾皮。

制用方法：将以上药用麻油熬，以槐枝搅和，用黄丹、铅粉收膏，贴敷患处。

功能主治：肝硬化。

附记：引自《肝胆病外治独特新疗法》。

膏贴方4 仿阿魏膏

方药组成：阿魏5g，芒硝9g，人造麝香1.5g。

制用方法：将以上药共研细末，和葱白同捣为糊。将药糊放于痞块上，加盖青布，随用内装热水的茶缸熨热，使药力透过皮肤直达肝脏。

功能主治：肝硬化积聚痞胀。

附记：引自《肝胆病外治独特新疗法》。

膏贴方5 臌胀消满膏

方药组成：苍术、白术、香附、当归、苏梗、黄连、栀子、枳实、山楂、木香、槟榔、赤茯苓、木通、泽泻、生姜。

制用方法：麻油熬，黄丹收膏。贴气海穴。

功能主治：肝硬化肚腹胀满者。

附记：引自《肝胆病外治独特新疗法》。

三、热熨方

方药组成：乌药、荆芥、苍术、茜草、山茵陈、夏蚕沙、松毛（松针）、樟树根叶、大蒜、橘叶、椒目、乌豆、赤豆各等份。

制用方法：将以上药共研细末，和匀，备用。每取上药200g，分2包炒热，以布袋盛之，趁热熨肿胀处，冷则再炒再熨，交替取包熨之。熨三四十遍后，再合之煎水熏洗患处，先熏后洗，每日熨熏各1次。

功能主治：肝硬化腹胀者。通常用药1次见效，最多3次即见效。

附记：引自《肝胆病外治独特新疗法》。

腹水

腹水，中医称之为臌胀，以腹部胀大，皮色苍黄，甚至腹壁青筋暴露，四肢不肿或微肿为特征。腹水可由肝硬化、血吸虫、癌症等病所致。

一、敷脐法

敷脐方1 消腹水方

方药组成：甘遂适量研末，连头葱白5根（如无甘遂可用商陆，如患者畏寒怕冷可加少量肉桂粉）。

制用方法：将以上药共捣烂。脐部用醋涂搽，以防止感染和刺激皮肤，然后将药适量敷肚脐上，再用纱布覆盖，固定即可。一般2～4小时之内即能自动排尿或排出稀水便。

功能主治：肝硬化腹水如鼓，大小便不利者。观察21例，均于敷药3小时后，小便量开始增多。

附记：引自《赤脚医生杂志》。

敷脐方2 商陆敷脐方

方药组成：商陆适量，鲜姜2片或葱白1寸长。

制用方法：将以上方商陆打粉，过80目筛，每取1g和鲜姜泥或葱白泥加适量水调成糊状，敷满脐眼，外盖敷料，以胶布固定，每日更换1～2次，7日为1个疗程。

功能主治：用于治疗肝硬化腹水。个别患者有因商陆所致的眩晕、恶心、昏睡等副作用。

附记：引自《赤脚医生杂志》。

敷脐方 3 祖传麝白散

方药组成：白芥子 10 粒，白胡椒 5 粒，麝香 0.3g。

制用方法：将以上方前 2 味研末，与麝香混匀，水调为糊状，敷于脐内，外以纱布覆盖，胶布固定。

功能主治：肝硬化腹水，肾性腹水。

附记：引自《山东中医杂志》。

敷脐方 4 甘遂消水方

方药组成：甘遂 10g，砂仁 10g，大蒜头适量。

制用方法：甘遂、砂仁研细末，大蒜头打烂，加水调为糊状，敷在脐中，纱布覆盖，胶布固定。

功能主治：肝硬化腹水。

附记：引自《民间方》。

敷脐方 5 水可消方

方药组成：甘遂末 15g，芒硝 30g。

制用方法：上药共研为细末，敷于脐部，每日换 1 次。敷后觉皮肤发热，即欲小便，尿量甚多，次数亦增加，最多者每日达 12 次。

功能主治：肝硬化腹水，或血吸虫病引起的腹水症。

附记：引自《肝胆病外治独特新疗法》。

二、膏贴法

膏贴方 1 水臌行水膏

方药组成：生黄芪 100g，柴胡 50g，泽兰 50g，大戟 30g，甘遂 30g，芫花 30g，桑皮 100g，黑丑 40g，葫芦巴 30g，乌梅 30g。

制用方法：将以上药按常法熬膏备用，临用将膏药烤热后贴在水分穴、涌泉穴（双）以及有关经络的穴位，每 2 日更换 1 次，12 次为 1 个疗程或以腹水消退为度。如有剩余膏药粘在皮肤上，可将膏药袋撕开，用内面粘下残留在皮肤上的膏药。

功能主治：舒肝健脾，行气利水，活血化瘀。用于治疗肝硬化腹水。

附记：引自《肝胆病外治独特新疗法》。

膏贴方 2 戟遂香蔻散

方药组成：大戟、甘遂、沉香、肉豆蔻、木香各 12g。

制用方法：将以上药共研细末，用酒 250ml 和匀装入猪膀胱内备用。使用时将药膏放于脐部，外盖塑料薄膜，并用宽布带缚住，药酒干后，可再换一料，每日 2 次。

功能主治：逐水通络散结，用于治疗肝硬化、肝腹水，还可用于结核性腹膜炎。

附记：引自《敷贴疗法》。

膏贴方 3 消水软坚膏

方药组成：阿魏 9g，硼砂 6g，蓖麻子 16g，松香 36g，皮硝 18g，姜黄粉 15g（包）。

制用方法：将以上药共研细末，上火熬膏约 15 分钟，加入干的姜黄粉调匀，治疗时将药膏贴于肝、脾部位及水分穴上，每日 1 次。

功能主治：能泻下散结除满，可作为癌性腹水的辅助治疗。

附记：引自《敷贴疗法》。

涂搽方 4 消胀散

方药组成：大戟、芫花、甘遂、海藻各等份。

制用方法：上药共研细末，贮瓶备用。用时先用热水泡甘草，再取本散适量，用甘草水和食醋调和成糊状，外涂搽肚腹上（患处），随干随涂，并用醋保持药层湿润，或用白面粉调和成一药饼，贴肚腹上。每日换药 1 次。

功能主治：肝硬化腹水。

附记：引自《肝胆病外治独特新疗法》。

热熨方 5 顽水停方

方药组成：甘遂末 6g，肉桂 9g，车前草 30g，大蒜头 2 枚，葱白 1 撮。

制用方法：将以上药捣烂成末，加水调敷脐部后热熨。每日更换 1 次，5 日为 1 疗程。

功能主治：用于顽固性腹水久治不退者。

附记：引自《肝胆病外治独特新疗法》。

脂肪肝

脂肪肝是指各种原因引起的肝细胞内脂肪堆积所致疾病。一般在做B超或彩超检查时便能发现。

外用克脂膏

方药组成：吴茱萸100g，乌贼骨100g，三七50g，血竭50g，鸡内金50g，法半夏50g，陈皮20g，莪术15g，生山楂30g。

制用方法：将以上药用麻油熬，黄丹收膏。按常法贴于肝区，鸠尾、中脘、神阙、胃俞、脾俞，以及胃、脾经有关穴位，每2日更换1次，12次为1个疗程，中间可间歇6天。

功能主治：本膏能养阴健脾益胃、理气消肿止痛，用于脂肪肝，尤以胃阴不足、脾胃虚弱、胃脘胀痛、知饥不食、心烦、吐黄水、大便稀溏等更适宜。

胆道、胆囊疾病

急性胆囊炎起病时可有剧烈的胆绞痛，绞痛过后呈右上腹部持续性疼痛，体位改变或呼吸时疼痛加重，可放射至右肩胛下区。慢性胆囊炎患者常有消化不良症状，如上腹部不适或钝痛，常于进食油腻食物后加重，还可有恶心、腹胀及嗳气等症状。B超检查较易诊断，如B超发现胆囊、胆道中有结石或蛔虫则可诊断为胆石症或胆道蛔虫症。

一、膏贴法

膏贴方1 解痉止痛膏

方药组成：白芷10g，花椒15g，苦楝子50g，葱白20g，韭菜蔸20个，白醋50ml。

制用方法：将以上药研末，醋调为膏。将此膏贴敷中脘穴周围处，外有透明薄膜覆盖，然后胶布固定，24小时换贴1次。

功能主治：消炎、止痛、解痉，用于治疗胆囊炎、胆结石、胆道蛔虫症所致的胆绞痛。

附记：引自《肝胆病外治独特新疗法》。

膏贴方 2 利胆化石膏

方药组成：金钱草 380g，鹅不食草 30g，鱼脑石 20g，鸡内金 45g，海金沙 30g，珍珠母 90g，石苇 36g，虎杖 50g，茵陈 30g，元胡 18g，白芥子 6g，姜黄 18g，郁金 18g，赤芍 30g，王不留行 60g。

制用方法：将以上药用麻油熬，黄丹收膏，备用。临用时将膏药烤热后贴在胆区、胆俞、神阙穴、阿是穴，每 2 日更换 1 次，12 次为 1 个疗程，中间可间歇 6 天。

功能主治：本法能消炎利胆，化石排石，用于治疗直径在 2cm 以下及泥沙样胆囊、肝内外胆管结石，肝内广泛性小结石，手术后胆道残余结石、复发性结石，胆囊炎、胆管炎所致的右胁胀痛、痛彻肩背等症。

附记：引自《肝胆病外治独特新疗法》。

二、耳穴压迫疗法

主穴：肝、胆、胆管、脾、胃、十二指肠、三焦。

配穴：肝 2、胆 2、胆管 2、脾 2、胃 2、口、食管、大肠、肛门、天枢、大横、腹哀、期门。

制用方法：选好穴位，用探棒轻慢均匀地探求反应点，选成熟、饱满、大小均匀的王不留行籽备用。用 75% 酒精消毒耳廓，将王不留行籽粘在 0.5cm 的医用胶布上，按压在相应的耳穴上，适当加以刺激，以有酸麻胀痛热感为好。嘱患者每次饭后 20 分钟及睡前自行按压数分钟。如胆区疼痛发作则可随时加重按压。耳压疗法 2 ～ 3 日一次，两耳交替进行。可单独应用，亦可与辨证施治中药配合应用。如单独用耳压则 15 次为 1 个疗程，休息 5 日再继续治疗。耳压疗法配合饮食疗法则效果更好。

功能主治：用于胆囊结石、肝内外胆管结石，肝内广泛性小结石以及胆囊炎等症。

附记：引自《肝胆病外治独特新疗法》。

痢疾

痢疾是以大便次数增多、腹部疼痛、里急后重、下赤白脓血便为特征，可见于现代医学的多种疾病，如急慢性细菌性痢疾、急慢性阿米巴肠病、慢性非特异性溃疡性结肠炎等。若临床表现与本病证候特点相符，也可参照本病辨证治疗。细菌性痢疾简称“菌痢”，是由痢疾杆菌引起的急性肠道传染病，以结肠化脓性炎症为主要病变；临床上有轻型、普通型、重型、中毒型之分；终年均可发病，以夏、秋季为最多。患者均有不同程度的发热及全身中毒症状，腹痛、腹泻、里急后重、黏液脓血便；查体均有左下腹部轻度压痛；大便镜检均有不同程度的红、白细胞及吞噬细胞等。

一、敷脐法

敷脐方 1 苦参散

方药组成：苦参 10g。

制用方法：将以上方研末，温水调为糊状，敷脐部，盖以油纸或纱布，胶布固定，每日 1 ~ 2 次。

功能主治：细菌性痢疾。

附记：引自《中药外贴治百病》。

敷脐方 2 将军丸

方药组成：大黄末 5g。

制用方法：将以上方以水和为丸，填脐中，布盖之。

功能主治：热病，肛门灼热，里急后重。

附记：引自《中医外治法简编》。

敷脐方 3 香连散

方药组成：吴茱萸 3g，黄连 6g，木香 6g。

制用方法：将以上方共研细末，水调为糊敷脐部。

功能主治：理气止痢，用于赤白痢腹痛，里急后重明显。

附记：引自《中国外治法简编》。

敷脐方 4 毒痢方

方药组成：淡豆豉 60g，葱 30g，生姜 30g。

制用方法：将以上方共捣碎，炒热，滴入 95% 酒精 5ml 拌匀，以布包裹热敷腹部（重者先用麝香 0.3 ~ 0.5g 放入脐内），以胶布固定，并用肛管排气治疗，效果很好。

功能主治：中毒性痢疾并发腹胀。

附记：引自《云南中医学院学报》。

敷脐方 5 吴茱萸止痢糊

方药组成：吴茱萸 6g，黄酒适量。

制用方法：以上方先将前 1 味研末，以黄酒调为糊状，敷脐，外以布包扎，每日 1 次。

功能主治：冷痢，腹痛，不发热。

附记：引自《中医外治法简编》。

敷脐方 6 吴茱萸大蒜糊

方药组成：吴茱萸 6g，大蒜 30g。

制用方法：将以上方共捣烂，适加温水调为糊状，敷脐部。敷药前，先在脐部涂一层凡士林，以防起泡。

功能主治：寒性痢疾，腹痛四肢不温。

附记：引自《内病外治》。

二、热熨包

方药组成：苍术 15g，藿香 15g，陈皮 15g，半夏 15g，青皮 15g，桔梗 15g，枳壳 15g，苏叶 15g，厚朴 15g，甘草 15g，生姜 9g，葱白 9g，晚蚕沙 60g

制用方法：将上列药物打碎和匀，炒烫后装入布袋，扎紧袋口，趁热将药袋熨敷于神阙穴，药袋冷则更换，每日 2 次，每次 30 分钟，5 ~ 7 日为 1 个疗程。

功能主治：虚寒痢、寒湿痢、休息痢。

附记：引自《中国民间疗法》。

三、灌肠法

锡类散

方药组成：锡类散 0.6g，黄芩、黄连各 15g。

制用方法：先将黄芩、黄连加水浓煎取汁 100ml，加入锡类散作保留灌肠，每日 1 次，7 日为 1 个疗程，一般 1 ~ 2 疗程可愈。

功能主治：慢性菌痢。

腹泻

腹泻又称泄泻，是指排便次数增多，粪便稀薄，甚至如稀水样的病症。

一年四季均可发病，但多见于夏秋季节。它可包括西医学胃肠、肝胆、胰腺等某些病变的腹泻，如急慢性肠炎、肠结核、胃肠神经官能症、食物中毒等病症。

一、熏洗法

熏洗方 1 干姜车前草方

方药组成：淡干姜 20g，高粱壳 100g，车前草 lg。

制用方法：以上 3 味加水煎煮，取液温洗双足。

功能主治：适用于寒湿泄泻，腹痛喜暖，所泻清稀。

附记：引自《民间简易疗法·药浴》。

熏洗方 2 梧桐叶方

方药组成：梧桐叶 500g。

制用方法：加水 2000ml 煎汤，温洗双足，每日 2 次，每剂连用 2 日。

功能主治：适用于湿热引起泄泻，发热，肛门灼热便臭。

熏洗方 3 健脾止泄方

组成：白术 50g，白扁豆 100g，薏苡仁 100g，葛根 50g，车前草 100g。

制用方法：以上 5 味加水煎煮，去渣、取液温洗双足，每次 30 ~ 60 分钟，每日 2 次。

功能主治：适用于脾胃虚弱引起之泄泻，乏力神疲，纳减便溏。

附记：引自《民间简易疗法·药浴》。

熏洗方 4 吴茱萸五味子方

方药组成：五味子 20g，吴茱萸 20g，补骨脂 15g，生姜 10g。

制用方法：以上 4 味加水煎煮，取药液温洗双足，每次 30 分钟。

功能主治：适用于肾阳虚衰引起的泄泻、恶寒、腰酸。

附记：引自《民间简易疗法·药浴》。

二、敷脐法

敷脐方 1 五姜萸香散

方药组成：炒五倍子 6g，干姜 6g（鲜姜加倍），吴茱萸 3g，丁香 3g。

制用方法：将以上方共研细末，用 75% 酒精或 65 度白酒调成糊，敷神阙穴。每日换药 2 次，连用 3 ~ 4 日。

功能主治：寒湿泻。

附记：引自《俞穴敷药疗法》。

敷脐方 2 炮姜敷脐方

方药组成：炮姜 30g。

制用方法：将以上方捣烂敷于脐上，盖过丹田穴，布包扎 1 ~ 2 小时。

功能主治：寒泻，四肢不温，腹痛阵作。

附记：引自《常见病验方研究参考资料》。

敷脐方 3 酒糟敷脐方

方药组成：糯米酒糟、盐各适量。

制用方法：上方和匀共炒热，待适温敷于脐部。

功能主治：寒泻，四肢不温。

附记：引自《增广验方新编》。

敷脐方 4 痛泻敷脐方

方药组成：乌梅、川椒、黄柏各等份，鲜生姜适量。

制用方法：将以上方前 3 味共研为末；鲜姜洗净，制成膏状，以姜膏药末为糊状，外敷于神阙穴，用胶布固定。

功能主治：饮凉、触冷而致肠鸣痛泻，用药半小时见效，一般 1 次即可治愈。

调治建议：偶见局部潮红、瘙痒。

附记：引自《家庭偏方秘方验方大全》。

敷脐方 5 燥湿止泻散

方药组成：苍术适量。

制用方法：将以上药研末，每取苍术粉 2g 温水调糊状敷脐部，外盖纱布，胶布固定。每日换药 1 次。

功能主治：泄泻，对受寒、脾湿泄泻者尤宜。

附记：引自《民间验方》。

敷脐方 6 朱氏堂腹泻贴

使用方法：用棉球擦洗脐部周围，然后将膏药的防粘纸揭掉，将贴贴于神阙穴（肚脐），2 日更换 1 次。

功能主治：各种结肠炎、直肠炎、急性腹泻、慢性腹泻、功能性腹泻等，也适用腹痛、腹胀、肠鸣、下坠和腹部包块等。

三、热熨法

葱盐熨方

方药组成：大葱、大粒食盐。

制用方法：将以上方共炒后，用纱布包起来，熨敷脐及脐周。

附记：引自《常见病验方研究参考资料》。

四、灸法

隔盐灸方

方药组成：食盐10g。

操作：食盐填脐，使凸出脐上0.5～1cm，盐末上面放直径约4cm的姜、蒜片厚约1～2mm，姜、蒜片上放艾团（艾卷亦可），1次灸3～7壮（或5～10分钟），每日灸2～3次。

功能主治：单纯性或寒性水泻，腹痛肠鸣。有人观察治疗748例，痊愈90%，显效5%，无效5%。一般灸1～2次腹痛减轻，灸2～3次大便次数减少，灸2～3日治愈。

调治建议：灸时患者有热、痒感，腹痛显著减轻。

附记：引自《赤脚医生杂志》。

肝、脾肿大

肝脾肿大属中医“积聚”范畴，常见于肝炎、血吸虫病、肝癌、脾功能亢进、疟疾等。

敷脐方1 硝栀敷脐方

方药组成：皮硝6g，生栀子7个，巴豆7个，杏仁7个，葱白7根（连须），独头蒜1个，白面1撮，白酒1盅。

制用方法：将以上方共捣烂调匀，加酵母10g，敷脐部，纱布包扎，1昼夜取下。1周后再敷，一般3～5次即可。敷药后皮肤潮红或起水泡，其余未见副作用。

功能主治：脾肿大。观察15例，疗效甚好。

附记：引自《山东中医学院学报》。

敷脐方2 阿硼散

方药组成：阿魏30g，硼砂30g。

制用方法：将以上方共研细末，白酒适量调和，敷脐部，外盖纱布，胶布固定。隔3日换药1次。

功能主治：肝、脾肿大。

附记：引自《中国中医独特疗法大全》。

敷脐方 3 大香膏

方药组成：阿魏 45g，雄黄 30g，白矾 30g，炮山甲 15g，鳖甲 15g，土鳖虫 10g，木鳖子 10g，面粉适量。

制用方法：将以上方共碾为极细粉末，瓶装备用，用时取适量与面粉拌匀，加温水少量调和成膏。每取 10 ~ 15g 摊在布上贴脐，外以蜡纸或纱布覆盖，胶布固定。每日换药 1 次，贴至大便次数增多时，即为药效的表现。

功能主治：腹中积聚痞块，胸胁胀满，肚腹冷痛等。

附记：引自《全国中药成药处方集》。

敷脐方 4 填脐方

方药组成：云南白药 1g，阿魏 1.5g。

制用方法：将以上方先将阿魏研末，再将二药混匀，填于脐内，外以胶布固定。隔日换药 1 次。

功能主治：脾肿大。

附记：引自《经验方》。

第六章　泌尿生殖系统病症

淋证

淋证以小便频数急涩，淋漓不尽，小腹拘急，痛引脐中为特征。本病常见于西医学泌尿系感染，如尿道炎、膀胱炎、肾盂肾炎、膀胱结核、泌尿系结石、癌肿等。中医又把淋证分为热淋（相当尿路感染）、石淋（尿路结石）、血淋（尿血）、膏淋（尿浊，乳糜尿）等数种。

一、敷脐法

敷脐方 1 地龙蜗牛糊

方药组成：地龙（蚯蚓）1 条，蜗牛 1 个。

制用方法：将以上方共捣为糊，用温水洗净脐部皮肤，将药糊敷之，每日换药 1 次，10 次为 1 个疗程。

功能主治：膏淋、血淋。

附记：引自《中医外治方药手册》。

敷脐方 2 车前葱盐糊

方药组成：鲜车前草 90g，带须葱白 60g，食盐 15g。

制用方法：将以上方共捣如糊，炒热，敷脐部，凉了再炒再敷，至小便通利为度。

功能主治：尿道炎、尿道疼痛。

附记：引自《经验方》。

敷脐方 3 莴苣黄柏膏

方药组成：莴苣菜 1 握，黄柏 100g。

制用方法：莴苣菜拭去泥土，不用水洗，和黄柏混合，捣融入膏，取药膏如大枣大 1 块，放于胶布中间，贴于神阙、小肠俞、膀胱俞穴位，每穴 1 张，每日换药 1 次。

功能主治：血淋、尿血疼痛。

附记：引自《穴位贴药疗法》。

敷脐方 4 葱白膏

方药组成：葱白（带须不洗，擦去土）1 握。

制用方法：葱白捣融，取药膏如枣大 1 块，贴于神阙穴，盖以纱布，胶布固定，每日 1 次。

功能主治：急性尿路感染。

附记：引自《穴位贴药疗法》。

敷脐方 5 淋证膏

方药组成：扁蓄 3g，大黄 2g，木通 2g，瞿麦 6g，葱白 5 支（带须，去土，勿洗）。

制用方法：将以上药共捣烂为膏，用时取药膏如枣大 1 块，贴放于脐部，上盖纱布、胶布固定，每日 1 次。

功能主治：尿路感染，小便黄赤，尿时涩痛，尿热、尿频、尿急等。

附记：引自《穴位贴药疗法》。

二、膏贴法

田螺膏

方药组成：大田螺 1 只，白酒 50g，面粉 50g。

制用方法：将田螺洗净，捣烂后和白酒、面粉调匀成糊膏状，贴于神阙及双足涌泉穴（此为 1 次用量），每日 1 次。

适用：清热利尿通淋，用于治疗急性尿路感染。症见尿频、尿急，小便黄赤热痛，小腹胀满，口干欲饮。

附记：引自《敷贴疗法》。

乳糜尿

乳糜尿多因丝虫病等而引起，偶见于泌尿系结核或肿瘤。其尿如乳白色，白如豆浆，或如米泔水，而无尿道疼痛。

膏贴法清尿膏

方药组成：鲜鸭跖草 50g，山萸肉、五味子、金樱子各 20g。

制用方法：将以上药共捣烂和麻油调成糊膏状，同时贴敷于神阙及肾俞穴，每日 1 次，15 日为 1 个疗程。

功能主治：清热通淋，分清泌浊，用于治疗乳糜尿。症见小便混浊如白浆，迁延日久，精神萎靡，消瘦无力，腰部疼痛，膝软，头晕耳鸣，舌淡苔白，脉沉细。

附记：引自《敷贴疗法》。

尿血

尿血指小便中混有血液，或伴有血块夹杂而下，多无疼痛之感，虽亦间有轻微胀痛或热痛，终不若血淋的小便滴沥疼痛难忍。故一般以痛为血淋，不痛为尿血。现代医学认为血尿是指尿中红细胞增多，可分为镜下血尿与肉眼血尿。其常见原因为泌尿系感染、邻近尿路的器官组织病变及全身性疾病。

熏洗方加味四生方

方药组成：生地 30g，茜草根 30g，旱莲草 50g，车前草 50g，生侧柏叶 30g，生艾叶 20g，生荷叶 30g。

制用方法：将以上药加水煎煮，去渣，取药液熏洗前阴及小腹部。每日 1 次。

功能主治：清热利湿，用于泌尿系感染所致的血尿。

附记：引自《民间简易疗法·药浴》。

尿潴留

尿潴留是以排尿困难，小便闭塞不通为主症的疾患，多见于前列腺增生症、产后尿潴留、肾功能衰竭、手术后等。

敷脐方 1 青蒿敷脐方

方药组成：鲜青蒿 200 ~ 300g。

制用方法：将以上药切细碎（注意勿让汁水流掉），随即敷于脐部（神阙穴），外面覆盖 25cm × 30cm 塑料薄膜及棉垫各 1 块，胶布固定即可。待排尿后，即可去药。

功能主治：急性尿潴留，症见尿意紧迫，下腹胀痛；经针灸、热敷、按摩膀胱区等而无效者。本法对老年性前列腺肥大所致梗阻性尿潴留无效。

附记：引自《中医杂志》。

敷脐方 2 甘遂决癃散

方药组成：甘遂 5g，葱汁适量。

制用方法：以上方将甘遂研末，以葱汁调成糊状，敷于神阙穴，外以纱布、胶布固定。每日 1 次。

功能主治：外伤性截瘫致尿潴留。观察 20 例，敷 1 ~ 2 次后，全部能自解小便。

附记：引自《江西中医药》。

敷脐方 3 伤后癃闭散

方药组成：Ⅰ号方（麝香 0.3g，血竭 1g），Ⅱ号方（麝香 0.3g，进口肉桂粉 1g）。

制用方法：酌情选其中 1 方，共研细末，将药末填脐中，以 4cm × 4cm 橡皮膏覆盖，粘贴即可。

功能主治：外伤后癃闭，如因脊髓受压、脊髓休克、腰部挫伤导致尿潴留者。

附记：引自《浙江中医杂志》。

敷脐方 4 复方吴茱萸散

方药组成：吴茱萸、干姜、丁香各 50g，小茴香 75g，肉桂、生硫磺各 30g，栀子 20g，胡椒 5g，荜茇 25g。

制用方法：将以上药研细末混匀，贮瓶备用，每次取药末 25g，加等量面粉调成糊状，敷于脐部，上以热水袋熨之，每日 1 次，排尿后取下。

功能主治：尿潴留。

附记：引自《中国灸法集萃》。

热熨法 5 葱盐熨脐方

方药组成：葱白、食盐各 500g。

制用方法：将葱白切碎，和盐入锅内炒热，然后取出，用布包裹。待适温熨脐周及小腹部，冷则易之。复熨数次，时间约 2 ~ 4 小时，如无效，可连续熨 2 ~ 3 日。

功能主治：小便不通（尿潴留）。

附记：引自《上海中医杂志》。

关格

小便不通名曰关，呕吐不止名曰格，小便不通与呕吐不止并见名曰关格。此病类似于西医泌尿系统疾病引起的慢性肾功能减退以及多种疾病晚期引起的急性肾功能衰竭。

一、敷脐方

大蒜栀盐膏

方药组成：大蒜（独头者佳）1枚，栀子仁3～7枚，盐花少许。

制用方法：将以上药共捣烂如膏状，摊纸上，贴脐。每日换药1次，3～7日为1个疗程。

功能主治：关格，小便不通。

附记：引自《经验方》。

二、热熨法

热熨方1 葱香熨脐方

方药组成：葱白300g，麝香0.15g。

制用方法：葱白切细，入麝香，拌匀分2包。先以1包置脐，热水袋熨之。半小时后换1包，以冷水袋烫之，尿通为度。

附记：引自《中医外贴治百病》。

热熨方2 参附熨脐散

方药组成：人参1g，附子3g，麝香0.2g。

制用方法：将以上药研末，填敷脐窝，外以胶布固封，用热水袋熨之，使其气透入脐中。每日1次，以呕止排尿为度。

功能主治：肾阳虚型关格。

附记：引自《经验方》。

尿石症

现代医学所指的尿路结石，包括肾、输尿管、膀胱和尿道的结石。本病男女均有发生，男性多于女性。其结石位于肾、输尿管者，称上尿路结石；位于膀胱尿道者为下尿路结石。前者多见于青壮年，后者多见于10岁以下男孩，老年人亦有发病。

熏洗法

熏洗药浴方 1 地榆排石方

方药组成：地榆 260g。

制用方法：上药加水 5000ml，煎煮 20 分钟，去渣，取液，趁热淋浴并用小毛巾蘸药液，外敷腰腹部 20 ~ 30 分钟，每日 1 ~ 3 次，疗程酌情掌握，以愈为度。

附记：引自《民间简易疗法・药浴》。

熏洗药浴方 2 二金排石药浴方

方药组成：海金沙 15g，金钱草 30g，海浮石 15g，丹参 20g，乌药 6g，泽泻 15g。

制用方法：取上药加水煎煮 20 ~ 25 分钟，去渣，取药液浸浴，并用小毛巾蘸药液，外敷腰腹部 30 分钟，每日 1 ~ 2 次。

附记：引自《民间简易疗法・药浴》。

熏洗药浴方 3 玉米须方

方药组成：玉米须 100g。

制用方法：上药加水煎煮 20 分钟，取药液，浸浴并用小毛巾蘸药液，外敷腰腹部 30 分钟，每日 1 次。绞痛甚者方中加徐长卿、川楝子各 15g；湿热者加蒲公英、白花蛇舌草各 60g。

附记：引自《民间简易疗法・药浴》。

乳头皲裂

乳头皲裂是由多种原因引起的乳头部皮肤干燥皲裂，本病多属中医的“皲裂疮”的范畴。

一、敷贴法

敷贴方 1

方药组成：秋茄子（裂开者）适量。

制用方法：上药阴干，烧存性为末，水调，敷之立愈。

功能主治：收敛生肌，适用于乳头皲裂。

附记：引自《妇科秘方》。

敷贴方 2

方药组成：炒黄柏 10g，陈皮炭 3g，冰片 0.6g。

制用方法：将以上药共研为细末，香油调敷局部。

功能主治：清热解毒，燥湿敛疮，生肌止痛，用于乳头皲裂、肿痛，或流黄水。

附记：引自《中医妇科验方选》。

贴敷方 3

方药组成：鸡蛋黄 3 个，鹿角霜 1.5g（研细）。

制用方法：蛋黄炒出油，放冷以后加鹿角霜末调匀，涂患处。

功能主治：敛疮止痛，润肤生肌，适用于乳头干裂。

附记：引自《河南省中医秘方验方汇编》。

贴敷方 4

方药组成：川连、全当归、黄柏、黄芩各 10g，细生地 30g，麻油 500g。

制用方法：将以上药在麻油中浸 3 天，文火煎熬至药焦枯为度。去渣，稍出火，纳入黄蜡 150g 调和，封存置凉处，3 个月后使用，上药涂敷患处，每日 1 ~ 2 次。

功能主治：清热解毒，凉血消肿，适用于热毒内结而致产妇乳头皲裂。

附记：引自《上海中医杂志》。

贴敷方 5

方药组成：炉甘石、花蕊石、寒水石各 9g。

制用方法：将以上药研极细末，加冰片少许，和匀备用（勿受潮）。用菜油调敷患处，每日 2 ~ 3 次。

功能主治：收敛止痛，适用于乳头皲裂。

附记：引自《新中医》。

二、涂搽法

涂搽方 1 鸡蛋黄油

方药组成：鸡蛋 2 个，蜂蜜 25g。

制用方法：将鸡蛋煮熟去白留黄，捣碎置锅内，反复用文火炒，使出油，遂将蛋黄油倒入备好的杯中，待凉后兑蜂蜜拌匀，将患处擦净后涂抹之。

功能主治：润燥止痛，适用于产后乳头皲裂。

附记：引自《中医妇科验方选》。

涂搽方 2 公丁香

方药组成：公丁香适量。

制用方法：将公丁香 10 ~ 20 颗研成细末，过细箩后，贮瓶内待用。用时先用淡盐水洗净患部，拭干，用香油调、涂、搽，撒上粉剂。每日上药 2 ~ 3 次。

功能主治：燥湿止痛，敛疮收口，适用于乳头裂，哺乳期间乳头红肿、破溃流水、干裂起泡、脱皮等均可用。

附记：引自《中医杂志》。

涂搽方 3

方药组成：硼砂 2 份，蜂蜜 3 份。

制用方法：先将硼砂研成细末，再加蜂蜜调匀，放入净锅内蒸 15 ~ 20 分钟，然后装入瓶内密封备用。用清洁淡盐水擦洗干净局部后，涂、搽药膏。每日 3 ~ 4 次，2 ~ 3 日治愈。

功能主治：解毒消炎，营养、保护伤口和促进愈合，主治哺乳期女性乳头皲裂。

附记：引自《新中医》。

涂搽方 4

方药组成：鸡蛋黄 4 个，冰片 0.2g。

制用方法：将鸡蛋 4 个煮熟，取蛋黄，置于铁勺内，用火烤出鸡蛋油，取蛋黄油，放入冰片，混匀，用棉球蘸油涂搽患处。每日 4 次，一般三四天可痊愈。

功能主治：收敛生肌、主治乳头皲裂。

附记：引自《浙江中医杂志》。

三、擦洗法

方药组成：白芷 15g，蒲公英、苦参、硼砂、生甘草各 9g。

制用方法：将以上药加水煎汤，乘温热用无菌纱布蘸药液擦洗患部，每次 15 ~ 20 分钟，如药液变凉，可再加温，每日 2 次，每剂药用 1 日。

功能主治：清热解毒，消肿止痛，燥湿收敛，主治乳头皲裂，可防止继发急性乳腺炎。

附记：引自《山东中医杂志》。

阴痒

女性外阴部或阴道内瘙痒，甚则痒痛难忍，坐卧不安，称阴痒，亦称“阴门瘙痒”，是现代医学滴虫性阴道炎、霉菌性阴道炎、老年性阴道炎、幼女性阴道炎、外阴白斑等患者经常并发的一个症状。检查可见外阴及阴道黏膜充血，有出血点，甚至溃疡，或外阴红肿，继则皮肤厚变白，弹性消失而干枯。

一、熏洗坐浴法

坐浴方 1 苦参雄黄坐浴方

方药组成：大蒜三头（切片）、雄黄、狼毒、枯矾、黄柏各 10g，苦参、蛇床子、寻骨风、土茯苓各 50g。

制用方法：水煎去渣，先坐浴后洗，每日 2 次，7 日为 1 个疗程。如外阴溃疡者去狼毒。

功能主治：燥湿解毒，杀虫止痒，用于阴痒。

附记：引自《常见病验方选编》。

坐浴方 2

方药组成：雄黄 5g，枯矾 10g，生艾叶 10g，川椒 6g。

制用方法：以上诸药装入布袋后煮沸 20 分钟，坐浴，每次 15 ~ 20 分钟，每日 2 ~ 3 次。

功能主治：清热燥湿，杀虫止痒，用于霉菌感染、阴道滴虫引起的阴痒症。

附记：引自《中医妇科验方》。

坐浴方 3

方药组成：白花蛇舌草 60 ~ 90g，冰片 3g，苦参、黄柏、土槿皮、蛇床子各 15g，花椒 9g。

制用方法：将以上药水煎过滤去渣，溶入冰片先熏阴部，待水温适度后坐浴，每次 30 分钟，每日 3 次，每剂用 2 日。

功能主治：清热解毒，燥湿杀虫止痒，适用于阴痒（各种阴道炎及外阴白斑）。

附记：引自《四川中医》。

坐浴方 4

方药组成：狼毒 30g，苦参 30g，蛇床子 30g，黄柏 30g，金银花 30g，连翘 20g，地肤子 30g，艾叶 30g，土槿皮 30g，滑石 30g。

制用方法：将以上药煎汁 300ml 左右，坐浴，每日 2 次，一剂药可连用 3 日，每次坐浴先用清水洗净外阴，坐浴后更换内裤。用过的盆子、毛巾、内裤等都要用水烫洗和曝晒，这样坚持到症状完全消失后 10 日为止。

功能主治：清热解毒，除湿杀虫，主治滴虫或霉菌所致阴痒。

附记：引自《中医药信息》。

坐浴方 5

方药组成：黄柏 30g，百部 20g，甘草 20g。

制用方法：将以上药加水 750ml，文火煎 20 分钟即可，先熏后坐浴。外阴充血、水肿疼痛者加金银花、土茯苓。

功能主治：清热燥湿，止痒杀虫，适用于外阴瘙痒。

附记：引自《吉林中医药》。

二、敷贴法

方药组成：蛇床子 30g，黄柏 15g，没食子 15g，枯矾 10g。

制用方法：将前三味药加水 2000ml，煎至 1000ml，过滤后加枯矾溶化即可。凡皮损呈湿烂、结痂者用纱布浸药贴敷之，皮损呈红疹、干燥脱屑者擦洗之，粗厚性皮肤损伤局部浸浴之。每次 10 ~ 20 分钟，每日 2 次，7 日为 1 个疗程，1 个疗程不愈者可连续治疗 2 ~ 3 疗程。

功能主治：清热解毒，利湿止痒，适用于阴痒。

附记：引自《四川中医》。

三、熏洗法

熏洗方 1

方药组成：花椒 15g，公英 15g，文叶 15g。

制用方法：将以上药煎液置盆中进行洗浴，每日 2 ~ 3 次，1 贴煎剂可连续 2 次煎煮使用。

功能主治：清热解毒利湿，祛风杀虫止痒，适用于治疗证属湿热下注，成浊生虫之阴痒。

附记：引自《程门雪医案》。

熏洗方 2

方药组成：蛇床子、百部、木槿皮、川椒、枯矾各 30g。

制用方法：将以上药加水浓煎熏洗阴部，每日早晚各 2 次。

功能主治：解毒利湿、收敛、杀虫止痒，适用于久病阴痒带多证，3 剂即愈。

附记：引自《朱小南妇科经验选》。

熏洗方 3

方药组成：花椒 30g，苦参 30g。

制用方法：将以上药水煎外洗，每日 1 次。

功能主治：清热燥湿，杀虫止痒，适用于外阴瘙痒。

附记：引自《家用偏方治百病》。

熏洗方 4

方药组成：蛇床子 30g，白矾 6g。

制用方法：将以上药煎汤频洗。

功能主治：利湿解毒，杀虫止痒，适用于妇人阴痒。

附记：引自《濒湖集简方》。

熏洗方 5 大蒜汁洗方

制用方法：大蒜汁适量，兑温开水适量，洗患处。

功能主治：杀虫止痒，适用于妇人阴肿作痒。

附记：引自《永类钤方》。

四、冲洗法

冲洗方

方药组成：苦参、百部、蛇床子、地肤子各 30g，黄柏、二花、甘草各 15g。

制用方法：上药加水 1000ml，煎至约二大碗，每日晚上用药一次，将一碗药内服一半，余下一半用注射器吸取药液冲入阴道，隔日 1 次。

功能主治：清热燥湿，杀虫止痒，适用于顽固性阴痒。

附记：引自《祖传秘方大全》。

五、扑粉法

扑粉方 1

方药组成：蛤粉 3g，雄黄 1.5g，冰片 0.3g。

制用方法：将以上药共研细末，撒布患处，或用麻油调匀涂搽。

功能主治：祛湿解毒，杀虫止痒，适用于外阴皮肤破损之阴痒。

附记：引自《中国医学百科全书·中医妇科学》。

扑粉方 2

方药组成：珍珠 3g，青黛 3g，雄黄 3g，黄柏 9g，儿茶 6g，冰片 0.3g。

制用方法：将以上药共研细末外搽。

功能主治：清热燥湿，杀虫止痒，适用于皮肤破损之阴痒。

附记：引自《中国医学百科全书·中医妇科学》。

扑粉方 3

方药组成：蚯蚓 10 条，苦参 30g。

制用方法：将以上药共研末，扑撒于患处，每日 1 次。

功能主治：清热燥湿，杀虫止痒，适用于外阴瘙痒。

附记：引自《家用偏方治百病》。

扑粉方 4

方药组成：硼砂 12g，大黄 10g，朱砂 12g，蛤蜊粉 12g，冰片 1g。

制用方法：将以上药共研为细末，与凡士林适量和匀，涂于患处。

功能主治：清热解毒，杀虫止痒，适用于外阴皮肤苔藓化，奇痒难忍。

附记：引自《中医妇科验方选》。

六、擦洗法

擦洗方 1

方药组成：苦参 30g，白矾 30g，百部 15g，苍术 20g，葱白 15g，蛇床子 15g，黄连 10g，石菖蒲 10g。

制用方法：将以上药置入瓦罐内，加水 1500ml，覆盖，温火慢煎，取汁 1000ml，每日 1 剂，分早晚用纱布缠手擦洗外阴、阴道或坐浴半小时，七日为 1 个疗程。

功能主治：清热解毒，燥湿，杀虫止痒，适用于阴痒。

附记：引自《广西中医药》。

擦洗方 2

方药组成：地肤子 20g，紫花地丁 30g，白矾 10g，黄柏 20g，白鲜皮 30g。

制用方法：将以上药用清水浸泡 10 分钟，再煎沸 25 分钟，待药温后擦洗患处，以不擦破皮为度，每日早晚各一次。

功能主治：清热解毒，燥湿止痒杀虫，适用于湿热下注的阴汗、阴部湿疹、牛皮癣、霉菌等引起的阴部瘙痒。该方对各种皮肤真菌有抑制作用。

附记：引自《北京中医学院学报》。

擦洗方 3

方药组成：凌霄花 100g，藿香正气水 10ml×20 瓶。

制用方法：先取凌霄花加水约 1500ml，水煎 30 分钟，纱布过滤，再将藿香正气水倒入混匀。涂搽患处，每晚 2 次。

功能主治：适用于外阴及阴道瘙痒。

附记：引自《北京中医》。

慢性盆腔炎

慢性盆腔炎是盆腔生殖器官及周围结缔组织、盆腔腹膜发生的慢性炎症。一般为急性盆腔炎未能彻底治愈，或因体质较差，抵抗力低下，病程缠绵或反复感染所致。但相当多的患者无急性盆腔炎的病史，而常有流产、分娩、宫腔内不洁操作，或经期、产褥期性交史。本病是导致不孕的常见原因。

灌肠法

方药组成：党参 25g，黄芪 30g，白术 15g，山药 25g，三棱 15g，莪术 15g，败酱草 5g，薏燕仁 25g，蜈蚣 2 条，土元 10g，牛膝 15g，车前子 1.5g。包块明显者加鳖甲 15g，牡蛎 10g；湿热重者加茯苓 100g，鱼腥草 20g；寒凝瘀滞者加肉桂 10g，炮姜 10g。

制用方法：将以上药水煎浓缩至 100ml，药温保持在 38℃左右，排便后侧卧，双膝屈曲，将 12 ~ 14 号的导尿管徐徐插入肛门内约 15 ~ 20cm，将中药用注射器缓缓注入。灌肠后踮高臀部保留 20 分钟，每次于经净后第 3 天开始，连用 15 天为 1 个疗程。

功能主治：本方具有补气养血、清热利湿、化瘀通络之功，补中有消，攻中有补，用于治疗慢性盆腔炎疗效满意。

附记：引自《吉林中医》。

子宫肌瘤

子宫肌瘤为子宫良性肿瘤的一种，由平滑肌和结缔组织所组成，故又有“子宫纤维瘤”“子宫纤维肌瘤”或“子宫平滑肌瘤”等不同名称。

贴敷方 1 白官膏

方药组成：白芷、玄参、大黄、赤芍、木鳖子各 120g，官桂、血余炭各 90g，当归、生地各 330g。

制用方法：将以上药用香油 1000ml 炸枯去渣，再熬沸，入黄丹 3000g 搅匀成膏。另取阿魏、乳香、没药各 60g，共研为细粉。每 500ml 膏油兑药粉 15g，搅匀摊贴。

功能主治：活血化瘀，用于治疗子宫肌瘤。

附记：引自《全国中药成药处方集》。

贴敷方 2 姜椒膏

方药组成：鲜姜 100g，花椒 500g，贯仲 250g，生草乌、生川乌、三棱、文术各 60g，牙皂、桂皮、广木香、丁香、生马钱子各 30g，阿魏 15g，麝香 3g。

制用方法：用香油 5000ml 将上药熬枯去渣，入黄丹 2500g，共熬成膏，摊于布上。

功能主治：活血化瘀，消肿散结，用于治疗子宫肌瘤。

附记：引自《全国中药成药处方集》。

第七章　骨关节病症

痹证

痹证是指气血为病邪所闭阻，而出现筋骨肌肉、关节疼痛、酸楚、重着、麻木及关节肿大，屈伸不利的病证。其中关节疼痛是临床中的常见病、多发病，多因跌打损伤、扭伤关节，又感风寒、湿邪等六淫之邪所致，病势轻重不一，但多数缠绵难愈。本症包括现代医学所说的风湿热、风湿性关节炎、类风湿关节炎、肌纤维炎以及神经痛等。

一、熏洗法

熏洗方 1 灵仙透骨药浴方

方药组成：生川乌、生草乌、透骨草、莪术、制乳香、威灵仙、桑寄生、皂角刺各 15g，生马钱子、北细辛、淫羊藿各 10g，酒当归 30g。

制用方法：将以上药共研粗末，一并装入布袋内，先用清水浸泡 1 小时左右，再用文火煎煮 30 分钟。去渣取液，趁热先熏后洗，外洗时将患部浸入药液内，并略加活动，幅度逐渐加大。每次半小时，每日 1 次，1 剂可用 2 日，7 ~ 10 日为 1 个疗程。本方有毒，禁止内服。

附记：引自《民间简易疗法・药浴》。

熏洗方 2 浮萍黄柏地丁方

方药组成：黄柏 20g，地肤子 10g，蛇床子 10g，苦参 10g，生地 10g，丹皮、赤芍各 10g，金银花、紫花地丁各 15g，浮萍 10g。

制用方法：将以上 10 味药加水 2500ml，煎煮 30 分钟，将药液倒入盆内，待温浸泡患处，每次 15 ~ 30 分钟，每日 2 ~ 3 次。

功能主治：清热凉血、活血通络，适用热痹引起的肢体关节红肿疼痛。

附记：引自《民间简易疗法・药浴》。

熏洗方 3 风湿病洗剂

方药组成：制马钱子粉、洋金花、淫羊藿、雷公藤根粉各 400g。

制用方法：将以上药分别装入布袋扎口备用，根据不同证型选取洗剂。将药袋放入容积为1000升的不锈钢桶内，加水800升，浸泡10小时左右，然后煮沸30分钟。浴缸内放入煮沸的药液100升，再加入温热自来水100升即可。当浴液温度下降到能浸浴时（一般在37 ~ 44℃左右），全身入池浸泡，同时活动四肢大小关节，按摩病变部位。每次浸浴30分钟，每日1次，10次为1个疗程，根据病情休息7日后可再进行下1个疗程。

功能主治：祛风散寒、温经通络、消肿止痛、扶正固本，主治肝肾两虚、气血双亏，邪凝脊里、筋骨之风湿顽痹及强直性脊柱炎等。

熏洗方4 除痹汤

方药组成：豨莶草40g，伸筋草40g，姜黄20g，刘寄奴15g，苏木10g，月季花10g，艾叶30g为主方。寒甚加桂枝15g，海风藤40g，附子10g；热甚加络石藤40g，桑枝20g，海桐皮20g；肿甚加威灵仙15g；久病者加桃仁20g，红花20g，川芎15g。

制用方法：将以上方加水浸没药，浸泡30分钟后，煮沸，改文火煎5分钟后，置患肢于药液上方熏蒸，风寒痹型15 ~ 20分钟，风湿热痹型5 ~ 10分钟。离火，候药液温热时，以药液洗泡患肢10分钟后，即以药渣敷于患处10分钟。每日2次，1个疗程为10日。

功能主治：类风湿性关节炎。

附记：引自《中医外治杂志》。

二、热敷法

舒筋活络热敷方

方药组成：羌活、独活各15g，桑寄生12g，防风、防己各12g，当归12g，川芎15g，红花12g，乳香15g，没药15g，川芎、草乌各10g，伸筋草30g，透骨草30g，海风藤30g，鸡血藤30g，黄药子15g，片姜黄15g，川桂枝15g，细辛12g，土元20g，半夏12g，南星（生）12g，杜仲20g。

制用方法：将以上药研粗末，和入等量的中细砂中，装入布袋，每袋约1kg左右，略浸湿置蒸笼或蒸锅中蒸热1小时；拿出药袋外敷关节患处，外用药膜包好，防止热气、药味蒸发，便于药性透入；再加盖棉被，每隔1小时更换药砂袋一次，每日治疗4 ~ 6小时。每周为一疗程，病轻者1个疗程而愈，重则三个疗程，视病情而定。

功能主治：活血化瘀、消肿止痛、舒筋活络、祛除风湿，用于各种急、慢性关节疼痛、扭伤、腰腿痛。

附记：引自《中医外治杂志》。

三、膏贴法

膏贴方 1 威灵桃红散

方药组成：威灵仁、桃仁、乳香、没药、木瓜、五加皮、大黄、元胡各15g，生川乌、生草乌、川芎、赤芍各20g，红花、全蝎各10g，陈醋、60°白酒各100ml。

制用方法：将以上药物共同研末备用。根据患者病变部位大小，取20～40g，用陈醋或白酒调成膏状，外敷病灶处，绷带外缠，每日1次，10日为1个疗程。

功能主治：祛风除湿、温经散寒、活血化瘀、通络止痛，治疗风寒湿痹证，忌用于热痹。

附记：引自《中医外治杂志》。

膏贴方 2

方药组成：川乌、草乌各30g，番木鳖10g，穿山甲10g，白花蛇1条，露蜂房20g，赤芍30g。

制用方法：将以上药共研极细末，酒微炒后，用香油调匀，薄敷于一层纱布上，将药纱布外敷于患处。另一砂罐中置60° 白酒500g，寻骨风15g，柏角风15g，钻地风15g，用文火熬至慢慢形成蒸汽，将敷贴药物的患处置于罐口适当位置熏30分钟，每日1次，15日为1个疗程。

附记：引自《中医外治杂志》。

膏贴方 3 远红外磁疗贴

方药组成：百年华汉远红外磁疗贴

使用方法：清洁患处，取出贴剂揭开防粘层，将胶面贴于患处，轻轻按压即可，每2～3日1次。

功能主治：适用于颈椎病、肩周炎、腰椎间盘突出症、肌肉劳损、风湿性关节炎、软组织损伤（非急性期）的辅助治疗。

腰痛

腰痛是指以腰部疼痛为主要症状的一种疾病，可表现于腰部一侧或双侧疼痛，临床上又称“腰脊痛”。本症多见于腰部软组织损伤、肌肉风湿，以及肾虚腰肌劳损腰痛，至于其他原因所引起的腰痛不在此列。在腰痛的外用治法中，用膏药贴或药水涂搽、喷洒在腰部疼痛部位，药力能透过皮肤到达深层组织。它主要作用于局部，对全身的生理活动干扰少，副作用小，使用起来也很方便。

一、药浴熏洗法

药浴方 1 鹿衔千年伸筋方

方药组成：鹿衔草、海桐皮、千年健、伸筋草各 30g，食盐 10g。

制用方法：将以上药加水煎煮 20 ~ 25 分钟，去渣，取液，倒入盆内，加食盐 10g 溶入药液，趁热浸浴患部痛处。每日 1 次。

附记：引自《民间简易疗法·药浴》。

熏洗方 2 当归杜仲牛膝方

方药组成：酒归尾 10g，炒赤芍 6g，牡丹皮 6g，防风 6g，汉防己 10g，秦艽 6g，木瓜 6g，川芎 9g，杜仲 10g，牛膝 10g。

制用方法：将以上 10 味加水煎煮 25 ~ 30 分钟，去渣、取药液，温洗患处，每日 1 次。

附记：引自《民间简易疗法·药浴》。

二、热敷药方

方药组成：白附子 6g，黄丹 6g，羌活 6g，独活 6g，白鲜皮 8g，狼毒 9g，硫磺 15g，红花 15g，蛇床子 6g，肉桂粉 6g，天花粉 6g，栀子 6g，地骨皮 9g，透骨草 9g，枯矾 6g，云矾 6g，生半夏 9g，川乌头 6g，艾叶 9g，甘松 6g，大皂角（火煨）60g。

制用方法：以上药共研为细末，煎水，去渣，取药液，热敷患处。每次 30 分钟，每日 1 ~ 2 次，每剂药可连用 7 日。

功能主治：祛风燥湿，活血止痛。对一切没有破损的跌打损伤、闪挫扭伤、风湿及类风湿疾病、骨质增生、非化脓性慢性软组织炎均有治疗作用。

附记：引自《陕西验方新编》。

三、膏贴法

贴膏方

方药组成：狗皮膏、万应膏、损伤风湿膏、伤湿止痛膏、麝香追风膏等。

制用方法：使用前，将患处皮肤洗净擦干。胶布膏药有伤湿止痛膏、麝香追风膏等，从薄膜上撕下，直接贴于患处即可。贴的范围，应略微超过病痛区域。固态的膏药，如狗皮膏、万应膏、损伤风湿膏等，应先行烘烤、烊化，然后再贴患处。有些软膏，如温经活络膏、舒经活络膏、伸筋膏等是糊状物，用时将它直接涂布在皮肤上，厚薄以看不见皮肤为度，外加敷料并加包扎，按使用说明或医嘱定时更换。

颈部扭挫伤

颈项部是活动较频繁，活动方向与范围较大的部位，能做前屈、后伸、左右侧屈及旋转等活动，因此发生扭挫伤的机会也较多。日常生活中，颈部可因突然扭转或屈、伸而受伤，如高速行驶汽车突然减速或停止，致头部猛烈前冲，打篮球投篮时头部突然后仰，扭打嬉闹时过度扭转头部，均可使颈部扭挫伤。

患者有颈部扭挫伤史，伤后出现一侧颈部疼痛，头多偏向患侧，颈部活动受限，在疼处可摸到肌肉痉挛，压疼明显。检查时注意有无手臂麻木的臂丛神经损伤症状，必要时摄片排除颈椎骨折及脱位。

一、外敷贴膏法

贴膏方 1

方药组成：生栀子、大黄、茜根、桃仁、红花、苏木、姜黄、芙蓉叶各等份。

制用方法：将以上药共研细末，用蜂蜜适量调成糊状，外敷，每日换药1次。

功能主治：活血化瘀、通络止痛。

贴膏方 2 森顿磁疗贴

方药组成：森顿磁疗贴（急性扭挫伤型）。

使用方法：清洁患处，确认包装无破损后，打开包装，取出磁疗贴，将贴剂的隔离膜撕去，贴于患处，每 2 ~ 3 日更换 1 次。

功能主治：用于急性扭挫伤的辅助治疗。

产品禁忌：体内有植入电子产品和金属产品者禁用；有严重心脏病患者禁用；孕妇禁用，皮肤过敏患者慎用。

二、推按法

患者正坐，医者立于背后，左手扶住患者额部，右手以拇指、中指轮换点压痛点及天柱、风池等穴。继用右手拇指、食指在患侧作由上到下按摩，重复进行几次，并对痉挛肌肉作拿捏手法。推拿时，手法要由轻到重，禁忌暴力扭转颈部。

落枕

落枕又称失枕，由于睡眠时枕头过高、过低或过硬，头颈过度偏转，均可使局部肌肉长期处于过度紧张状态，发生静力性损伤；颈项部遭受风寒侵袭，使颈部气血凝滞，经络痹阻，也是常见原因。落枕常发生于睡眠后，颈部出现疼痛，头常歪向患侧，活动欠利，不能自由转动。颈部肌肉痉挛有压疼，触之有索条感，斜方肌及大小菱形肌部位均有压痛。

一、按摩法

患者取坐位，医者一手托住患者下颌，一手托住枕部，两手用力向上提，患者躯干重量起到反牵引作用。边提边摇晃患者头部以理顺关节，活动筋络，然后慢慢放松，反复用此手法 3 ~ 5 次。用右手拇、食指上按天柱、风池、肩贞等穴位。按摩推拿手法对落枕有很好治疗效果，一般治疗一次后症状减轻大半，如配合理疗、针刺等治疗，可迅速治愈。

二、针灸疗法

针刺治疗 1

取穴：选风池、大椎、风门、外关、阿是穴。

针法：针患侧，用泻法，可留针 5 ~ 10 分钟。在风池、风门等穴位进针时注意不可进针过深，以防发生危险。

针刺治疗 2

取穴：取风池穴下一寸压疼明显处，左颈项疼取右侧，右颈项疼取左侧，中央疼取双侧，消毒后用 28#1.5 寸针直刺。

强刺激补泻手法：行针 3 ~ 5 秒，留针 30 分后每 10 分钟行针一次，用时令患者活动颈项，幅度由小到大。

附记：引自《中医外治杂志》。

三、拔罐方法

走罐法：取背部天柱—肩髃，哑门—肩贞，哑门—至阳，大杼—膈俞，附分—志室，采用循经走罐方法，用中、小号火罐闪火法拔罐并循经上下往返推动走罐，至皮肤潮红或红紫，并出现成片瘀疹为度，再使走罐停留在肩井、天宗、阿是穴处 15 秒后起罐，隔日一次。走罐法具有循经走穴，并大面积作用于皮肤之特点，起到拔罐、按摩、刮痧综合作用，能缓解痉挛，温通经络，疏通瘀滞。

附记：引自《中医外治杂志》。

颈椎病

由于颈椎间盘或椎间关节退行性改变，其继发病理性改变累及周围组织结构（神经、交感神经、椎动脉、脊髓等），出现相应临床症状，称为颈椎病。在临床上要明确颈椎病三个基本内容，即有椎间盘或小关节退变，累及神经、脊髓等重要组织，并要有临床症状，三者缺一不可。在临床上有 X 线片表现而无临床症状，不能诊断为颈椎病。本病多见于 40 岁以上中老年人，因长期低头工作、劳累等，使颈部组织退变。临床常分为：颈型、神经根型、椎动脉型、交感神经型、脊髓型，其他如食道型等。

一、贴膏法

贴膏方 1 远红外理疗贴

方药组成：朱氏堂远红外理疗贴（颈椎病型）。

使用方法：清洁患处，取出贴剂揭开防粘层，将胶面贴于患处，轻轻按压即可，每日 1 次，5 盒为一个周期。

禁忌证：装有心脏起搏器者、出血倾向性疾病者、局部皮肤破损、感染者、孕妇及过敏者禁用。

贴膏方 2 舒颈散

方药组成：当归、川芎、桃仁、红花、乳香、没药各 30g，千年健、独活、秦艽、威灵仙各 20g，天麻、细辛各 15g，木防己、赤芍、地龙、鸡血藤各 25g。

制用方法：将以上药晾干或烘干，研细末装瓶备用。取医用胶布一块，胶面向外做成条，使两端对接成环状，环大小视颈椎数目而定。取上药适量置于碗中，用食醋调成糊状，放于环内，然后用胶布粘牢，并热敷患外。每 2 日 1 次，10 日为 1 个疗程。

功能主治：各型颈椎病。

附记：引自《中医外治杂志》。

贴膏方 3 威灵散

方药组成：威灵仙、山楂各 100g，羌活、苍术、川乌、大茴香各 50g，桂枝、吴茱萸各 30g，川芎、姜黄、白芷各 50g。

制用方法：将以上药烘干，碾细粉，装药袋中，将药袋置于枕后。每日 10 小时，10 日为 1 个疗程。

功能主治：各型颈椎病，本法具有直达病所、改善患处血供、减轻神经末梢受压作用。

附记：引自《中医外治杂志》。

贴膏方 4 煜和堂颈椎贴

使用方法：使用前先洁净皮肤表面汗渍、油污等。沿缺口撕开包装袋，取出贴剂，揭开防粘层，直接贴敷于疼痛部位即可。每贴 24 ~ 72 小时更换一次，5 盒一疗程。

功能主治：软坚散结、祛瘀消肿、舒筋活络、散寒定痛，具有减轻疼痛证的治疗作用，适用于颈椎病引起的头痛、头晕、头昏、眩晕、视力及听力障碍、脑供血不足、颈椎活动功能受限、颈椎部软组织痉挛、上肢无力、疼痛、麻木等症状的治疗。

二、涂搽湿敷法

涂搽方 1

制用方法：制附片、桂枝、麝香、蟾蜍研成细末，加适量陈醋外敷患处，每周 2 ~ 3 次，疗效满意。

附记：引自《中国医药学报》。因蟾蜍有毒，故不宜长期使用。

涂搽方 2 顺强骨刺搽剂

方药组成：生川乌、生草乌、透骨草、当归、藏红花各 10g，马钱子、威灵仙各 40g。

制用方法：上药浸泡于浓度为 40% 的酒精 1000ml 中备用。治疗第 1 个疗程用镇江陈醋 250 ~ 300ml，煮沸后即用毛巾蘸热醋外敷患处 15 ~ 20 分钟后，再用纱布叠成 5 层 4cm × 5cm 的方块，以顺强骨刺搽剂将纱布方块蘸湿后外敷患处，外面盖塑料薄膜，绷带加压固定。每次 1 小时，每日 2 次，10 日为 1 个疗程。第 2 ~ 4 疗程，用棉签蘸顺强骨刺搽剂涂搽患处，搽药范围以病灶向四周延伸 1cm，仅需来回搽 1 次。10 日为 1 个疗程，每疗程结束后间歇 2 ～ 4 日，进行下 1 个疗程。

功能主治：本方有活血化瘀、温经散寒、止痛软坚之功效，治疗中老年神经根型颈椎病疗效显著。方中有三味剧毒药物，故仅供外用，不可内服，且应避光保存。

附记：引自《河北中医》。

三、热敷法

方药组成：威灵仙、五加皮、苍术、乳香、没药、白芷、三棱、莪术、木瓜、细辛、黄柏、大黄、赤芍、红花、冰片各等份。

制用方法：上药研成细末，加食盐及黄酒适量，炒成糊状。把上药装入两个棉布袋中，置锅内蒸热，放置于患处，交替使用，每次 30 分钟，早晚各治疗一次。

附记：引自《中国中医药报》。

四、牵引法

枕颌牵引：患者可坐位或卧位，牵引时头部稍前倾，牵引重量 3 ～ 5kg，每次牵引时间 30 分钟，每日 1 ～ 2 次。

功能主治：牵引疗法对颈椎病具有很好治疗作用，能够缓解肌肉痉挛，扩大椎间孔，流畅气血，缓解症状，临床可多加使用。对脊髓型颈椎病不适宜牵引。

五、针刺法

选穴：双侧风池，颈华佗夹脊穴及外关穴位。

手法：用平补平泻法。风池穴要注意进针深度，在针刺后配合手法及牵引，疗效更好。

六、药枕方法

药枕方 1

方药组成：当归、川芎、辛夷花、羌活、藁本、制川乌、乳香、没药、葛根、红花、赤芍、石菖蒲、防风、灯芯草、桂枝、冰片、白芷、合欢皮、吴茱萸各 30g。

制用方法：将以上药研粗末，装枕芯，每天用枕不少于 6 小时。

功能主治：活血通络，此法对颈椎病有很好疗效。药枕作为颈椎病治疗常用方法，其作用防大于治。

药枕方 2

方药组成：桑枝 80g，威灵仙 80g，羌活 100g，香附 60g，桂枝 60g，艾叶 60g，细辛 60g，丹参 100g，乳香 60g，当归 100g，红花 40g，川芎 80g，麝香 10g，冰片 60g，骨碎补 80g。

制用方法：取以上药加工成粗粉，制成 20cm×45cm 布袋一个，患者仰卧时，把药垫置于颈后枕部，使头稍后仰，每夜使用，一个月为 1 个疗程。药枕治疗颈椎病方法简便，若配合其他疗法则效果更满意。

肩关节周围炎

肩关节周围炎多发生于 50 岁左右中年人，40 岁以下很少见。其特点是肩关节周围疼痛并逐渐伴活动受限，故又称“五十肩”“冻结肩”“漏肩风”，其发病原因目前尚不清楚，一般认为与肩部感受风寒、劳损或外伤有关。其发病缓慢，多数无外伤史，发作时肩关节周围疼痛，夜间尤甚，并向肩周放射。肩关节活动受限，被动活动时肩关节僵硬感明显，超过一定范围后，疼痛剧烈。部分患者可伴肌肉萎缩。

一、热敷法

方药组成：羌活、防风、川芎、威灵仙、伸筋草、制川乌、制草乌、桑枝、桂枝、海桐皮、细辛各 30g。

制用方法：取以上药碾碎，装入布袋中扎好，用冷水浸湿后，立即放入铝锅中蒸热（不放水中煮）。取药袋用稍湿毛巾包裹放置于肩部疼痛处，每次 20 分钟，每日 2 次。

功能主治：本法具有祛风散寒、通络止痛作用，方法简便，患处用药可直达病所，应避免烫伤皮肤。

二、涂搽法

方药组成：生川乌、生草乌、生南星、生半夏、细辛各 10g，麝香、冰片各 1g。

制用方法：取以上药研成细粉末，用黄醋调和做成丸状。使用时用药丸涂搽患处周围，使其产生热感。

功能主治：本法具有活血止痛、通络之功用。

三、贴膏法

贴膏法1 远红外理疗贴

方药组成：嘉业堂远红外理疗贴（肩周炎）。

使用方法：沿易撕口撕开包装袋，取出贴片，揭去薄膜，将凝胶面贴于患处，2～3日1次。

禁忌证：孕妇、皮肤破损、开放性伤口均禁用，过敏体质者慎用。

贴膏法2

方药组成：混合药粉100g（马钱子、丁香、细辛、肉桂、红花、川芎、生米壳、生川乌、生草乌、生半夏、生南星、乳香、没药、威灵仙、生麻黄各等份，研细末而成），灵磁粉20g，冰片10g，樟脑10g，黑膏药500g。

制用方法：将黑膏药熬熔，放入上药，滩涂于12cm×12cm大小膏药布上，于患肩前后对称部位各贴一张，每3日换1次药，15日为1个疗程。

功能主治：本法具有温通经络、行气活血、止痛散寒之功，磁疗能促进药物吸收，配合按摩推拿疗效更好。

附记：引自《中医外治杂志》。

四、热熨法

方药组成：制川乌、制草乌、鸡血藤、络石藤、伸筋草、透骨草、海桐皮、威灵仙各50g。

制用方法：取以上药碾成细粉末，装布袋，放锅内蒸热，置患肩部来回热熨。开始温度高时，宜快速移动，随温度下降后则稍慢移动。

功能主治：本法具有温经散寒、活血通络、祛风舒筋止痛作用。

五、练功活动

鼓励患肢作肩外展、前屈、后伸、旋转活动，如爬墙运动、拉环运动等，当手指尖能摸到高度后，做好标记，循序渐进，一周一次对照，可衡量练功疗效，增加患者信心。

急性腰扭伤

腰部扭伤发病率较多，《金匮翼》说："盖腰者，一身之要，屈伸俯仰，无不由之。"在搬运重物，用力过度或体位不当而引起腰部筋膜扭闪、骨节错缝等，中医认为本病属气滞血瘀，经脉不畅。一般伤后腰痛剧烈，不能挺直，行走不利，患者两手撑腰，重侧辗转困难。检查两侧腰肌紧张，活动受限，在棘突处、横突或腰骶小关节处压痛明显。

一、推按法

手法 1 斜扳法

手法：患者侧卧，医者一手按其髂骨后外缘，一手推其肩前，两手同时相反方向用力斜扳，这时可在骶髂部闻及弹响，然后交换体位，做另一侧斜扳。

手法 2 后扳法

手法：患者俯卧位，医者两手揉按患者腰背部 3 ~ 5 分钟，以缓解肌肉痉挛，点按肾俞、腰阳关、次髎、环跳等穴位。最后一手按在腰部痛点，另一手托住患者大腿，向后扳提。

手法 3 拍击法

手法：医者用双手指及大小鱼际拍击患者痛点及整个腰背，力量由轻到重，重击时嘱患者咳嗽。

功能主治：本法具有活血通络之功用。

手法 4 点按法

手法：患者俯卧，医者立于患侧，找出患侧闪腰穴（即患侧小腿肚上，承山穴与昆仑穴连线上 1/3 与下 2/3 交界之压疼敏感部位）。用双手拇指指腹猛然点按，按压 3 ~ 5 次，以患者能耐受且微有汗出为度，一般每日 1 次。

附记：引自《山西中医》。

二、针灸

针法 1 指针

手法：患者取俯卧位，医者双手拇指端用力依次点按患者委中、承山二穴 2 ~ 3 秒，使之产生酸胀麻痛感，然后点按足跗阳，嘱患者跪姿，做腰部左右旋转及弯腰动作。

功能主治：疏通经络，行气止痛。

附记：引自《中医外治杂志》。

针法 2 全息针

手法：患者侧举，微握空拳，当拳心横纹尽端与第一、二掌骨侧交点的连线之间共分十二等份，其中第九等份即是“腰点”。用 30 号 1.5 寸毫针强刺激 1 ~ 2 秒，间隔 5 秒，再行针。反复 3 ~ 5 次，令患者活动腰部，功能得以迅速恢复。

功能主治：本法是生物全息论的具体应用，疗效满意。

附记：引自《中医外治杂志》。

腰肌劳损

腰肌劳损为临床常见病之一，是指腰背部肌肉、筋膜等软组织的慢性损伤，以腰部疼痛、反复发作、腰肌紧张、活动受限为主要临床表现。每因急性腰肌损伤后失治、误治或感受外邪，或肾气亏损而形成。此病迁延难愈，每于劳累或天气突变时诱发。患者有长期腰痛史，反复发作，一侧或两侧腰骶部疼痛不适，时轻时重，缠绵不愈。劳累后加重，休息后减轻；一侧或两侧骶棘肌轻度压痛，腰腿活动一般无明显障碍。

贴敷法

贴敷法 1 远红外理疗贴

方药组成：百年华汉远红外理疗贴。

使用方法：清洁患处，取出贴剂揭开防粘层，将胶面贴于患处，轻轻按压即可，每日 1 次。

功能主治：适用于颈椎病、肩周炎、腰椎间盘突出、骨性关节炎、软组织损伤（非急性期）的辅助治疗。

注意事项：(1) 仅限一次性使用，用后销毁；(2) 包装如有破损，严禁使用；(3) 使用时严格按照使用说明进行。

贴敷法 2 壮腰散外敷

方药组成：川乌、草乌、肉桂、干姜、樟脑各 30g，赤芍、南星、白芷、甘松各 20g，吴茱萸 10g，威灵仙 50g。

制用方法：将以上药共研为极细粉末，每次 50g，加少许开水冲调如糊状，趁热敷贴于腰部痛处，用纱布覆盖其上，胶布固定，隔日 1 次，5 次为 1 个疗程。

功能主治：有温经散寒、助阳补虚、行滞通阻、活血散瘀、通络止痛之功效，适用于腰肌劳损。

附记：引自《中医外治杂志》。

腰椎间盘突出症

腰椎间盘突出症由于纤维环退变破裂，髓核突出，在局部机械压迫及化学性物质的刺激下，微循环及神经营养障碍，神经根产生水肿、充血、渗出及与周围组织粘连等炎性反应，从而引起腰腿痛的发生。在手术切除腰椎间盘中，可见肉芽和纤维组织增生，机体体液免疫和细胞免疫均异常，产生一系列临床症状，是临床常见病及多发病，多见于L4、5及L5、S1处。本病多因多次扭伤、劳损、感受风湿寒邪等原因发病，属中医“痹证”“腰腿痛”范畴，主要病机为经络阻滞，气血不畅。本病多见于20～40岁中年体力劳动者；发作时腰痛，放射到小腿及足部，行路、久站加重，卧床减轻，可伴麻木感；查体发现腰骶部压痛，叩击痛，直腿抬高试验阳性，加强试验阳性，腰部侧弯，神经根支配区感觉过敏；做CT、MRI可明确诊断。

本病为本虚标实、虚中挟实之证，而非手术治疗是本病的基本疗法。

一、熏洗法

方1 腰部熏洗1号方

方药组成：生川乌30g，生草乌30g，马钱子30g，川芎30g，红花30g，细辛20g，杜仲30g，续断30g，桑寄生30g，威灵仙30g，伸筋草30g，桂枝30g，牛蒡30g，秦艽30g，独活30g，苍术30g，鸡血藤30g。

制用方法：使用卧式中药熏蒸治疗机进行治疗，将以上药全部放入熏洗机药锅内，加中药三倍之冷水，浸泡15分钟，接电源煮药，待箱内温度到40℃让患者脱去衣裤进入箱内躺好开始熏蒸。每次30～40分钟，每日1次，10日为1个疗程。

功能主治：本法具有消肿止痛、舒筋活络、散寒温经、祛瘀之功，能改善腰部血液循环，直达病所。

附记：引自《国医论坛》。

方2 二草三藤汤

方药组成：透骨草30g，伸筋草30g，络石藤30g，海风藤15g，鸡血藤15g，附子30g，苏木30g，秦艽、三棱各15g，莪术15g，荆芥12g，防风12g，牛膝15g，木瓜15g，千年健12g，红花9g，乳香、艾叶各12g，芒硝60g。

制用方法：将以上药放一砂锅中煎煮40分钟，患者平卧于一带间隙的床上（熏洗床），加热蒸熏。每日 1 次，10 日为 1 个疗程。

二、贴敷法

贴敷方 1 远红外理疗贴

方药组成：嘉业堂远红外理疗贴（腰椎间盘突出）。

制用方法：沿易撕口撕开包装袋，取出贴片，揭去薄膜，将凝胶面贴于患处，2 ~ 3 日 1 次。

功能主治：本法具有舒筋活络、祛风散寒、活血止痛作用，用于各类型腰椎间盘突出症。

禁忌证：孕妇、皮肤破损、开放性伤口均禁用，过敏体质者慎用。

贴敷方 2

方药组成：透骨草、伸筋草、寻骨风、马钱子、桑寄生、独活、乳香、没药、血竭、木瓜、牛膝、天麻、红花等各 30g。

制用方法：将以上药水煎后取液加醋及皮肤促透剂，纱布浸泡后进行腰骶部湿热敷。每次 30 分钟，每日 1 次，15 日为 1 个疗程。

附记：引自《中医正骨》。

三、推按法

方法：

1. 患者仰卧位，医者及助手分别牵引患者两足踝及两侧腋窝作对抗拔伸，然后作屈髋屈膝及直腿抬高动作。

2. 患者仰卧，作伸腿动作。

3. 患者侧卧，使用斜扳手法。

4. 患者俯卧，行腰部过伸手法，并按压腰骶部，棘突，以纠正变位。

四、针刺疗法

取穴：取阿是穴、环跳、殷门、阳陵泉、承山、悬钟，用泻法，每日 1 次，可加温针灸。

五、其他方法

蜡疗、泥疗、热疗、磁疗、频谱治疗等都有一些效果，硬膜外腔注射、骶封治疗、穴位注射等都有报道，疗效满意。对保守治疗无效者，可考虑手术治疗。

股骨头缺血坏死

股骨头缺血坏死，临床常见，发病多由于髋部创伤，及一些内科疾病，如痛风、血液病、酒精中毒、长期服用激素等有关。除创伤所致股骨头缺血坏死机制较明确外，其他原因所致股骨头缺血坏死发病机制尚不明确，中医认为本病与肝肾不足、寒湿外侵、气滞血瘀有关，属“髋骨痹”范畴。

发病时以疼痛为主要表现，早期不明显，随病情发展渐出现疼痛，可表现为髋关节前方、侧方或后方、沿大腿内侧向膝关节内侧放射，负重后疼痛加剧，受冷亦加重，得温则舒。其次在髋关节前方及侧后方可有压痛。同时功能受限，早期功能尚正常，中后期则髋关节屈曲、内收、外展，内、外旋均受限，以内、外旋受限明显。X 线片、CT 检查均可明确诊断。

一、熏洗法

方药组成：骨碎补 30g，透骨草 30g，伸筋草 30g，急性子 30g，威灵仙 30g，海桐皮 30g；若外伤所致，则加三棱 30g，莪术 30g。

制用方法：将以上药放容器中浸 1 小时，然后用蒸汽煮沸 1 小时。加冷水到 45℃左右，倒入浴盆内，患者坐于盆中外洗，每次 30 分钟，每日 1 次。

二、热敷法

方药组成：骨碎补 30g，莪术 30g，石菖蒲 30g，苍耳子 30g，三棱 30g，白鲜皮 30g，泽兰叶 30g，透骨草 30g。

制用方法：将以上药研粗粉末，装布袋，放清水中浸透后，置锅内蒸 10 ~ 15 分钟。外用毛巾包裹，置于患侧髋部，每次 20 分钟，每日 2 次。

足跟痛

足跟痛多见于中老年、肥胖之人及跟骨骨折、跖腱膜炎或是足底脂肪垫劳损等。中医认为，本病为肝肾不足、寒湿外侵所致局部气血不畅，不通则痛。临床表现为足跟部疼痛，不能久站、久行；检查跟骨前结节处明显压痛；X 线检查多见跟骨前缘骨赘形成。

一、熏洗法

熏洗方 1 跟骨痛灵

方药组成：杜仲 15g，狗脊 15g，徐长卿 15g，白芍 15g，僵蚕 10g，陈皮 10g，制乳香、制没药各 10g，乌梅 10g，葱白 2 寸带根去泥 7 个。

制用方法：将以上药入陶罐内，加黄酒 1500ml、陈醋 500ml，密封罐口。40 分钟后将陶罐入蒸笼内蒸，先武火上气，后文火蒸 60 分钟，将药汁趁热倒盆中，待稍温后浸足跟 40 分钟，5 日为 1 个疗程。

附记：引自《中医外治杂志》。

熏洗方 2 卷柏透骨草汤

方药组成：卷柏、透骨草、威灵仙、香附各 30g，续断、川乌、草乌、土元、白芷、川牛膝、乌梢蛇、千年健各 20g，红花、丹参、鸡血藤、伸筋草各 15g，蜈蚣 3 条，白花蛇 1 条。

制用方法：将以上药一剂，倒入瓷盆内，先用冷水浸泡半小时左右，再移火上煎 30 分钟，待药稍凉，浸泡患足。

熏洗方 3 二乌汤加味

方药组成：川桂枝、葛根、川乌、草乌、鸡血藤、当归、羌活、丹参、怀牛膝各 30g，荆芥、防风、红花、没药、威灵仙各 20g，黄芪 50g。

制用方法：将药放砂锅中加水煎沸 15 分钟后离火，加适量陈醋，待稍凉后熏洗足跟部，每次 30 分钟，每日 2 次。

熏洗方 4 当归海桐皮汤

方药组成：当归 15g，海桐皮 15g，香樟木 15g，油松节 15g，透骨草 15g，苏木 15g，威灵仙 15g，红花 6g，伸筋草 15g。

制用方法：将以上方置于纱布袋内，放入水中煎沸 15 分钟，待稍温后将足浸入药液内外洗，每次 30 分钟，每日 2 次。

二、外敷法

外敷方 1 半夏南星散

方药组成：生半夏、生南星、生草乌、白芷、白术、桃仁、红花、丹参各等份。

制用方法：将以上药混合研成细粉末，用凡士林调膏，摊于纱布上外贴患足底，6 ~ 8 小时，每日 1 次。

附记：引自《中医外治杂志》。

外敷方 2 白矾外敷

方药组成：白矾 200g，食醋 1000g。

制用方法：将白矾置醋中加热溶化，待凉后，取生姜 50g，切片，浸泡 48 小时；取大粒食盐 1000g，用锅炒热后装入布袋，将浸泡后姜片贴于患足底，将热盐置于患足 20 ～ 30 分钟。

附记：引自《中医外治杂志》。

外敷方 3 骨刺蠲痹散

方药组成：桑寄生 10g，骨碎补 10g，威灵仙 10g，刘寄奴 10g，独活 10g，白芷 6g，防风 6g，冰片 2g（另包）。

制用方法：将以上药研末，布包，放锅内煎煮 10 分钟后出锅，洒少许白酒及冰片末。把一块砖凿一个足跟大小坑放火上烧红，倒入食醋 100ml，把药袋放在坑上，足跟踏药袋上（以不烫伤为度）到砖凉，每日 1 次，6 日 1 个疗程。

附记：引自《中医外治杂志》。

三、药棒按摩

方药组成：肉桂、生草乌、苏木、当归、红花、威灵仙、伸筋草、透骨草、细辛、冰片，按 1 ∶ 2 ∶ 3 ∶ 2 ∶ 2 ∶ 4 ∶ 4 ∶ 4 ∶ 2 ∶ 0.5 比例配制。

制用方法：将以上药研粗末，装入小布袋制成长 6cm×16cm 药棒，将药棒放水中煮沸 10 分钟，趁热按摩足底，每日 2 次，7 日为 1 个疗程。

四、足垫疗法

方药组成：花椒 10g，吴茱萸 10g，五味子 10g。

制用方法：将以上药共研细末。按足跟大小缝制成小布袋，将上药末装入布袋中，放于鞋内，足跟踩于药袋上，每 5 日 1 次。

骨折

由于外力的作用破坏骨的完整性或连续性者，称骨折。骨折的概念，祖国医学很早就有认识，在防治骨折方面积累了丰富的临床经验，其中复位、固定、练功活动及药物治疗四个方面各具特色。治疗时对伴有休克、内出血、颅脑损伤等应优先处理，并抗休克，待生命体征平稳后，再处理骨折。对开放性骨折应急诊清创、抗炎，并注射破伤风抗毒血清，根据具体情况分别采取外（内）固定治疗，力争一期闭合创口。对闭合性骨折，争取早期手法正复，并固定。一般在复位、固定、尽早进行功能练习的基础上可配合使用中医外治疗法以缩短疗程，加快骨折的愈合。

外敷方 1 五白冰糊剂

方药组成：五倍子、人中白、冰片各 1.2g，面粉 120g，米醋 250g。

制用方法：用米醋熬煎前两味中药，后加面调成糊状，撒入冰片。使用时先将骨折复位，外敷中药五白冰糊剂，再固定。

外敷方 2 七厘散

方药组成：血竭 20g，麝香 0.36g，冰片 0.36g，乳香、没药各 4.5g，红花 4.5g，朱砂 3.6g，儿茶 7.2g。

制用方法：将以上药研为细末，用黄酒调敷骨折处。

功能主治：活血化瘀、定痛止痛，用于跌打损伤，筋伤骨断。

附记：引自《良方集腋》。

外敷方 3 乌龙膏

方药组成：百草霜 10g，白及 15g，白蔹 10g，百部 15g，百合 15g，乳香 15g，没药 15g，麝香 0.3g，炒糯米 30g，陈米粉 120g（炒），醋适量。

制用方法：将以上药共研细末，加醋熬为膏，外敷患处。

功能主治：活血接骨、消肿止痛，治疗外伤骨折。

附记：引自《外科补要》。

外敷方 4 跌打膏

方药组成：乳香、没药各 150g，血竭、冰片、樟脑各 90g，香油 1000g，三七粉 500g，东丹 5000g。

制用方法：将以上药做成黑膏药外贴骨折处。

功能主治：活血通络，用于骨折中、晚期。

外敷方 5 消瘀止痛药膏

方药组成：木瓜 60g，栀子 30g，大黄 150g，蒲公英 60g，土元 30g，乳香 30g，没药 30g。

制用方法：将以上药共研细末，饴糖或凡士林调成膏，外敷患处。

功能主治：活血化瘀，消瘀止痛，主治骨折伤筋早期。

附记：引自《中医伤科学讲义》《经验方》。

四肢关节扭挫伤

骨关节扭伤多是在间接暴力作用下，引起韧带、肌腱、肌肉等软组织的一种损伤，尤以四肢踝、腕、膝等处多见，是骨科常见病。本病属中医“伤筋”范畴，因扭伤后气滞血瘀，经脉不畅，故治疗拟活血化瘀、消肿止痛。本病的发生有明确的关节扭挫伤史；伤后关节肿胀，局部青紫、瘀斑、压疼、活动受限，X线摄片检查可排除骨折。

一、熏洗法

熏洗方1

方药组成：透骨草30g，苏木30g，红花20g，乳香15g，没药15g，生大黄15g，生栀子15g、海风藤30g，海桐皮12g，艾叶15g，桑枝12g，木瓜10g，刘寄奴10g，川芎10g。

制用方法：将以上药煎汁1000g，待稍温后，外洗患处，每次20分钟，每日2次。

熏洗方2桂枝荆芥散

方药组成：桂枝、荆芥、防风各20g，透骨草30g，川椒20g，枯矾15g。

制用方法：取以上药加水1500ml，煎取汁1000ml，待稍温后外洗患处，每次30分钟，每日2次。在治疗时，要随症加减，上肢扭伤加桑枝，下肢扭伤加牛膝、木瓜，病情日久者加桃仁、红花、伸筋草，在熏洗时要防止烫伤。

功能主治：舒筋通络，活血化瘀，用于四肢软组织扭挫伤。

附记：引自《中医外治杂志》。

二、敷贴法

敷贴方1消肿止痛散

方药组成：生大黄30g，栀子30g，川桂枝5g，芒硝10g，三七10g，乳香、没药各10g，细辛5g，冰片3g，地肤子12g。

制用方法：上药共研细粉末，过100目筛。根据扭挫伤部位大小，取药粉加适量的白酒及少许面粉调成糊，外敷贴患处，每日换药1次，5日为1个疗程。也可单用大黄末或栀子末，用黄酒、面粉、蜜调敷患处。

功能主治：活血化瘀，消肿止痛，用于急性扭挫伤初期。

敷贴方 2 软伤速愈散

方药组成：土元 100g，生栀子 100g，生丹皮 100g，生大黄 60g，延胡索 60g，冰片 10g。

制用方法：将以上药共研细粉末，过 100 目筛，使用时上药加少许面粉，用白酒调成糊状，外敷贴患处，每日 1 次，5 次为 1 个疗程。

功能主治：活血破瘀，消肿止痛，用于各种四肢关节扭挫伤。

附记：引自《中医外治杂志》。

敷贴方 3 凤仙草膏

方药组成：新鲜凤仙草 500g，白芷、血竭、乳香、没药各等份 50g。

制用方法：将新鲜凤仙草洗净、切碎、捣烂，取汁 1000ml 加葱汁 50ml，放入锅中用文火煮沸，加上四药粉末，收膏。外敷患处，3 日更换药 1 次。

功能主治：急、慢性软组织性扭伤。

附记：引自《中医外治杂志》。

敷贴方 4 五灵脂散

方药组成：五灵腊 10 份，白及 10 份，乳香 3 份，没药 3 份。

制用方法：将以上药共研细粉末，香油调敷患处，每 3 日换药 1 次，5 次为 1 个疗程。

功能主治：各种急、慢性关节扭挫伤。

敷贴方 5 百年华汉跌打损伤贴

使用方法：使用前先洁净皮肤表面汗渍、油污等。沿缺口撕开包装袋，取出贴剂，揭开防粘层，直接贴敷于疼痛部位即可。每贴 24 ~ 72 小时更换一次，5 盒 / 疗程。

功能主治：适用于因跌打损伤引起的关节疼痛及软组织扭挫伤等所致的各种疼痛的辅助治疗。

关节僵硬

严重的关节内骨折，长干骨折长期石膏外固定后，均可使关节周围肌肉及肌腱粘连，使关节活动受限、僵硬。青年及儿童患者因组织弹性好，经治疗后恢复理想，对 40 岁以上患者则恢复不甚理想。临床可见在外伤后期或骨折解除固定后，关节活动受限；检查关节僵硬，主动及被动功能受限。

熏洗法

熏洗方 1 伸筋草汤

方药组成：伸筋草 15g，透骨草 15g，五加皮 15g，桃仁 10g，红花 10g，苏木 10g，川芎 10g，牛膝 12g，当归 12g，威灵仙 12g，虎杖 12g，络石藤 12g，路路通 10g，炒枳壳 10g。

制用方法：将以上药放锅内煎，产生大量热气。患肢覆盖毛巾数层，置于其上，让药物蒸气先熏，并做关节主动及被动活动。待药液稍温后，将患肢浸入药液中，继续做关节活动，每次 20 分钟，每日 2 次。

熏洗方 2 透骨草海桐皮汤

方药组成：海桐皮 20g，苏木 20g，伸筋草 30g，红花 10g，生栀子 10g，艾叶 10g，南星 10g，桂枝 15g，生川草乌各 4g。

制用方法：将以上药加水煎汁 1000ml，待温后外洗患处，每次 20 分钟，每日 2 次，并配合患肢功能练习。

熏洗方 3 二草汤

方药组成：伸筋草、透骨草、海桐皮、苏木各 30g，木瓜、牛膝、川椒、川芎、独活、威灵仙各 20g。

制用方法：将以上药每剂加水 2000 ~ 3000ml，煎沸 10 分钟后，开始把患肢放在蒸气上熏 15 分钟，后撤火，待药液稍温后，用棉布蘸药液外洗关节，每次 30 分钟，每日 1 ~ 2 次，并配合按摩治疗。

附记：引自《中医外治杂志》。

熏洗方 4 二草五皮汤

方药组成：伸筋草、透骨草各 30g，五加皮 20g，红花 20g，川芎 20g，大黄 15g，川椒 15g，木瓜 12g，苏木 15g，茜草 30g，丹参 30g。

制用方法：将以上药水煎后熏洗患处，每次 30 分钟，每日 2 次，并配合功能练习。

类风湿性关节炎

类风湿性关节炎是以慢性、对称性多滑膜关节炎和关节外病变为主的一种全身性疾病。病因尚不清楚，可能与感受风湿诸邪、自身免疫等原因有关。中医认为类风湿性关节炎属“痹症”范畴，痹者，闭也，不通则痛。根据临床表现不同，分为行痹、痛痹、着痹、热痹、顽痹等。

一、熏洗法

熏洗方 1 二乌汤

方药组成：制川乌 30g，制草乌 30g，细辛 20g，川芎 30g，木瓜 30g，羌活 20g。

制用方法：将以上药加水煎沸 20 分钟，去渣，趁热熏洗患处。每日 1 ~ 2 次，每付药用 2 日。

功能主治：祛风散寒，活血通络，治疗痛痹。

熏洗方 2 五味甘露汤

方药组成：黄药杜鹃、水柏枝、圆柏刺、麻黄、白野蒿、文冠木各等份。

制用方法：将以上药经酒曲发酵 1 ~ 3 天，按病情取 1kg 加纱袋中，置入锅内煮沸一小时，趁热熏洗患处，每日 1 ~ 2 次。

功能主治：活血通络，祛风散寒。

熏洗方 3 茄秧

方药组成：茄秧全草。

制用方法：立冬后采集茄子秧全草 500g，浸泡 2 小时，加水 2000ml 煮沸后，文火加热熏洗患处，后待温后外洗，每日一小时，3 个月为 1 个疗程。

附记：引自《中医外治杂志》。

二、贴敷法

贴敷方 1 蠲痹散

方药组成：生川乌 20g，生草乌 20g，北细辛 15g，威灵仙 30g，白芷 30g，乳香 20g，没药 20g，川芎 30g，樟脑 30g，山茶 20g，甘松 20g，乌贼骨 50g，煅石膏 50g，60° 白酒 100g，陈醋 100g，鸡蛋清 2 只，瓷罐 1 只。

制用方法：煅石膏、乌贼骨共研细末，另装备用。其余上药共研细末，放瓷罐中加酒、醋浸 24 小时取出。放蛋清、乌贼骨及石膏粉调成糊状。外敷患处，36 小时换药一次，10 日为 1 个疗程。

功能主治：具有祛风、散寒、除湿之功用，用于风寒湿痹。

附记：引自《中医外治杂志》。

贴敷方 2 四生方

方药组成：生三棱 3g，生莪术 3g，生草乌 5g，生酒糟适量。

制用方法：前三味药共研细粉末，撒在生酒糟上，外敷患处，每次 3 ~ 6

小时，隔日 1 次。

功能主治：温经祛风，散寒通络，活血化瘀。

附记：引自《中医外治杂志》。

贴敷方 3 朱氏堂远红外理疗贴

方药组成：朱氏堂远红外理疗贴（风湿关节炎型）。

制用方法：清洁患处，取出贴剂揭开防粘层，将胶面贴于患处，轻轻按压即可，每 24 小时更换一次，5 盒为一个周期。

禁忌：装有心脏起搏器者，出血倾向性疾病患者，局部皮肤破损、感染者，孕妇及过敏者禁用。

第八章　儿科病症

厌食症

厌食症以厌恶进食为主症，兼有面色少华，毛发少泽，形体偏瘦，恶心呕吐，大便干稀不调，多见食后脘腹作胀等症，常有饮食、喂养不当史。

一、推拿疗法

方法：推脾经，摩腹，掐揉四横纹，揉板门，按揉足三里，分推阴阳，捏脊。每日 1 次，7 次为 1 个疗程。

功能主治：脾失健运、乳食积滞之厌食。

附记：引自《中医儿科临床手册》。

二、敷脐法

敷脐方 1

方药组成：炒楂曲、炒麦芽、焦山楂各 10g，炒莱菔子 6g，炒鸡内金 5g。

制用方法：以上药研细末，加淀粉 1 ~ 3g，凉开水调成糊状，贴敷脐孔，纱布固定，每日 1 次，5 次为 1 个疗程。

功能主治：本方消食导滞，适用于乳食积滞之厌食。

附记：引自《中医儿科治病金方》。

敷脐方 2

方药组成：鸡内金、鳖甲、炮山甲、红榆虫各 10g，使君子、槟榔各 8g，甘草 6g，麝香 0.6g。

制用方法：前 3 味药用砂炒，醋炙，红榆虫瓦上焙干，各药研末混匀，加蓖麻油少许调和，制成 2.5g 重药丸。清洁脐部后，每取 1 粒置放脐孔，胶布固定，3 日 1 次，2 次为 1 个疗程。

功能主治：本方健脾消积，驱虫助运，适用于虫积伤脾之厌食。

附记：引自《中医儿科治病金方》。

三、药袋疗法

药袋方 1

方药组成：黄芪、黄精、砂仁各 10g，鸡内金、苍术、黑丑、白丑、青黛、皮硝各 6g，麝香 0.15g。

制用方法：将以上药研细末，装布袋内，佩戴在脐腹部，10 日换药 1 次。

功能主治：本方健脾益气、化湿理中，适用于脾失健运之厌食。

附记：引自《中医儿科治病金方》。

药袋方 2

方药组成：苍术、荜茇、荜澄茄、高良姜、陈皮、青皮各 10g，川椒、薄荷各 5g。

制用方法：将以上药研粗末，装布袋内，佩戴于胸腹部，10 日换药 1 次。

功能主治：本方理气温中、化湿助立，适用于脾胃虚寒、手足冷、大便不化之厌食症。

附记：引自《中医儿科治病金方》。

四、挑四缝疗法

取穴：四缝穴（第二，三，四，五指掌面，近端指关节横纹中点）。

针法：常规消毒后，用0.5寸毫针或缝被针消毒后点刺单侧，进针0.5 ~ 1cm深，退针后挤出黄白色黏液或出血2 ~ 3滴，消毒棉球擦净，两侧交替日针1次，7 次为 1 个疗程。

功能主治：脾虚失运，乳食积滞之厌食。

附记：引自《中医儿科治病金方》。

五、热熨法

热熨方 1

方药组成：肉桂、附子、细辛、黄芩、半夏、生姜各等份。

制用方法：将以上药切片入醋浸泡 1 周，煎煮后滤去药渣，放药液瓶储备用。用时，先将药液装入小塑料滴管内，浸入开水将药液温热，同时用药棉作成一个直径 2 ~ 3cm、厚 1cm 的圆形棉饼放入囟门处，再将温热的药液挤滴在棉饼上，热熨囟门处，冷却后可用装热水的小盐水瓶热熨药棉。每次熨 30 分钟，每日 3 ~ 4 次，20 日为 1 个疗程。

附记：引自《小儿外治疗法》。

热熨方 2

方药组成：神曲 50g，苍术 20g，枳壳 20g，九节菖蒲 10g。

制用方法：将以上药粉碎与麸皮 100g 混合，置铁锅内加温炒至手心感觉温热，但不烫皮肤为度，随加米醋 10ml 拌匀后趁热起锅，装入棉布口袋（约 12cm × 12cm）内。将袋口折叠后平放于中脘穴上约 20 分钟，若温度保持过短可重新加热再敷。每日早晚各 1 次，2 日即可收效，也可连用 3 ~ 5 日。

附记：引自《陕西中医函授》。

六、穴贴法

方药组成：牙皂 30g，砂仁、云苓、焦三仙、肉豆蔻各 12g，人参、白术各 10g，厚朴 9g，木香 6g，冰片 2g，麝香 0.4g。

制用方法：将以上药共研为末，以凡士林调成泥膏状，外敷中脘、气海穴，3 日 1 次，3 次为 1 个疗程。

附记：引自《陕西中医函授》。

再发性腹痛

再发性腹痛是反复发作的腹痛，以脐周为主，约持续数分钟至数十分钟，一般无器质性疾病，发病与饮食不节、感受寒邪、情绪紧张等因素有关。

一、敷脐疗法

敷脐方 1

制用方法：用淡豆豉、食盐适量，生姜数片，葱白数茎，捣烂，同炒至热，用细布袋装。温熨脐部，同时轻轻揉按，冷后炒热再熨，直至痛止。

功能主治：寒凝气滞，脾胃虚寒之腹痛。

附记：引自《中医儿科临床手册》。

敷脐方 2 香荚散

方药组成：生香附 12g，皂荚 2 个，食盐 45g，米醋 300ml。

制用方法：将以上药打碎研末，加盐炒热，再加醋炒至极热，用布包热熨脐腹部，热熨 20 分钟，每日 2 次，痛止而愈。

功能主治：寒凝气滞之腹痛。

附记：引自《中医儿科治病金方》。

敷脐方 3 黄石膏

方药组成：大黄、生石膏各 30g，桐油 100ml。

制用方法：将前 2 味药研成细末，加桐油捣匀成膏，每取适量摊棉垫上，贴敷脐孔，胶布固定，每日 1 次。

功能主治：热积腹痛。

附记：引自《中医儿科治病金方》。

敷脐方 4

方药组成：川楝子 30g，乌梅 30g。

制用方法：将以上药炒熨痛处并热熨脐部。

功能主治：虫积腹痛。

附记：引自《中医外治法类编》。

敷脐方 5

方药组成：吴茱萸、小茴香各等份。

制用方法：将以上药研细末，装瓶备用，成人每次取 0.2 ~ 0.5g，热酒调和，干湿适度，纳脐中，上用纱布覆盖，胶布固定，每日 1 次，以痛解为止。

功能主治：虚寒性腹痛。

附记：引自《中国民间疗法》。

二、热敷法

方药组成：莱菔子 120g（打碎），生姜 60g（切碎），葱连根须 500g（切碎），白酒 1 杯。

制用方法：将以上药上锅炒热，布包，遍熨腹部，一般先由上而下，由左至右，冷则易之。

功能主治：气滞腹痛。

附记：引自《中医内科急症证治》。

三、灌肠法

灌肠方 1

方药组成：大黄 10g（后下），茵陈 30g，枳实 10g，黄芩 10g，蒲公英 15g，金钱草 30g。

制用方法：将以上药煎取 200ml，温度在 38℃，按保留灌肠法操作，保留灌肠 20 分钟，可排水样便 250ml。

功能主治：食滞腹痛。

附记：引自《四川中医》。

灌肠方 2

方药组成：细辛、皂角各等份，蜂蜜适量。

制用方法：将以上药共研为末，蜂蜜炼制滴水成珠状，渗入药粉，按3 ：7混匀，制成条状，塞肛门。

功能主治：虫积腹痛。

附记：引自《中医内科急症证治》。

便秘

超过48小时不排便，且粪便干燥难解，即称便秘。小儿功能性便秘常由于进食过少、食物中纤维素过少或牛奶中加糖不足等饮食因素所致。

一、敷脐疗法

敷脐方 1

方药组成：大黄粉10g，热酒适量。

制用方法：大黄粉加热酒适量，调敷脐孔中，仰卧10分钟，每日1次。

功能主治：乳积便秘。

附记：引自《中医儿科治病金方》。

敷脐方 2

方药组成：蜗牛连壳5 ~ 6个，麝香0.15g。

制用方法：将蜗牛捣烂，压成饼状。用温水清洗患者脐部，用70%酒精常规消毒，待脐部干后，把麝香研为细末，纳入脐中，再把蜗牛饼覆盖在麝香末上，上盖一层塑料薄膜，塑料薄膜上敷以纱布，胶布固定，隔日1次。

功能主治：热结便秘。

附记：引自《中医外治法集要》。

敷脐方 3

方药组成：四季葱500g。

制用方法：洗净切碎，锅中炒热，分作两份，用纱布包好，热烫脐部及脐下部，冷则热水袋加温。

附记：引自《中医儿科治病金方》。

二、塞肛法

塞肛方 1 蜜煎导法

制用方法：用蜂蜜适量，微火熬煎，去火使老，手捻作锭，纳入肛门中，也可用湿肥皂条，如手指粗寸许塞入肛门，轻轻旋转，15 ~ 30 分钟后取出。

附记：引自《中国民间疗法》。

塞肛方 2

方药组成：蓖麻仁 60g，大黄 15g，郁李仁 30g。

制用方法：将以上药共研细末，文火炼蜜，调和诸药，待冷却后搓成条状，如筷子粗细，长约 3cm，备用。用时取一条，塞肛门内，每日 2 次。

功能主治：燥热津枯便秘。

附记：引自《中国民间疗法》。

塞肛方 3 葱蜜导法

制用方法：取如指粗的葱白 1 根，蘸蜂蜜少许，徐徐插入肛门内至 5cm 左右，再来回拉两三下，然后拔出，一般等 15 ~ 30 分钟即可大便。若大便仍不通，可连续用前法两三次。

功能主治：润肠通便。

附记：引自《中医儿科治病金方》。

婴幼儿腹泻

婴幼儿腹泻以大便次数增多，大便稀溏或如水样为主证，3 岁以下小儿多见。小儿脾胃虚弱，多因乳食内伤，外感六淫所致。

一、敷脐法

敷脐方 1 五香散敷脐

方药组成：沉香、公丁香、小茴香、广木香、制香附、肉桂、吴茱萸、白芷、苍术各等份。

制用方法：以上药研末，敷脐，取纱布两块（5cm × 5cm）重叠，将药粉适量均匀撒于纱布上，上盖药棉或纱布制成药垫，将药垫用胶布固定于脐部。5 日换药 1 次为 1 个疗程，一般使用 1 ~ 2 个疗程即可。

功能主治：治疗小儿顽固性腹泻，有效率 100%。

附记：引自《中医外治杂志》。

敷脐方 2 洛哌丁胺、云南白药外敷

方药组成：洛哌丁胺、云南白药各等量。

制用方法：将患儿脐部用温水擦洗干净，然后将洛哌丁胺去掉胶囊，与等量的云南白药混匀倒入脐孔，以填满为度，外用伤湿止痛膏覆盖固定，每日换药 1 次，3 次为 1 个疗程。

附记：引自《中医外治杂志》。

敷脐方 3 丁桂散敷脐

方药组成：丁香 1 份，肉桂 2 份。

制用方法：上药共研末，每用 1 ～ 3g 纳脐中，外贴伤湿止痛膏固定，每日换药 1 次。

功能主治：寒泻虚泻。

附记：引自《中医儿科临床手册》。

熨脐方 4 热盐熨脐

制用方法：取米粒大小食盐 50 ～ 100g，炒热，盛于布袋内（布袋大小可灵活掌握，一般以食盐厚度不小于 1cm 为好）。将热的盛盐的布袋置小儿脐部外敷，每次 20 ～ 50 分钟，每日 3 ～ 5 次。

功能主治：虚寒型小儿腹泻。因无痛苦，小儿易接受。

附记：引自《赤脚医生杂志》。

敷脐方 5 胡椒粉敷脐

方药组成：胡椒粉适量。

制用方法：用单味中药胡椒粉敷脐，以填平肚脐为度，然后用伤湿止痛膏覆盖固定，每日或隔日换药 1 次。

附记：引自《中医外治杂志》。

二、外敷法

外敷方 1 绿豆鸡蛋

方药组成：绿豆粉 10g，鸡蛋 1 个。

制用方法：将蛋黄去掉，用蛋清调绿豆粉敷于囟门上，泻止去药（也可用糯米粉 10g 代替绿豆粉）。

功能主治：消化不良所致之腹泻。

附记：引自《中医杂志》。

外敷方 2

方药组成：苦参、苍术各等份。

制用方法：以上二味共研细末，以米醋调敷两足心，外用纱布包裹，4 ~ 12 小时换药 1 次。

功能主治：小儿湿热泄泻。

调治建议：热重者苦参、苍术之比改为 3 ∶ 1，湿重者为 1 ∶ 3。

附记：引自《中医杂志》。

外敷方 3 桂附散敷足心

方药组成：盐附子 10g，肉桂末 5g。

制用方法：盐附子捣烂，加肉桂末敷于手足心，以肢暖为度。

功能主治：久泻，面白肢冷嗜睡。

附记：引自《中医儿科治病金方》。

外敷方 4

方药组成：生栀子适量，食盐少许。

制用方法：生栀子捣如泥，加少许食盐混匀，外敷劳宫穴，用纱布包扎固定，每隔 12 小时换 1 次。

功能主治：婴幼儿腹泻。

附记：引自《中医外治杂志》。

三、熏洗法

熏洗方 1 鬼针草洗脚

方药组成：鬼针草 60g。

制用方法：加水煎汤，连渣倒入盆中，先熏后洗患儿双脚，每次 20 ~ 30 分钟，水凉则止，每日 2 ~ 3 次。

附记：引自《中医儿科临床手册》。

熏洗方 2

方药组成：茜草 30g，赤石脂 30g，石榴皮 20g，升麻 15g。

制用方法：取上述药物水煎，待药温热适度时将双足浸入药液内，并用毛巾蘸药液反复擦洗踝骨以上。每次 10 ~ 20 分钟，每日 2 ~ 3 次。

功能主治：治疗婴幼儿腹泻。

附记：引自《中医外治杂志》。

熏洗方 3 艾叶洗足方

方药组成：艾叶、白胡椒、猪苓、透骨草各 15g。

制用方法：取上药每日 1 剂，水煎 15 分钟，待药温降至 42℃左右，将双足浸入药液内，反复擦洗膝关节以下部位，并按摩足三里、三阴交、止泻穴、涌泉等穴位。每次 15 ~ 20 分钟，每日 2 ~ 3 次。

功能主治：治疗婴幼儿腹泻。

附记：引自《中医外治杂志》。

熏洗方 4 葎草洗足方

方药组成：用葎草鲜品 500g 或干品 150 ~ 250g。

制用方法：先用冷水 2000ml 浸泡 20 分钟，然后煮沸 10 ~ 15 分钟，待药温降至 31 ~ 45℃后洗手足，洗手不过肘，洗足不过膝，每日 1 剂，每剂煎洗 3 次，每次洗 15 分钟。

功能主治：小儿脾虚型腹泻。本法能调理阴阳经之气，升降有序，达到止泻目的。

附记：引自《中医外治杂志》。

四、针灸法

灸法 1

取穴：取足三里，天枢，关元，曲池，三阴交。

方法：根据病情捻转提插，泻实补虚，不留针，每日 1 次。

功能主治：婴幼儿腹泻。

附记：引自《山东中医杂志》。

灸法 2

方法：用艾草点燃悬灸“腹泻特效穴”（外踝尖直下，赤白肉际取穴），对准穴位距 1 寸左右，以患儿感到温热能耐受为度，左右穴每次各灸 5 ~ 15 分钟，每日 2 ~ 3 次。

附记：引自《赤脚医生杂志》。

五、推拿法

方法：清大肠，推脾土，运土入水各 100 次，摩腹顺时针 200 次，逆时针 200 次，揉天枢，点中脘、气海、关元各 100 次，揉龟尾 100 次，推上七节骨 100 次，捏脊 8 次。每日推拿 1 次，3 日为 1 个疗程。

功能主治：秋季腹泻。

附记：引自《山东中医杂志》。

六、灌肠法

方药组成：白头翁 15g，黄连 10g，黄芩 10g，赤芍 6g，槟榔 6g，葛根 10g，六一散 6g。

制用方法：以上药加水适量，浸泡 30 分钟，煎出药液，浓缩 200ml，将药液 30 ~ 50ml 灌入大肠，将臀部抬高，每日 3 次，睡前 1 次尤为重要。

功能主治：清热利湿，用于湿热泄泻。

附记：引自《中医外治杂志》。

七、药蛋滚熨法

方药组成：麻黄 6 ~ 10g，苍术 15 ~ 40g，薄荷 6 ~ 10g，荆芥 6 ~ 10g，鸡蛋 2 个。

制用方法：将以上药与鸡蛋加水 500ml 同煎煮，水开后约 10 分钟，此时药成蛋熟，剥去蛋壳，用纱布包裹鸡蛋白浸渍药液，快速滚熨小儿周身肌肤，重点滚熨百会、脊柱、胸腹、手足心，滚熨完毕后立即让小儿洗热水澡，每日 1 次，一般连用 2 ~ 3 次即愈。

功能主治：具有升脾宣肺化湿之效，用于脾虚湿盛之泄泻。

附记：引自《中医外治杂志》。

八、刮痧疗法

方法：取足三里、中脘穴附近，常规皮肤消毒。用铜钱或缝衣用的顶针，朝一个方向推刮至皮肤潮红，甚至出现瘀斑为度，也可改用市售刮痧板、刮痧油，操作方法同上。

功能主治：治疗实热型小儿腹泻。

附记：引自《赤脚医生杂志》。

尿路感染

由细菌直接侵入尿路而引起的炎症，多有典型的尿频、尿急、尿痛等症状，可伴有肾区疼痛及下腹部不适。

一、坐浴疗法

方药组成：银花、公英、地肤子、艾叶各 30g，赤芍、生姜各 15g，通草 6g。

制用方法：水煎坐浴，每次30分钟，每日1～2次。

功能主治：女孩急性尿路感染坐浴之用。

附记：引自《中医儿科治病金方》。

二、敷脐方

方药组成：蚯蚓泥（蚯蚓食后吐出的条状泥土）、朴硝各等份。

制用方法：上药用温水调成糊状，敷于脐下小腹部，纱布包裹，每日1次。

功能主治：急性尿路感染。

附记：引自《中医儿科治病金方》。

营养不良

营养不良是慢性全身性营养障碍，属中医疳证，是因小儿脾胃受损，运化失健，脏腑失养，津液干枯，形体虚弱羸瘦引起的慢性疾病。

一、外敷法

外敷方1

方药组成：桃仁、杏仁、生栀子各等份。

制用方法：上述药晒干研末，加冰片、樟脑少许，储藏备用。取药末15～20g，用鸡蛋清调拌成糊状，干湿适宜，敷于双侧内关穴，然后用纱布包扎，不宜太紧，24小时后取之。一般1次多见效，少数患儿2次，最多不超过3次，每次间隔2～3天。

功能主治：疳证初、中期。

附记：引自《中药贴敷疗法》。

外敷方2

方药组成：生栀仁30粒，杏仁9g，白胡椒6g，鸡蛋1个去黄，葱头7个，面粉1匙，丁香30粒。

制用方法：将上述药物研为细末，用高粱白酒、蛋清调匀，荷叶为托，贴敷两足心，小儿较大者，酌情增加剂量。

功能主治：小儿疳证。

附记：引自《中药贴敷疗法》。

外敷方3

方药组成：黄芪、茯苓、白术、炙甘草、制厚朴、槟榔、山楂、麦芽、神曲、陈皮、益智仁、木香、砂仁、山药、莪术、使君子、川楝子、胡黄连、芜荑各 15g。

制用方法：将以上药用麻油熬，去渣，黄丹收膏，朱砂 3g 拌，贴肚脐上。

功能主治：补脾消积，适用于虚中有积、肿胀泄泻之证。

附记：引自《中医外治法类编》。

二、推拿疗法

方法：推脾土 500 次，推大肠 200 次，推三关 400 次，摩腹 5 分钟，捏脊 5 遍。每日 1 次，10 次为 1 个疗程。

三、针刺疗法

方法：刺四缝，每日或隔日 1 次，5 日为 1 个疗程。

功能主治：脾虚肝旺。

附记：引自《中医儿科治病金方》。

呕吐

呕吐是由于胃失和降，气逆于上，乳、食和痰涎等胃内容物经口而出的病症。

一、敷脐法

敷脐方 1

方药组成：十滴水。

制用方法：十滴水 1 支，使患儿仰卧，将十滴水滴入脐孔，纱布封盖，胶布固定。

功能主治：暑湿内蕴之呕吐。

附记：引自《中医儿科治病金方》。

敷脐方 2 二术散

方药组成：炒白术、炒苍术、茯苓各 15g，陈皮、吴茱萸各 10g，草果 5g，丁香、泽泻各 3g，白胡椒 2g。

制用方法：将以上药共研细末，每取 2 ～ 5g，贴敷脐部，胶布固定，每日 1 次，敷药后保持脐部温热。

功能主治：脾虚湿盛之呕吐。

附记：引自《中医儿科治病金方》。

敷脐方 3

方药组成：地龙粪、胡椒、艾叶、皂角灰各 lg。

制用方法：将以上药物共研为细末，加香油适量调成糊状，贴敷脐孔处，胶布固定，每日 2 次。

功能主治：胃寒之呕吐。

附记：引自《中医儿科治病金方》。

二、外敷法

外敷方 1

方药组成：明矾 15g。

制用方法：研细末，加米汤适量，调成糊状，贴敷双足涌泉处，纱布包扎，每日 2 次，连敷 3 次。

功能主治：胃寒之呕吐。

附记：引自《中医儿科治病金方》。

外敷 2

方药组成：胡椒 10g，绿茶 3g，酒曲 2 个，葱白 20g。

制用方法：将上药共捣烂成糊状，分别摊于 4 块直径 3cm 的圆形塑料布或油纸上，贴敷于中脘、膻中、期门（双）穴处，外以胶布固定，每次贴敷 6 ~ 12 小时，每日 1 次。

功能主治：呕吐，对神经性呕吐尤为有效。

附记：引自《中国灸法集萃》。

三、灌肠法

方药组成：大黄、厚朴、枳实、芒硝各 30g。

制用方法：上药水煎，过滤，取浓煎汁 400ml，冷却至 37℃为宜，每次 200ml，保留灌肠 20 ~ 30 分钟，4 小时后重复灌肠。

附记：引自《新中医》。

麻疹

麻疹是由麻疹病毒引起的急性呼吸道传染病，以发热、咳嗽、流涕、眼结膜充血、麻疹结膜斑及全身斑丘疹为特征，多发于 6 个月至 5 岁小儿。

一、药浴法

药浴方 1

方药组成：麻黄、浮萍、芫荽各 15g，黄酒 60g。

制用方法：加水适量煮沸，使水蒸气布满室内，再用热毛巾蘸药液，热敷头面或胸背。

功能主治：寒冷季节麻疹不透或透发不畅者，每日 1 次，用至疹透为止。

附记：引自《中医儿科临床手册》。

药浴方 2

方药组成：浮萍、西河柳、苏子、芫荽各 15g。

制用方法：煎水，以毛巾蘸药液擦全身，每日 1 次。

功能主治：透疹。

附记：引自《中医儿科临床手册》。

药浴方 3

方药组成：鲜芫荽（或西河柳、紫背浮萍）60g，生姜、葱白各 30g，酒适量。

制用方法：将以上药切碎布包，蘸热酒在全身上下揉擦，重点是疹点未出部位；也可以上药共煎水，趁热取液，用纱布蘸药液擦涂上述部位。

功能主治：麻疹迟迟不出或见寒隐没者。

附记：引自《小儿外治疗法》。

药浴方 4

方药组成：鸡蛋 1 枚，生葱 3 株，芫荽 2.5g。

制用方法：将鸡蛋放入药汤煮熟，取蛋备用，趁热用蛋搓患者，从头面到躯干，次至上肢、下肢，蛋凉再煮再搓，连续 3 ~ 4 遍后，盖衣被取微汗，每日 1 次，连用 2 次为 1 个疗程。

功能主治：疹发不畅。

附记：引自《福建中医药》。

药浴方 5

方药组成：葛根 6g，牛蒡子 6g，连翘 6g，薄荷 2g，蝉蜕 2g，荆芥 5g，桔梗 5g，前胡 8g。

制用方法：将以上方煎 2 ~ 3 次备用，每次取煎液 30ml，保留 15 分钟灌肠，每日 1 次，连续 3 ~ 5 次。

功能主治：麻疹出不透。

附记：引自《江西中医药》。

二、穴位贴敷法

方药组成：鲜葱白、紫苏叶、鲜芫荽各15g，面粉10g。

制用方法：将药洗净捣烂，加面粉调和，贴敷神阙和涌泉穴，纱布固定，每日1次。

功能主治：高热不退，烦躁不安，荨麻疹不退者。

附记：引自《中医儿科治病金方》。

水痘

水痘是病毒引起的急性传染病，临床以全身皮肤黏膜成批出疹，斑丘疹、丘疹、疱疹和结痂同时存在为特征，多见1～4岁小儿。

一、熏洗法

熏洗方1

方药组成：苦参、芒硝各30g，浮萍15g。

制用方法：煎水熏洗患处，每日2次。

功能主治：水痘皮肤瘙痒。

附记：引自《中医儿科临床手册》。

熏洗方2

方药组成：忍冬藤10g，车前草、板蓝根、蒲公英各15g。

制用方法：煎水外洗，每日2次。

功能主治：风热夹湿之水痘。

附记：引自《中医儿科临床手册》。

熏洗方3

方药组成：紫花地丁、黄花地丁各15g，车前子、六一散、连翘、金银花各10g。

制用方法：上药加水浓煎，去渣取液，加温开水适量，熏洗患处，每日2次，3日为1个疗程。

功能主治：水痘发热甚。

附记：引自《中医杂志》。

二、扑撒法

扑撒方 1

方药组成：青黛 30g。

制用方法：青黛研末，用脱脂棉蘸之扑于患处，每日 3 ~ 4 次，3 ~ 5 日为 1 个疗程。

附记：引自《中医儿科》。

扑撒方 2 五芷散

方药组成：五倍子、白芷各 10g。

制用方法：将以上药共研细末，有脓水者干撒药末于患处，无脓水者用清油调和涂敷，每日 2 次。

附记：引自《中医儿科治病金方》。

流行性腮腺炎

流行性腮腺炎是一种由腮腺病毒引起的急性呼吸道传染病，以发热、耳下腮部漫肿疼痛为其临床特征，中医称“痄腮”，民间又称“蛤蟆瘟”。男孩容易并发睾丸炎，如处理不及时容易使睾丸受伤，影响成年后的生育。一般在全身抗病毒治疗的同时应抓紧应用外治方药，以迅速控制病情。

一、外敷法

外敷方 1

方药组成：青黛散。

制用方法：以醋调敷腮部，每日 3 ~ 4 次。

附记：引自《中医儿科临床手册》。

外敷方 2

方药组成：金黄散。

制用方法：用醋或茶叶水调匀，外敷腮部，每日 2 ~ 3 次。

附记：引自《中医儿科临床手册》。

外敷方 3

方药组成：鲜蒲公英、鲜马齿苋、鲜芙蓉花叶、荔枝草任何一种。

制用方法：捣烂外敷腮部，每日 2 ~ 3 次。

附记：引自《中医儿科治病金方》。

外敷方 4 三黄二香散

方药组成：黄连、黄柏、生大黄各 50g，乳香、没药各 25g。

制用方法：将以上药共研细末，先用细茶汁调敷腮部，干则易之，继用香油调敷。

附记：引自《中医儿科治病金方》。

外敷方 5 季德胜蛇药

制用方法：以季德胜蛇药 4 片捣烂，加米醋调和，涂敷患处，每日 4 ~ 5 次。外敷的同时可配合内服季德胜蛇药片，3 岁以下每次 1 片，4 ~ 6 岁每次 2 片，7 岁以上每次 3 片，日服 3 次。

附记：引自《中医儿科治病金方》。

外敷方 6 仙人掌外敷

制用方法：用新鲜仙人掌适量，除去表面芒刺和绒毛，洗净，捣烂，均匀涂于耳下腮腺肿胀处，上面覆盖纱布，胶布固定，每日敷药 2 次，一般 4 ~ 6 次可愈。

附记：引自《中医儿科治病金方》。

二、灯火灸

制用方法：左手将耳轮向耳屏对折，在耳廓的尖端处取准角孙穴。右手持镊子，夹住灯芯草一段，蘸上麻油，点燃后对准左手捏住的耳尖处迅速灼灸。在将及患者皮肤时，可听到“啪”的一声响，患儿并不感到灼痛，一般左右取穴，可同时灼灸。

功能主治：用于痄腮初起。

附记：引自《中医儿科治病金方》。

蛲虫病

蛲虫病以饮食异常，烦躁，睡眠不安，肛门会阴部瘙痒，大便排出蛲虫为特征。蛲虫虫体小，色白形细，卵小如线头。

一、外涂法

涂搽方 1 大蒜油

方药组成：大蒜、麻油少许。

制用方法：大蒜捣烂，加麻油少许，每晚睡前洗净肛门，涂于肛门周围，次晨用温肥皂水洗净，连用3～5日。

功能主治：本法杀虫止痒，适应蛲虫症。

附记：引自《中医儿科临床手册》。

涂搽方2 川楝大蒜泥

方药组成：川楝子适量，大蒜2枚。

制用方法：川楝子适量，焙黄研末，大蒜2枚捣烂成泥，加川楝药粉适量，搅匀后用胶布贴于肛门外，次日晨揭去，洗净肛门，晚上继用，有效率100%。

附记：引自《中医外治杂志》。

二、熏洗法

熏洗方1

方药组成：韭菜适量。

制用方法：每晚用韭菜煮水熏洗肛门，也可捣汁滴入肛门内，每次3～5滴。

附记：引自《中医儿科治病金方》。

熏洗方2 醋熏洗疗法

方药组成：米醋100ml。

制用方法：加热水200ml稀释，先熏后洗肛门处，每日2次，晚8时许待蛲虫爬到肛门处产卵时，外洗效果更好，1周为1个疗程，熏洗1～2个疗程。

附记：引自《中医儿科治病金方》。

三、灌肠、塞肛法

灌肠方1

方药组成：百部30g。

制用方法：百部浓煎至30ml，于夜间8时左右保留灌肠，7日为1个疗程。

附记：引自《中医儿科治病金方》。

塞肛方2 六神丸外用

制用方法：睡前温水洗净会阴部，将六神丸塞入肛门内，7岁以下用5粒，8岁以上用10粒，每日1次，5日为1个疗程。

附记：引自《中医儿科治病金方》。

蛔虫病

蛔虫症是感染蛔虫卵所致的一种肠道寄生虫病，临床以食欲异常、脐内疼痛、时作时止、大便下虫或大便检查有虫卵等为特征。其并发症较多，诸如肠梗阻、胆道蛔虫、肠穿孔等。

敷脐方 1 驱蛔膏

方药组成：花椒 15g，贯众 30g，苦楝皮 30g。

制用方法：上药加水熬成浓膏，外贴患儿脐眼，即下蛔虫。

附记：引自《贵州民间方药集》。

敷脐方 2 铃葱椒醋泥

方药组成：新鲜苦楝树根皮 200g，全葱 100g，胡椒 20g，食醋 150ml。

制用方法：将上药共捣如泥状，放锅内炒热，加醋 150ml，拌炒极热，以纱布包熨背脊两旁，由上而下。少顷再加醋炒热，包好熨脐腹部，候药微热，改敷在剑突下，反复多次，以痛减为度。

功能主治：小儿虫积腹痛。

附记：引自《中医报》。

小儿高热

小儿高热（39 ~ 41℃）多见于各种急性病毒、细菌性传染病中，如流感、乙脑、中暑、中毒性菌痢、急性扁桃体炎、肺炎、流脑、流腮、疟疾等，应及时处理，使之迅速退热，否则持续高热可产生昏迷、惊厥、抽风等凶险病症。

一、按摩法

方法：清肺经 100 次，揉小天心 30 次，清天河水 200 次，退六腑 200 次，开天门 50 次，分推坎宫 50 次，揉太阳 50 次，揉耳后高骨 50 次，推下天柱骨 100 次，捏脊 6 遍，以皮肤红为度。每日 1 次，3 次为 1 个疗程。

功能主治：本方法起到了清热解毒、发散外邪、导滞清热之功效，治疗小儿外感发热和伤食发热。

附记：引自《四川中医》。

二、针刺法

针刺十宣（手指尖），令挤出少量鲜血。

惊风

惊风是小儿时期常见的一种以抽搐拌神昏为特征的证候，又称“惊厥”，俗名“抽风”。其病急暴，属阳、属实者，统称急惊风；属阴、属虚者，统称“慢惊风”。类似于现代医学的惊厥，散见于高热中枢神经系统的感染和非感染性中枢神经系统疾病、中枢神经功能异常、中毒、维生素D缺乏而引起的疾患中。

一、敷脐法

敷脐方1 三叶泥

方药组成：丝瓜叶、苦瓜叶、鲜荷叶各30g，燕子窝泥、石膏粉各100g。

制用方法：把以上药共捣如泥状。临证取适量，敷脐，每日2次。

附记：引自《浙江中医杂志》。

敷脐方2 白蚓泥

方药组成：白颈蚯蚓4条，麝香（又名元寸）0.3g。

制用方法：先将麝香研细，再与蚯蚓共捣如泥，外敷脐部，用塑料布盖后，胶布固定。每日1次，3次为1个疗程。

附记：引自《经验方》。

敷脐方3 蝎蚣朱砂膏

方药组成：全蝎8条，守宫2条，蜈蚣2条，飞朱砂3g，樟脑3g。

制用方法：将以上药共研细末，用蜂蜜调和均匀，敷于脐部及囟门，外以纱布覆盖，胶布固定，24小时后换药，一般3 ~ 4小时后，可见肠鸣排便。

附记：引自《虫类药应用》。

敷脐方4 栀子葱白方

方药组成：黄栀子、鸡蛋清、面粉、连须葱白各30g。

制用方法：将诸药放在一起，捣100下后，用时取适量，敷于患儿脐部及手足心，每日1次。

附记：引自《常见病验方参考资料》。

敷脐方5 麝香敷脐方

方药组成：麝香0.3g，白糖10g，活地龙3 ~ 5条，面粉少许。

制用方法：把地龙洗净，和白糖一起捣烂，加面粉做成小饼。先把麝香填入脐眼内，再将药饼盖于脐上，用胶布固定，直至高热退下，惊厥停止后保留数小时后取下。

附记：引自《四川中医》。

二、熨脐法

熨脐方1 温脾熨剂

方药组成：党参、白术、黄芪、甘草、天麻、陈皮、半夏、酒白芍、胆南星、全虫、川乌、丁香各6g，朱砂1g，姜5g，枣5枚。

制用方法：以上诸药共炒热，装入布袋内，熨脐部，凉后再炒，再熨之，可连用3日。

附记：引自《中医外治法简编》。

熨脐方2 急惊散熨脐方

方药组成：细叶柳枝尖7～11根，连须葱白15根，米酒槽50g，生姜3g。

制用方法：以上诸药共捣烂，炒热装入布袋，熨脐及百会穴。

附记：引自《经验方》。

三、兜肚法

温脾止惊兜

方药组成：党参、白术、茯苓、天麻、僵蚕、胆南星、胡椒、琥珀、白附子、防风、酒醅、乌梢蛇各3g，菖蒲15g，麝香少许，艾叶15g。

制用方法：将以上药共研细末，装入兜肚状的袋中，系于腰上，兜小儿肚脐部。6日换1次药。

四、涂搽法

芭蕉薄荷汁

方药组成：鲜芭蕉、鲜薄荷各适量。

制用方法：上药分别捣烂取汁，和匀。涂搽头顶留囟门，涂搽四肢，留手足心勿涂。

功能主治：适用于急惊风。

附记：引自《卫生杂兴》。

五、鼻腔吹搐法

通关散

方药组成：细辛、薄荷、牙硝、雄黄各等份。

制用方法：把以上药取适量，共研成细末和匀，用少许吹入鼻中取嚏。同时用冰片刷牙，菖蒲粉点舌下。

功能主治：惊风、牙关紧闭不开。

附记：引自《婴童百问》。

六、针刺疗法

取穴：人中、十宣、足三里、曲池、合谷、大椎、委中、少商、身柱、涌泉。

方法：每次取 2 ~ 3 穴，以虚则补之、实则泻之为原则，采用补泻手法，可留针 5 ~ 10 分钟，留针时应间歇行针。

功能主治：使用于小儿惊风。

附记：引自《中医针灸学》。

流涎

小儿流涎俗称流口水，大多属正常生理现象。婴儿 6 ~ 7 个月时，乳齿萌生和食物刺激神经、唾液腺等，均会使口水分泌增多；加上婴儿口腔容量小，不会吞咽、调节，于是口水积多后会自然流出。随着月龄的增大，这种流涎会自行中止，一般不需要治疗。如果孩子长大了还流口水，则有可能是神经或内分泌发育不好，或口腔有炎症、消化不良等，必须进行诊治。西医称为“流涎症”，常因口、咽黏膜炎症，面神经麻痹，延髓麻痹，脑炎后遗症或小儿呆小症等神经系统疾病引起。

一、敷脐法

敷脐方 1 细辛凡士林膏

方药组成：细辛 10g，凡士林少许。

制用方法：把细辛研成细末，用适量凡士林调成膏状，外敷于脐，用胶布固定，每日敷 3 次。

附记：引自《辽宁中药》。

敷脐方 2 焦栀糯米膏

方药组成：焦栀子 10g，糯米 10g。

制用方法：将以上药共研细末，用开水调成膏，贴在神阙穴。每日 2 次，至愈。

附记：引自《俞穴敷药疗法》。

敷脐方 3 止涎散

方药组成：胆南星 10g，吴茱萸 30g。

制用方法：将以上药共研细末，装瓶备用。临证，每次取药粉 1 ~ 2g，用蜜调成膏贴于小儿脐中穴，每日 1 次，每 5 次为 1 个疗程。

附记：引自《新中医》。

二、敷足心

天南星 30g，研末醋调，晚间敷涌泉穴，以布条缠扎，每次敷 12 小时，一般 2 ~ 4 次可愈。

三、泡足

用白矾 30g，加清水煎沸，倒入盆内，待温后浸泡双脚，每次 30 分钟，每日早、晚各 1 次，3 ~ 5 次即可见效。

小儿夜啼

小儿夜啼症主要见于初生婴儿，其主要特征是入夜则啼哭不安，症状有轻有重，重者通宵达旦啼哭，连夜发生，但白天安静，故与因疾病所引起的啼哭不同。此外，若因伤食、停食、饥饿、尿布浸湿、皮带过紧、皮肤疼痒等引起的啼哭者，不属本病范围。

一、敷脐法

敷脐方 1 牛子散

方药组成：牵牛子 7 粒。

制用方法：把牵牛子捣碎，研细，用温开水调成糊状，在患儿睡前敷于肚脐上，外用纱布固定。每日 1 次。

附记：引自《中医杂志》。

敷脐方 2 镇惊散

方药组成：朱砂 0.5g，五倍子 1.5g。

制用方法：把朱砂、五倍子共研细末，加水混合后外敷脐中穴，再用胶布固定。每晚 1 次，至愈。

附记：引自《四川中医》。

敷脐方 3 朱砂散

方药组成：朱砂适量。

制用方法：把朱砂研成极细末，用水调湿朱砂，在小儿临睡前，用少许敷于小儿神阙穴及劳宫、风池等。每晚 1 次。

附记：引自《乡村医学》。

敷脐方 4 五倍子散

方药组成：五倍子 30g。

制用方法：五倍子烧成黑炭后，研成细末。用母口津或患儿口津调和成糊，在患儿睡前敷脐，用胶布固定。

附记：引自《经验方》。

二、熨脐法

熨脐方 1 乌香熨脐法

方药组成：乌药、香附、小茴香、陈皮、紫苏、食盐各 30g。

制用方法：把以上诸药共炒热，用布包裹好，熨患儿脐部，凉后炒热再烫，约 30 分钟，每日 1 次。

功能主治：小儿寒脾夜啼。

附记：引自《中草药外治疗法》。

熨脐方 2 艾叶熨

方药组成：艾叶、干姜各 20g。

制用方法：将两药烘干，用酒调成膏，炒热后，用纱布包裹，以肚脐为中心从上而下在腹部熨之，反复多次，冷后用热水袋放药上热敷。每次 30 分钟，每日 1 次。

功能主治：用于小儿夜啼属寒者。

附记：引自《中医外治集要》。

小儿汗证

小儿汗证指小儿经常自汗或盗汗。自汗是由于阴阳失调、营卫不和而致，临床以时时出汗，动辄益甚为特征的一种病症。盗汗则为睡中汗出，醒则自止。小儿汗证，也可作症状而伴见于其他疾病过程中。

一、敷脐法

敷脐方 1 止汗药饼

方药组成：五倍子、煅龙骨各等份。

制用方法：将五倍子、煅龙骨共研细末，瓶装备用。临用时取上药药末5g，用醋调成一药饼，置脐部，用胶布封贴。每晚睡前用，日间除去，连用3日。

附记：引自《理瀹骈文》。

敷乳方 2 郁金药糊

方药组成：广郁金10g。

制用方法：将以上药研细末，分成3包，每次取1包，用蜂蜜调成糊状。临睡前涂敷在两乳头上，胶布封盖，次日白天除去，连用3晚。

附记：引自《串雅外编》。

敷脐方 3 敛汗散

方药组成：五倍子、何首乌各15g。

制用方法：将此2味药炙干，共研细末，过筛以备用。临证，每次取10g药面，用温开水调拌如糊状，敷于患儿神阙穴，外用胶布固定。晚上敷，早晨去掉，连续2～3次即可奏效。

功能主治：小儿阳虚自汗证。

附记：引自《中医药贴脐疗法》。

敷脐方 4 盗汗敷脐法

方药组成：煅龙牡、五倍子、赤石脂、没食子各100g，辰砂5g。

制用方法：把以上诸药共研细末，调和均匀。临证，6月～1岁用10g，1～5岁用15g，5岁以上20g，用凉水、食醋各半调药粉成稠糊状，每晚待小儿睡时敷脐，外用纱布固定。每晚1次，3～5次为1个疗程。

功能主治：小儿顽固性盗汗。

附记：引自《陕西中医》。

二、药末粉身法

扑粉方 1 牡蛎散

方药组成：牡蛎、糯米粉各等份。

制用方法：先将牡蛎研极细末再与糯米粉和匀，包纱布内，扑于易汗部位。

附记：引自《经验方》。

扑粉方 2 苓牡粉

方药组成：茯苓、牡蛎、面粉各等份。

制用方法：将以上药共研细末，过筛，取粉扑于头部出汗处。

功能主治：小儿头汗。

附记：引自《经验方》。

扑粉方 3 龙牡散

方药组成：龙骨、牡蛎各等份。

制用方法：将以上药共研细末，布包或装入绢袋内扑身，每日 2 ~ 3 次。

功能主治：阴囊多汗，甚至成湿疹者。

附记：引自《医宗三法》。

扑粉方 4 止汗粉

方药组成：牡蛎、白术、麦麸、麻黄根、藁本、糯米、防风、白芷各等份。

制用方法：将以上药共研细末，纱布包之，扑于出汗处或周身。

功能主治：自汗盗汗。

附记：引自王伯岳等《中医儿科学》。

口角炎、口疮

口角炎中医称吻口疮，古代又名“肥疮”“燕口”“口角疮”“燕口疮”，常因脾胃湿热上攻口唇或先天遗毒所致。

一、敷脐法

敷脐方 1 明矾敷方

方药组成：明矾 10g，鸡蛋清适量。

制用方法：把明矾研成细末，用适量的鸡蛋清调成糊状，外敷于脐中穴和足心，胶布固定，干后再换药。每日 3 次，至愈。

附记：引自《经验方》。

敷脐方 2 细辛吴茱萸散

方药组成：细辛 4.5g，吴茱萸 6g。

制用方法：将以上药共研细末，分 5 份。临证用 1 份，放适量米醋调和均匀，敷神阙穴，外用胶布固定。每日换 1 次药，连用 5 日。

附记：引自《上海常用中草药》。

敷脐方 3 口疮膏

方药组成：白矾、硝石、川军各 10g。

制用方法：把前 3 味药研成细末，加入少许面粉和米醋调和均匀，如膏状，外敷小儿脐中穴。每日 1 次，连用 4 ~ 5 日。

附记：引自《中医药物贴脐疗法》。

敷脐方 4 细辛膏

方药组成：细辛 5g，米醋少许。

制用方法：把细辛研成细末，用少许米醋调成糊，涂在胶布中心，对准神阙穴贴之。每日换药 1 次。

附记：引自《卫生家宝方》。

二、灸脐法

艾绒吴辛散

方药组成：艾绒适量，吴茱萸、细辛各 3g，丁香、肉桂各 2g。

制用方法：把后四味药研成细末，用麻油调成糊状，填敷在患儿肚脐眼。用艾绒做小艾炷，放在药上灸之，每日 6 壮。重症者灸 2 次。至愈。

附记：引自《辽宁中医杂志》。

三、药液涂搽法

涂搽方 1 硫磺液

方药组成：生硫磺 10g。

制用方法：将以上药溶于 100ml 水中，1 日后用其溶液涂两手足心，见效后即洗去，不效再用。

功能主治：虚症吻口疮。

附记：引自《民间方》。

涂搽方 2 桑树汁

方药组成：桑树汁、蜂蜜各适量。

制用方法：在桑树上用刀斫取汁，与蜂蜜调匀后涂溻于患处，每日 3 ~ 4 次。

功能主治：吻口疮、舌疮。

附记：引自《太平圣惠方》。

涂搽方 3 蛋黄油

方药组成：鸡蛋 3 只。

制用方法：将3只鸡蛋煮熟，去白取蛋黄放入铁勺内，先用文火烤至蛋黄变焦，再慢慢烤至出油，去渣取蛋黄油备用。用时直接用蛋黄油涂于患处，每日2～3次。

附记：引自《食物中药与便方》。

涂搽方4 银花液

方药组成：银花、蒲公英各20g。

制用方法：将以上药煎水，涂洗口腔患处，每日3～4次。

附记：引自《积善堂经验方》。

四、药液洗拭法

板蓝根液

方药组成：板蓝根20g，薄荷5g。

制用方法：将以上药煎汁，取一半洗搽患处，每日5～6次，另一半分2～3次内服。

附记：引自《江西草药》。

五、口腔吹撒法

吹撒方1 蜘蛛散

方药组成：白矾60g，活蜘蛛6g，冰片0.15g。

制用方法：先将白矾用砂锅熔化，再入蜘蛛，直至白矾全部成为枯矾，剔去蜘蛛体，加入冰片，研为极细末。用时取少许药末，用竹筒或纸筒吹入患处，每日2次。

附记：引自《民间方》。

吹撒方2 月石散

方药组成：玄明粉、月石各15g，薄荷2g，冰片1.5g，炒蒲黄、黄柏、黄连各6g。

制用方法：将以上药共研细末，过120目筛，最后加入冰片和匀，置瓶密封，存放阴凉处。用时取少量药末吹于患部，每日3～4次，重症每2小时1次。

附记：引自《理瀹骈文》。

吹撒方3 养阴生肌散

方药组成：牛黄、黄柏、龙胆草各30g，雄黄、青黛、甘草、冰片各60g。

制用方法：将以上药共研细末，瓶贮。用时先以3%过氧化氢清洗患部，再用0.1%雷夫奴尔棉球洗去泡沫，擦干，再将药粉吹于患部。

功能主治：疱疹性口腔炎。

附记：引自《北京口腔医院方》。

吹撒方4 珠黄散

方药组成：冰片0.6g，硼砂12g，人中白10g，雄黄1g，熟石膏12g。

制用方法：将以上药共研细末，取适量吹患处，每日2～3次。

功能主治：口疮（实热症）。

附记：引自广州中医学院《中医喉科学讲义》。

吹撒方5 螺茶散

方药组成：螺蛳壳（烧枯）15g，儿茶、冰片各1.5g。

制用方法：将以上药共研细末，每次取少量，药末吹患处，每日2～3次。

附记：引自《简易中医疗法》。

小儿水肿

小儿水肿，亦称浮肿，是由于皮肤和皮下组织积液过多所造成。可分为全身性和局部性两种，局部性水肿症状较轻，全身水肿症状较重。最常见的是小儿急慢性肾炎急性发作阶段，常出现水肿症状。

一、药泥敷贴法

敷贴方1 蓖麻石蒜药泥

方药组成：蓖麻仁30g，石蒜1个。

制用方法：将以上药共捣烂，贴两足心涌泉穴，包扎固定，每次敷贴8小时，每日1次，7次为1个疗程。

功能主治：急、慢性肾炎水肿。

附记：引自《浙江民间草药》。

贴敷方2 田螺药泥

方药组成：田螺肉3只，细盐半汤匙约2g。

制用方法：将以上二药共捣烂，敷脐部和脐下一寸三分处，塑料薄膜覆盖，胶布固定，每日1次。

功能主治：肾炎水肿。

附记：引自《医钞类编》。

二、敷脐法

敷脐方 1 消肿散

方药组成：金樱子根 30g。

制用方法：把金樱子捣烂，加入适量香油调和成糊，敷于患儿脐部，外用纱布覆盖，胶布固定，每日换药 1 次，连用 3 ～ 5 日。

附记：引自《民间单方》。

敷脐方 2 商陆膏

方药组成：商陆根 10g，鲜葱白 2 根，元寸 0.15g。

制用方法：把诸药共捣如膏状，敷于患儿脐部，每日 1 次，至愈。

附记：引自《湖南中医杂志》。

敷脐方 3 甘遂散

方药组成：甘遂 15g，甘草 15g。

制用方法：把甘遂 15g 研成细末，敷脐，外用胶布固定，再取 15g 甘草煎汤内服。

附记：引自《中药贴脐疗法》。

敷脐方 4 地龙膏

方药组成：鲜地龙、猪苓、朱砂各 30g。

制用方法：先把猪苓、朱砂研细末，再入鲜地龙、葱汁共捣烂，成膏泥，每次用 10g，外用纱布包扎，每日 1 次，至愈。

附记：引自《严氏济生方》。

敷脐方 5 消肿饼

方药组成：大田螺 4 个，大蒜瓣 5 枚，车前子 10g。

制用方法：把田螺去壳取肉，与大蒜、车前子共捣如泥，制成小药饼，贴在小儿脐中穴，外用胶布固定。每日 1 次。

功能主治：小儿急性肾炎水肿。

附记：引自《中药贴脐疗法》。

三、熏洗法

麻苍汤

方药组成：麻黄、羌活、苍术、柴胡、紫苏梗、荆芥、防风、牛蒡子、忍冬藤、柳枝、葱白各适量。

制用方法：加水煎煮上述药物，待药液适量后取出令其降至 40℃时沐浴，汗出即可。每日1次。

功能主治：风邪袭表的水肿。

附记：引自《中国民间疗法》。

四、灌肠法

熏洗方1附蛎汤

方药组成：熟附子12g，生牡蛎25g，生大黄12g，芒硝3g。

制用方法：加水600ml，将前3味中药煎煮成250ml，再溶芒硝于其中，待冷却后保留灌肠。每日1次，7日为1个疗程。

功能主治：水肿、慢性肾炎病。

附记：引自《四川中医》。

熏洗方2温附汤

方药组成：半夏、胆南星、竹茹、栝楼、生大黄、枳实、车前子、陈葫芦、附子、干姜、黄连各3g。

制用方法：将上药加水600ml，煎煮成250ml，待冷却后保留灌肠。每日1次，病重者每日2次，7日为1个疗程。亦可配合水煎服。

五、浸泡法

浸泡方赤小豆汤

方药组成：赤小豆750g。

制用方法：加水1000ml，文火煎煮赤小豆，待赤小豆熟透后，取出药液，温度适中浸泡足、膝。

附记：引自《中医外治法》。

遗尿证

遗尿证是指5岁以后仍有不自主的排尿，夜间睡眠中小便自遗于床上，醒后方觉。

一、敷脐法

敷脐方1

方药组成：硫磺30g，大葱120g。

制用方法：硫磺研末，再和大葱共捣如泥，烘热装纱布袋，敷脐，外用纱布包裹，或胶布固定。每晚1次，连敷7～10日。

功能主治：下元虚寒所致遗尿。

附记：引自《中医外治法集要》。

敷脐方 2 五乌散敷脐

方药组成：五味子、何首乌各 3g。

制用方法：研末用醋调敷于脐部，以纱布覆盖。每晚 1 次，连用 3 ~ 5 次。

功能主治：肾虚膀胱失约之遗尿。

附记：引自《中医儿科治病金方》。

敷脐方 3 附脂姜敷脐方

方药组成：取鲜生姜 30g，补骨脂 12g，炮附子 6g。

制用方法：将以上药共捣烂成糊状，每取适量，涂敷脐部加伤湿膏固定，每日 1 次，3 次为 1 个疗程。

功能主治：下元虚寒之遗尿。

附记：引自《中医儿科治病金方》。

敷脐方 4 丁桂散敷脐

方药组成：丁香、肉桂各 3g。

制用方法：将以上两药物共研为细末，与少量米饭共捣成泥状，作成小饼，于每晚睡前敷于肚脐上，每日 1 次。

功能主治：下元虚寒之遗尿。

附记：引自《中医儿科治病金方》。

二、按摩法

方法：补脾经，补肺经，补肾经，推三关，揉外劳宫，按揉百会，揉丹田，按揉肾俞，擦腰骶部，按揉三阴交。

功能主治：本方温补脾肾，固涩下元，适用于肾脾虚弱之遗尿。

附记：引自《推拿学》（高等医药院校教材）。

三、足底按摩法

方法：患者取仰卧位，医者坐在患者脚对面，先在双脚涂上按摩膏，然后用拇指点揉双侧大脑反射区、脑垂体反射区、肾脏输尿管、膀胱和尿道反射区，每区 5 分钟。

附记：引自《陕西中医杂志》。

四、耳压法

取耳穴：膀胱，肾，脾，心，神门，脑等。

制用方法：用 0.3cm × 0.3cm 胶布粘王不留行籽粘贴压一侧耳穴，每次 5 分钟，每日按压 3 次，6 日交换另侧耳穴。

附记：引自《中医儿科治病金方》。

五、脐疗按摩法

方药组成：丁香 10g，九香虫 20g，益智仁 20g，桔梗 5g。

制用方法：上药研细末，先在脐部正中经脉部位由天突至曲骨上下来回推按 30 次，再在背部正中督脉部位由长强至大椎上下来回推按 30 次。用 75% 酒精消毒脐部，取上药 5 ~ 8g，用白酒调匀敷于脐中，外用纱布覆盖，胶布固定。每晚换药 1 次，7 日为 1 个疗程，治疗 1 ~ 4 疗程。

调治建议：坚持睡前小便 1 次，夜晚尽量少饮水。

附记：引自《中医外治疗法》。

第九章　妇科病症

月经不调

月经不调是女性月经病的统称，也称月经失调，是指月经的周期、经期或经量发生异常改变。大多数女性 28 ~ 30 天行经 1 次，但提前或延后 7 天以内仍属正常，月经持续时间一般 3 ~ 7 天，一次月经出血量 30 ~ 50ml。月经不调包括月经先期、月经后期、月经先后无定期，以及月经过多、过少等。古人称并月（两月一次月经）、季经（三月一次月经）、避年（一年一次月经）、暗经（终身无月经，仍可生育）者，属正常范围。中医学认为，该病可因气滞、寒凝、血热、肾虚不固、脾虚失统以及愤怒郁结、思虑过度等，损伤肝、脾、冲、任四脉而致。

一、敷脐法

敷脐方 1

方药组成：鹿茸 3g，肉桂 6g，白芍 5g，红花 6g，当归 9g，川芎 6g，干姜 6g。

制用方法：将各药混合共研末，瓶贮备用，每次取 3 ~ 5g 放入患者的脐中，外用伤湿膏贴住，再以胶布固定。7 日换药 1 次，3 次为 1 个疗程。

功能主治：温经养血，调理冲任。适用于女性月经不调，月经提前、推后或先后不定期。

附记：引自《中医药物贴脐疗法》。

敷脐方 2

方药组成：乳香、没药、白芍、川牛膝、丹参、山楂、木香、红花各等量，冰片 1g（另研），姜汁或黄酒（适量）。

制用方法：以上药除冰片另研外，其余药物共研细末，瓶贮备用。临用时取药末 10 ~ 15g，加入冰片拌匀，以姜汁或黄酒适量调和成糊状，以药糊涂布于患者脐中，外用胶布固定，每日换药 2 次，连续涂药 10 次为 1 个疗程。

功能主治：活血化瘀，调理冲任，适用于女性月经不调。

附记：引自《穴位贴药疗法》。

敷脐方 3

方药组成：黄芪 15g，当归、白芍、吴茱萸各 6g，皂矾 1g。

制用方法：各药混合共研末，每次取 6g 以生姜汁调敷脐部，外用胶布固定，2 ~ 3 日换药 1 次，每日用热水袋敷 15 ~ 30 分钟。或将上面药量加 1 倍，再加麝香 0.3g 做成兜肚经常佩戴，每半月换药 1 次，每晚热水袋敷 15 ~ 30 分钟。

功能主治：益气养血调经，适用于气血两虚的月经延后、月经量少。

附记：引自《中医敷贴疗法》。

二、熨脐法

熨脐方

方药组成：当归、川芎各 15g，白芍、肉苁蓉、五灵脂、玄胡、白芷、苍术、白术、乌药、小茴、陈皮、半夏各 9g，柴胡 6g，黄连、炒吴茱萸各 3g。

制用方法：诸药混合研为粗末，瓶贮备用。用药末适量以黄酒炒热，白布袋子包裹，热烫脐孔及四周，熨后将药末敷在患者脐孔上，外以胶布固定，每日熨药 1 次，至月经来潮停药。

功能主治：益肾养血，舒肝调经，适用于月经紊乱、周期不准或经行少腹痛。

附记：引自《中医药物贴脐疗法》。

三、熏脐法

方药组成：乳香、没药、血竭、丁香、沉香各 15g，青盐、五灵脂、两头尖各 18g，麝香 1g（另研）。

制用方法：诸药除麝香片另研外，其余药物共研为末，过筛备用。先取麝香 0.2g，纳入脐穴中央，再取药末 15g 撒布于脐中麝香上面，盖以槐树皮，槐树皮上预先钻 1 小洞，脐周用面粉圈住，以艾绒炷放于槐树皮上点燃之，每日 1 次，连续填药加灸 10 日为 1 个疗程。

功能主治：活血化瘀调经，适用于女性月经不调，或经行腹痛，或癥瘕血块等。

附记：引自《中医外治法集要》。

四、敷贴法

敷贴方 1

方药组成：仙鹤草根 30g，香附子 3g。

制用方法：捣烂调饼，包在脐下。

功能主治：化瘀调经，适用于月经过多。

附记：引自《方药集》。

敷贴方 2 朱氏堂暖宫贴

使用方法：沿包装袋打开，取出贴片，揭下防粘离型纸，贴于正对"气海穴"（体前正中线，脐下 1 寸半）的内裤外侧即可。每日 1 片。

功能主治：暖宫贴具有温经散寒、暖宫止痛、促进血液循环的功效，适用于顺产、剖宫产及流产后女性痛经、闭经。

痛经

痛经，亦称"经行腹痛"，是指女性正值经期或行经前后，发生以小腹疼痛为主，或痛引腰骶，甚至昏厥，影响正常工作和生活。痛经有原发性、继发性之分，本文仅指原发性痛经。其临床表现为经期或行经前后小腹疼痛，甚至剧烈难忍，常伴有面色苍白、冷汗淋漓、恶心呕吐、厥冷等症，且经期有情感不舒、冒雨涉水、感寒饮冷或久坐、卧湿地病史。另外，有关妇科检查排除子宫内膜异位症、炎症、子宫肿瘤及生殖器异常等器质性病变。

一、敷脐法

敷脐方 1

方药组成：乳香、没药各 15g。

制用方法：两药混合共研细末，备用。于月经来潮前取药 5g，调黄酒制成药饼如五分硬币般稍厚大，贴在患者脐孔上，外以胶布固定，每日换药 1 次。

功能主治：活血化瘀止痛，适用于女性痛经、经行前后或来潮时疼痛。

附记：引自《中医药物贴脐疗法》。

敷脐方 2

方药组成：五灵脂、蒲黄、香附、丹参、台乌药各等量。

制用方法：诸药混合研为细末，经前五日起取药末适量，调热酒适量成厚膏状，把药膏摊于纱布贴敷在患者脐孔上，外以胶布固定。每日换药 1 次，病愈停药。

功能主治：活血化瘀，理气止痛，适用于女性痛经，或经前后少腹疼痛难忍，乳房胀痛不舒。

附记：引自《中医药物贴脐疗法》。

敷脐方 3

方药组成：肉桂 10g，吴茱萸 20g，小茴香 20g。

制用方法：将以上药共研为末，用白酒适量炒热敷脐。

功能主治：温经散寒理气止痛，适用于寒凝气滞痛经。

附记：引自《中级医刊》。

敷脐方 4 白药填脐法

制用方法：取云南白药适量，白酒调为稀糊状，填于肚脐处，外用胶布固定，并可用热水袋热熨肚脐处。每次 10 ~ 15 分钟，每日 2 ~ 3 次，药糊每日 1 换，连续 3 ~ 5 日。

附记：引自《健康报》。

二、熨脐法

方药组成：石菖蒲 30g，香白龙 30g，公丁香 10g，食盐 500g。

制用方法：先将前三味药研成细末，后将食盐炒热，再把药末倒入拌炒片刻取出，装入白布袋中，扎紧袋口备用。嘱患者仰卧床上，将药袋热熨脐部及痛处，覆被静卧片刻即愈。若 1 次未愈，可再炒热，继续熨敷 1 次。

功能主治：温经散寒止痛，适用于寒凝性痛经。

附记：引自《中医药物贴脐疗法》。

三、敷贴法

敷贴方 1

方药组成：丁香、肉桂、玄胡、木香等份。

制用方法：诸药混合研为细末，过 100 目筛，和匀，瓶贮备用。月经将行或疼痛发作时，用药末 2g 置胶布上，外贴关元穴；若疼痛不止，加贴双侧三阴交。隔日 1 次（夏季每日换药 1 次），每月贴 6 次为 1 个疗程。

功能主治：活血温经止痛，适用于瘀血痛经。

附记：引自《中医外治杂志》。

敷贴方 2

方药组成：七厘散适量，香桂活血膏一贴。

制用方法：月经来潮时用七厘散少许撒于关元，外贴香桂活血膏。

功能主治：化瘀止痛，适用于瘀阻型痛经。

附记：引自《大众医学》。

敷贴方 3 朱氏堂痛经贴

使用方法：沿包装袋打开，取出贴片，揭下防粘离型纸，贴于神阙穴（肚脐）、阴交穴（肚脐下 1 寸）、关元穴（肚脐下 3 寸）。

功能主治：温经散寒，暖宫散瘀，恢复女性的真元之气及脏器功能，主要用于治疗妇女的痛经。

四、热熨法

热熨方 1

方药组成：青盐 150g。

制用方法：将盐炒热，用布包好温熨小腹，待不烫皮肤时，包扎于小腹上。

功能主治：散寒止痛，用于寒凝型痛经。

附记：引自《穴敷疗法聚方镜》。

热熨方 2

方药组成：食盐 300g（研末），生姜 120g（切碎），葱头一握（洗净）。

制用方法：将以上药炒热熨腹部痛处阿是穴，葱头改成葱白亦可。

功能主治：温经散寒止痛，适用于虚寒型痛经。

附记：引自《穴敷疗法聚方镜》。

热熨方 3

方药组成：香附 12g，玄胡 10g，桂枝 9g，官桂 8g，木香 6g，鸡血藤 20g。

制用方法：将药物捣烂外敷贴丹田，然后揉或温灸，有气滞血瘀的加桃仁 12g，赤芍 10g，外敷关元、命门；若寒湿凝滞加茴香 12g，蒲黄 6g，外敷骶部的八髎、肚脐。

功能主治：温经散寒，行气止痛，用于气滞血瘀、寒湿凝滞的痛经。

附记：引自《中国民间敷药疗法》。

五、点滴法

处方：肉桂、丁香、樟脑（可用冰片代之）各 30g。

制用方法：将以上药压碎，以酒500ml浸泡1月去渣，置眼药或滴鼻液瓶中备用。用时将5 ~ 10滴点舌面，先含后咽。

功能主治：温经散寒，行气止痛，用于痛经。

附记：引自《中医杂志》。

六、洗足

方药组成：益母草、香附、乳香、没药、夏枯草各20g。

制用方法：将以上药水煎2000ml，浸泡两足，每次15 ~ 20分钟，每日1次，连续3 ~ 5日。

附记：引自《健康报》。

闭经

女子满18岁月经尚未来潮，或行经后又中断三个月以上者，称为闭经。前者为原发性闭经，后者为继发性闭经。须作有关妇科检查，排除生理性停经及早孕。

一、敷脐法

敷脐方1

方药组成：蒲黄2g，五灵脂2g，穿山甲2g，麝香少许。

制用方法：将以上药研为细末敷于脐部，外用伤湿膏封固，每2 ~ 3日换药1次，每日用热水袋热敷15 ~ 20分钟。

功能主治：活血化瘀通经，用于瘀滞型闭经，月经数月不行或突然闭止，胸胁胀满，小腹胀痛或冷痛。

附记：引自《中医敷脐方法》。

敷脐方2

方药组成：香附2g，桃仁2g，水蛭1g（或鲜水蛭三条），三棱1g。

制用方法：先将前二味研细末后，再与鲜水蛭共捣融为膏，敷于脐孔，外用伤湿膏封固。每2 ~ 3日换药1次，每日用热水袋热敷15 ~ 20分钟。

功能主治：活血祛瘀通经，用于瘀滞型闭经。

附记：引自《中医敷脐方法》。

敷脐方 3

方药组成：用蜣螂 1 只（焙干），威灵仙 10g（焙干）。

制用方法：将以上药共研细末，纳脐或用酒调匀为丸纳脐，膏药盖贴，约 1 小时去药。

功能主治：活血散结通经，用于瘀滞型闭经。

附记：引自《中医外治法》。

敷脐方 4

方药组成：蚕沙 30g，麝香 0.5g，黄酒适量。

制用方法：先将麝香另研末备用，次将蚕沙研为细末，以黄酒适量调成膏状备用。先用麝香 0.25g 填入患者脐孔中央，再取药膏药敷贴于脐眼上，外以纱布覆盖，胶布固定。2 日换药 1 次，连续敷至病愈。

功能主治：活血化瘀通经，用于瘀滞型闭经。

附记：引自《中医敷脐方法》。

敷贴方 5 朱氏堂暖宫贴

使用方法：沿包装袋打开，取出贴片，揭下防粘离型纸，贴于正对“气海穴”（体前正中线，脐下 1 寸半）的内裤外侧即可。每日 1 片。

功能主治：暖宫贴具有温经散寒、暖宫止痛、促进血液循环的功效，适用于顺产、剖宫产及流产后女性痛经、闭经。

二、熏脐法

方药组成：麝香、龙骨、蛇骨、木香、雄黄、朱砂、乳香、没药、丁香、胡椒、青盐、夜明砂、五灵脂、小茴香、两头尖各等份。

制用方法：将以上药研为细末，瓷罐贮藏，切勿泄气，其中麝香临用时加研备用。用时，麝香放脐心，再用面粉做一圆圈，套在脐周；然后装满适量药，外盖生姜片或槐树皮，用艾灸之，每岁一周壮，按年龄推算。随时更换生姜片或槐树皮，防止烧伤皮肤，间日一次。

功能主治：温经散寒，活血通经，适用于妇人寒凝瘀滞经闭、漏下诸症。

附记：引自《新中医》。

三、熨脐法

方药组成：茺蔚子、晚蚕沙各 300g，大曲酒 100ml。

制用方法：先将茺蔚子、晚蚕沙各 150g 放入砂锅中炒热，旋以大曲酒 100ml 撒入拌炒片刻，将炒熟的药末装入白布袋中，扎紧袋口部持续熨之。

至袋中药冷，再取另一半茺蔚子、晚蚕沙炒大曲酒再熨脐腹。连续2次后，覆被静卧半天，月经即可通下。

功能主治：活血通经，适用于女性闭经，伴有腰腹胀痛、头晕、周身乏力等症。

附记：引自《中医药物贴脐疗法》。

四、热熨法

热熨方1

方药组成：益母草120g，蚕沙100g。

制用方法：益母草切碎，与晚蚕沙同炒烫装入布袋熨小腹，每日2次。

功能主治：活血行气，温经散寒，通经，适用于血瘀闭经。

附记：引自《中国民间疗法》。

热熨方2

方药组成：木香、生地各等份。

制用方法：将上药捣烂成饼，贴于气海、关元穴，上盖厚布数层，用熨斗熨烫，每日2次。

功能主治：行气通经，用于气滞型闭经。

附记：引自《中国民间疗法》。

五、淋洗法

方药组成：生地、当归、赤芍、桃仁、五灵脂、大黄、丹皮、茜草、木通各15g。

制用方法：将以上药加水1500ml煎煮，取汤淋洗脐下，每次30分钟，每日1次，7日为1个疗程。

功能主治：清热凉血，活血通经，适用于瘀热型闭经。

附记：引自《中医外治法类编》。

崩漏

崩漏是指女性在不行经期间阴道大量出血不止或淋漓不尽。前者称崩中，后者称漏下，崩与漏出血情况虽不同，但二者常相互转化，故概称崩漏。西医妇科学所称的“功能性子宫出血”其临床出血情况符合崩漏者，归本病范围论治。本病病因病机多由于血热迫血妄行，或脾肾亏虚，统摄无权，冲任不固所致。

一、熏洗法

方药组成：吴茱萸（浸泡）、杜仲（炒）、蛇床子、五味子、桂皮各50g，木香、丁香各25g。

制用方法：将以上药共研为粗末，每取药末25g，用生绢袋盛，以水3大碗煎数沸，趁热熏下部，用手淋浴，早晚两次熏洗。

功能主治：适用于下焦虚冷，脐腹疼痛，带下五色，月水崩漏，淋漓不断。

附记：引自《医部全录》九册。

二、敷脐法

方药组成：益智仁、沙苑子各20g，艾叶30g。

制用方法：前2味药研为末，以艾叶煎汁后调敷脐上，每6小时换药1次，5日为1个疗程。

功能主治：益肾调经，固冲止血，适用于崩漏。

附记：引自《中级医刊》。

三、熏脐法

熏脐方1

方药组成：食盐1茶匙，艾绒柱10～20壮。

制用方法：将食盐研末，过筛备用。取艾绒制成大小适当的艾炷备用。嘱患者平卧床上，取食盐1茶匙填入脐窝中，盐约高出皮肤0.3cm，将艾炷置于盐上点燃灸之，连续不断地灸9壮为1个疗程，一般灸9壮即可止血。

功能主治：止血调经，适用于崩漏、子宫功能性出血。

附记：引自《中医药物贴脐疗法》。

熏脐方2

方药组成：生姜片5～10片，艾炷（如黄豆大）10～15粒。

制用方法：取生姜片1块置于脐上，把艾炷放在姜片上点燃灸之，连续灸10壮，每日灸1～2次，灸至血止为度。

功能主治：温经，止血，调经，适用于虚寒型崩漏。

附记：引自《中医药物贴脐疗法》。

熏脐方3

方药组成：食盐、蒲黄炭各等量，艾叶适量。

制用方法：将食盐和蒲黄炭混合拌匀，贮存备用。取上药物适量，填满患者脐孔，令高出皮肤少许，继之把艾炷置于药面之上，点燃灸之，须频灸，直到阴道出血停止方可停灸。一般灸 1 ~ 2 次即可奏效。

功能主治：化瘀，止血，调经，适用于崩漏不止。

附记：引自《中医药物贴脐疗法》。

四、敷贴法

敷贴方 1

方药组成：红蓖麻仁 15g。

制用方法：将上药捣烂如泥，敷贴于百会穴，血止后洗去。

功能主治：适用于各种证型的崩漏。

附记：引自《中国民间疗法》。

敷贴方 2

方药组成：蓖麻叶 1 张。

制用方法：将上药捣烂，包在患者头上，每日换药 1 次，即止血。

功能主治：适用于功能性子宫出血。

附记：引自《穴敷疗法聚方镜》。

五、薄贴法

方药组成：当归 60g，黑芥穗、党参、白术、熟地黄、川芎、白及、炒蒲黄、炒灵脂各 30g，柴胡、升麻、陈皮各 15g，乌梅、炮姜各 10g，麻油、黄丹适量。

制用方法：将以上药用麻油熬枯去渣，加入黄丹收膏备用，用膏药贴心口脐下。

功能主治：补气养血，活血止血，用于产后血崩不止，老少血崩。

附记：引自《中医外治法类编》。

经行吐衄

每逢经期或经期前后有规律地周期性发生吐血、衄（鼻子出血）血或眼、耳出血者，称“经行吐衄”，又称“倒经”或“逆经”，与西医的“代偿性月经”相似。其表现为每值行经前或正值经期即出现有规律的吐血、衄血，经后便止，但有少数在经后吐血者。中医分型可分为肝经郁火、胃热炽盛、肺肾阴虚，外治法常对实热型有效。

一、敷贴法

敷贴方 1

方药组成：大蒜 31g。

制用方法：将上药捣烂如泥，包两脚心，鼻有蒜气时即效。

功能主治：清热，引血下行，适用于倒经，吐、衄血。

附记：引自《方药集》。

敷贴方 2

方药组成：黄柏、丹皮、山萸肉、广郁金各 15g，大蒜适量。

制用方法：将上药共捣烂做饼状，敷贴在患者的双脚涌泉穴及神阙穴。

功能主治：舒肝清热，引血下行，适用于女性倒经、血出不止。

附记：引自《穴敷疗法聚方镜》。

二、抹法

方药组成：郁金 30g。

制用方法：用郁金煎汤抹胸口，加入韭菜汁、牛膝更佳。

功能主治：清热活血，导经下行，适用于女性热结血闭而致月经逆行。

附记：引自《中医外治法类编》。

经期头痛

每逢经期或经行前后出现以头痛为主要症状的病症，称“经行头痛”，为临床常见多发病，严重影响女性身体健康、工作和学习，属“经前期紧张综合征”的范畴。本病每逢经前或经期头痛发作，经净后渐缓，故诊断并不困难。中医临床可分为血虚、肝火、血瘀三个类型，临床外治多针对血瘀型治疗有效。

耳压法

处方 1

主穴：肝、脾、胃、额、目、眼。

配穴：神门、皮质下、交感、内分泌。

方法：月经前 3 ~ 5 天开始在耳廓上以 75% 酒精常规消毒，将王不留行籽置于 0.5cm × 0.5cm 胶布上，然后贴按压在所选耳穴上，使患者有轻度胀痛感为度。隔日做对侧耳穴按压治疗，直至经止。每次按压 10 分钟，并嘱患者如法每日自行按压治疗耳穴数次，1 次月经周期为 1 个疗程。

功能主治：调和经脉，疏通气血，适用于经期偏头痛。

附记：引自《百病耳压诊治秘诀》。

处方 2

主穴：肝、胆、额、太阳、脾、眼。

配穴：神门、皮质下、交感、内分泌、肾。

方法：用耳穴治疗时停用止痛片等其他治疗。月经前 3 ~ 5 天开始将王不留行籽用胶布固定按压在所选穴位上，以患者有轻度刺痛感为宜。隔日做对侧耳穴按贴治疗，直至经净，并嘱患者如法每日自行按压数次，每次按压 10 次，1 次月经周期为 1 个疗程。

功能主治：调和经脉，疏通气血，适用于经期偏头痛。

附记：引自《中医杂志》。

带下病

女性阴道内有少量白色分泌物，滑润阴道，为生理性带下。若带下量过多，色、质、味异常，或伴有全身症状者，即称为带下病。现代医学认为阴道炎、宫颈糜烂、盆腔炎等急慢性炎症疾病及宫颈痛、宫体癌等均可出现带下病症状。其表现为带下量多，色黄、白、赤或黄白相间，或赤黄相兼；质清稀或黏稠；气味腥、臭秽，或秽浊；伴腰部酸痛，小腹坠痛，下肢酸软，或阴户灼热，或阴痒等症状。

一、熏洗坐浴法

熏洗方 1

方药组成：苦参 30g，白鲜皮 30g，黄柏 15g。

制用方法：将以上药布包水煎 30 分钟，取汁。药液温度为 40℃左右为宜，熏洗坐浴。每日 1 次，1 周为 1 个疗程。

功能主治：清热燥湿，止带止痒，适用于各种阴道炎。

附记：引自《经验方》。

熏洗方 2

方药组成：苦参 30g，蛇床子 30g，白鲜皮 20g，狼牙草 20g。

制用方法：将上药煎水坐浴，每日 1 次，并用手指裹纱布蘸药液尽可能擦洗阴道深部。浴后可放甲硝唑入阴道深处。

功能主治：清热利湿，杀虫止痒，适用于滴虫病所致的带下。

附记：引自《中医诊疗常规》。

熏洗方 3

方药组成：黄柏 50g，马鞭草 30g，白鲜皮 30g，苦参 30g，红花 10g。阴道皮损增厚者加明矾、皂角。

制用方法：将上药煎水冷却后熏洗坐浴，每日 1 至 2 次。

功能主治：清热解毒活血，利湿止带杀虫，适用于霉菌病所致的带下、阴痒。

附记：引自《中医诊疗常规》。

熏洗方 4

方药组成：黄柏 20g，蛇床子 15g，白矾 10g，生半夏、生南星、花椒各 10g，椿根皮 30g。

用法；煎汤趁热熏洗坐浴，每日 2 次，6 日为 1 个疗程。

功能主治：燥湿清热止带，用于妇人带下阴痒。

附记：引自《常见病验方选》。

熏洗方 5

方药组成：吴茱萸、杜仲、蛇床子、五味子各 30g，木香、丁香各 15g。

制用方法：将以上药用纱布包好，加水 1000ml 煮沸熏洗小腹患部，先熏后洗，并可坐浴，早晚二次。

功能主治：温阳行气，燥湿止带，适用于下元虚冷腹痛，带下五色。

附记：引自《证治准绳》。

二、敷脐法

敷脐方 1

方药组成：硫磺、母丁香各 18g，麝香 3g，大蒜瓣、杏仁适量，朱砂少许。

制用方法：先将硫磺、母丁香研成细末，次将麝香加入共研均匀，再将杏仁、大蒜与药末共捣烂为药丸，外拌以朱砂为衣，制成药丸如蚕豆大，备用。用时取药丸 1 个纳入患者脐孔内，外以胶布固定之。每日换药 1 次，通常敷脐 5 ~ 7 日可痊愈。

功能主治：健脾利湿止带，适用于妇人白带淋漓不断，带色稀白，恶臭。

附记：引自《中医药物贴脐疗法》。

敷脐方 2

方药组成：党参、白术、干姜、炙草、牡蛎各等份。

制用方法：上 5 味药共研末，过筛备用。用时以酒或用醋调成膏状，用纱布包裹后敷于神阙穴，外盖以蜡纸，再用纱布、胶布固定。

功能主治：健脾止带，用于脾虚所致之带下。

附记：引自《中医外治法集要》。

敷脐方 3

方药组成：白鸡冠花适量。

制用方法：将上药研末水调敷脐部。

功能主治：清热除湿止带，适用于白带较多，带下淋漓。

附记：引自《中国药学疗法大全》。

敷脐方 4

方药组成：芡实、桑螵蛸各 30g，白芷 20g。

制用方法：将以上药共研为末，过筛，醋调成膏，敷于神阙，每日 1 次。

功能主治：益肾固涩止带，用于带下病。

附记：引自《中医外治法集要》。

三、坐药法

坐药方 1

方药组成：陈大蒜头 9g，苦参、蛇床子各 6g，白糖 3g，葱白 8 ~ 10 根。

制用方法：将以上药焙干研末装入胶囊中，然后取药物胶囊 2 粒塞入阴道内，每晚一次，连用 5 ~ 10 日。

功能主治：清热燥湿止带，适用于妇人带下，色黄兼有阴痒者。

附记：引自《安徽省单验方选集》。

坐药方 2

方药组成：蛇床子、苦参、雄黄、枯矾、冰片、硼砂、滑石、乳香、没药、黄连、金银花、连翘、炒蒲黄、五倍子各等份。

制用方法：先将冰片、雄黄、枯矾、硼砂研为细末，余药经粉碎过 80 ~ 120 目筛，合同前药拌匀，瓶装密封备用。另取虎杖 500g 加水 1500ml，取汁 1000ml，加防腐剂瓶装待用。用时暴露宫颈，将阴道宫颈处分泌物擦净，或碘酒、酒精消毒宫颈，取消毒干棉球一枚，先沾虎杖液少许，再沾上药粉 0.5g 左右，敷于宫颈部位，每日上药一次，七次为 1 个疗程。

功能主治：解毒杀虫，燥湿止带，收敛，防腐，消肿生肌，主治细菌性阴道病及滴虫、霉菌性阴道炎，宫颈糜烂所致的带下病。

附记：引自《新中医》。

先兆流产

先兆流产是指妊娠期阴道不时下血，量少而无腹痛者，中医称为“胎漏”，亦称“胞漏”；如再伴有腰酸腹痛者，或下腹坠胀，中医称为“胎动不安”。胎漏与胎动不安，常是堕胎、小产的先兆，故现代医学称为先兆流产。

通常胎漏有停经史，出血量少，不伴腰酸和小腹坠胀，妊娠试验呈阳性，或 B 超检查宫内可见妊娠囊。而胎动不安者也有停经史，并有腰酸痛，或下腹坠胀，但不甚严重，或同时有少量阴道出血。妊娠试验阳性，B 超检查宫内可见妊娠囊，若怀孕四五个月以上者，可感到胎动或听到胎心音。

一、敷贴法

敷贴方 1

制用方法：吴茱萸适量研末，酒调敷脚心，胎安即洗去。

功能主治：用于胎动冲心，且有平肝逆、保胎元的作用。

附记：引自《妇科秘传》。

敷贴方 2

制用方法：取蓖麻仁 12 粒捣烂，贴在孕妇额上，安定后去药。

功能主治：用于孕妇胎动不安。

附记：引自《方药集》。

二、敷脐法

敷脐方 1

方药组成：阿胶 10g，艾叶 10g。

制用方法：先将阿胶烊化，再把艾叶焙干研末，然后将艾叶末倒阿胶液中调和均匀，制成糊状备用。取药糊直接涂敷于患者脐中神阙穴上，盖以纱布，胶布固定，再以热水袋置脐上药面熨之。每日 1 ~ 2 次。

功能主治：温经养血安胎，适用于气血虚弱型胎漏、胎动不安。

附记：引自《中医药物贴脐疗法》。

敷脐方 2

方药组成：白苎麻根内皮 120g。

制用方法：将上药捣烂敷脐部，胎安后即去药。

功能主治：适用于劳损所致的胎漏、胎动不安。

附记：引自《穴敷疗法聚方镜》。

敷脐方 3

方药组成：炒杜仲（砂炒）、炒补骨脂各 20g。

制用方法：将以上药共研为细末，过筛。用时取药末适量，温水调膏，纱布包裹，敷神阙穴。

功能主治：益肾安胎，适用于肾气不固型胎漏、胎动不安。

附记：引自《中医外治法集要》。

敷脐方 4

方药组成：白术、当归、白芍、续断各 3g，糯米适量。

制用方法：将以上 4 味研末，糯米粉加水调药面敷于脐部，胶布封固，每日换药 1 次。

功能主治：益气养血安胎，适用于气血两虚型胎漏、胎动不安。

附记：引自《中医敷脐疗法》。

习惯性流产

连续堕胎、小产发生三次或三次以上者称习惯性流产，中医称“滑胎”，又称“数堕胎”。

贴敷法

贴敷方 1

方药组成：当归、条芩（酒炒）、益母草各 30g，生地 24g，白术、续断各 18g，甘草 10g，酒炒白芍、黄芪、肉苁蓉各 15g，麻油 1000g，白蜡 30g。

制用方法：用麻油浸药七日，熬成膏，加白蜡熬成三四沸，加黄丹 135g，再熬再加飞过龙骨 30g 搅匀，以缎布摊如碗口大，贴丹田上。14 日一换，贴过 8 个月为妙。

功能主治：益气养血，益肾安胎，用于习惯性小产。

附记：引自《中国膏药学》。

贴敷方 2

方药组成：当归、党参、生地、杜仲、续断、桑寄生、生地、地榆、砂仁、阿胶各 30g，熟地 60g，炒蚕沙 45g，麻油 750g，黄丹 360g，黄蜡 60g。

制用方法：以上药熬收为膏，再下煅紫石英、煅赤石脂、煅龙骨细末各 21g，搅匀。先 1 月贴腰眼，7 日一换，过 3 月后，半月一换，十月满为止。肾虚腰痛贴命门。

功能主治：补肾益气固胎，用于防止习惯性流产及防止小产。

附记：引自《中医外治法类编》。

贴敷方 3

方药组成：人参 1.5g，当归 3g，白术 6g，川芎 3g，黄芩 6g，防风 3g，陈皮 1.5g，荆芥 6g，生甘草 3g，紫草茸 6g，赤芍、柴胡、白芍、葛根、砂仁各 1.5g，糯米、阿胶各 15g。

制用方法：除糯米、阿胶之外，其余药物混合研为细末，待用，继之将糯米、阿胶加水适量煎煮至完全溶解后，再取药末加入煎熬成浓稠药膏。临用时取药膏约 30g 摊布于纱布中间，用药膏敷于患者脐孔上，外加胶布贴紧。每日换药 1 次，频贴频换，直至病情稳定为止。

功能主治：益肾健脾安胎，适用于滑胎和胎动不安。

附记：引自《中医外治法类编》。

宫外孕

宫外孕又称异位妊娠，也就是在子宫以外的其他位置妊娠。正常的妊娠，应该是精子和卵子在输卵管相遇而结合形成受精卵，然后游向子宫，在子宫着床发育成胎儿。如果由于某种原因，受精卵在子宫腔以外的其他地方“安营扎寨”，便是异位妊娠。最常见的异位妊娠是输卵管妊娠。受精卵在输卵管妊娠是难以持久的，在停经后 1 ~ 2 月内，逐渐长大的受精卵就会撑破输卵管，造成大出血，引起休克，甚至危及生命。

灌肠方

方药组成：丹参、忍冬藤、白花蛇舌草各 30g，赤芍、香附各 15g，桃仁 9g，三棱 6g，莪术 10g，紫草 100g。

制用方法：取以上药水煎 3 次，混匀浓缩至 150ml，即低位保留灌肠，每日1剂。

功能主治：输卵管妊娠患者。

附记：引自《河北中医》。

胎位不正

胎位不正是指妊娠30周后，胎儿在子宫体内的位置不正常，多见于经产妇，或腹壁松弛者，胎儿多呈横位或臀位、斜位、足位。

一、艾灸法

艾灸方1

取穴：双侧隐白穴（脚大拇指内侧趾甲角旁）。

方法：患者仰卧床上，松开裤带，用艾卷点燃灸双侧足上隐白穴各15分钟。

功能主治：益气健脾，转胎，用于治疗胎位不正，妊娠7个月使用时效果最佳。

附记：引自《中医外治方药手册》。

艾灸方2

取穴：双侧至阴穴（足小趾外侧趾甲角旁）。

方法：孕妇施灸前排空小便，松解腰带，坐位，先后点燃香烟2支，自行灸双侧至阴穴，或取卧位请他人灸，每次15～20分钟，每日早晚各2次，温度适宜。5～7日为1个疗程，7日后到妇产科复查。

功能主治：调经气、通胞脉、运胞宫，适用于胎位不正。

附记：引自《云南中医杂志》。

艾灸方3

方法：用艾条熏灸双侧至阴穴，距离以热感能忍受为度。每次15分钟，每日1次，7日为1个疗程。然后做妇科检查，无效者再行第二疗程，亦可配合补中益气汤口服。

功能主治：健脾益气，行气宽中，适用于胎位不正，以妊娠7个月左右使用为宜。

附记：引自《新中医》。

二、洗足疗法

洗足方 1

方药组成：白术、黄芩、茯苓等各 20g。

制用方法：加水 2000ml 煎上药，浸洗双足，每次 20 分钟。

功能主治：补气清热转胎，用于胎位不正。

附记：引自《中国中医独特疗法大全》。

洗足方 2

方法：每晚用热水洗脚一次，洗时按压双足的至阴穴或隐白穴。

功能主治：转胎，用于胎位不正。

附记：引自《中国民间疗法》。

妊娠小便不通

妊娠期间小便不通，甚至小腹胀急疼痛者，称为“妊娠小便不通”，中医又称为“转胞”。

一、敷贴法

敷贴方 1

方药组成：滑石末、车前草各适量。

制用方法：以车前草捣汁，调滑石末，敷脐下，水调亦可。

功能主治：利水清热，适用于各种类型的孕妇小便不通。

附记：引自《妇科秘方》。

敷贴方 2

方药组成：田螺 3 个，滑石、盐各少许。

制用方法：将以上三味药捣烂拌匀，敷贴气海、神阙穴。

功能主治：养阴清热，利湿通淋，适用于妊娠小便淋痛。

附记：引自《穴敷疗法聚方镜》。

二、敷脐法

敷脐方 1

方药组成：活田螺 1 ~ 2 个（连壳），滑石末 12g。

制用方法：将以上药共捣至融烂，加温开水适量调成糊状，备用。将药糊适量涂敷于患者脐孔穴中，外以纱布覆盖，胶布固定；上药糊干后再换再涂，每日敷药 3 ～ 4 次。

功能主治：清热利湿通淋，适用于妊娠子淋属湿热下注者。

附记：引自《中医药物贴脐疗法》。

敷脐方 2

方药组成：黄芪 15g，升麻 6g，肉桂 10g，生姜适量。

制用方法：前 3 味研末，生姜汁调敷脐上，胶布固定。外用热水袋热敷 30 ～ 60 分钟，每日 2 ～ 3 次。

功能主治：益气利水，适用于妊娠期小便不通。

附记：引自《中医敷脐疗法》。

敷脐方 3

方药组成：川椒 6g，大盐 250g。

制用方法：川椒研末填脐，胶布封固，大盐炒热敷于脐上，冷后再炒再敷。

功能主治：温阳利水，适用于妊娠期小便不通。

附记：引自《中医敷脐疗法》。

敷脐方 4

方药组成：茯苓皮、赤小豆、薏仁、生姜皮各 2g，鲤鱼 1 条。

制用方法：将前 4 味研末，鲤鱼煮浓汁调上药粉如糊状，敷脐部，外用塑料布覆盖，胶布固定。2 ～ 3 日换药 1 次。

功能主治：清热利水，适用于妊娠期小便不通。

附记：引自《中医敷脐疗法》。

敷脐方 5

方药组成：桂枝、苍术、白芍各 3g，生姜适量。

制用方法：前 3 味研细末，生姜汁调敷脐部，覆盖塑料薄膜，胶布固定。每日 1 次，热水袋热敷 15 ～ 30 分钟。

功能主治：温阳利水，适用于妊娠期小便不通。

附记：引自《中医敷脐疗法》。

三、熨脐法

熨脐方

方药组成：党参、黄芪各 10g，桂枝、白术、泽泻、猪苓各 5g，葱白适量，大盐 90g。

制用方法：将前 6 味研细末，与葱同捣如泥敷脐上，上盖塑料薄膜，胶布固定，大盐炒热，布包熨脐，冷后炒热再熨。

功能主治：健脾益气，通阳利水，适用于妊娠期小便不通。

附记：引自《中医敷脐疗法》。

四、熏脐法

方药组成：食盐 30g，艾绒适量。

制用方法：取食盐适量，并将艾绒捏成黄豆大艾炷 21 壮。嘱患者仰卧，将食盐填入患者脐孔穴中，再取艾炷置于食盐面上点燃灸之。连续灸 21 壮，如果小便通，再灸至小便利为度。

功能主治：温阳通络利水，适用于妊娠期小便不通。

附记：引自《备急灸法》。

产后腹痛

分娩后由于子宫收缩而引起的小腹疼痛为主症者，称为“产后腹痛”，中医亦称“儿枕痛”。经产妇的腹痛较初产妇为重，下腹部疼痛，为阵发性，哺乳时疼痛可加剧，不伴寒热等症，一般 3 ~ 4 天可自行消失，个别严重者则需治疗。

一、灌肠法

方药组成：莱菔子 10g，大黄 10g，厚朴 10g，枳壳 10g，大枣 10g，黄芪 10g，元胡 10g，五灵脂 10g，干姜 10g，番泻叶 6g，杏仁 6g，桔梗 6g，夜交藤 30g，马齿苋 30g。

制用方法：将以上药煎 3 次，煎液共 500ml 装入盐水瓶，存放冰箱冷藏备用。术后 6 小时，用灌肠器插入肛门约 16 ~ 20cm 左右，取上述煎液 500ml，加入 5% 葡萄糖盐水 500ml、10% 的葡萄糖 500ml、50% 的葡萄糖 100ml、维生素 C2g 加温至 38℃左右，取 120 ~ 160ml，所配药液缓慢灌入，保留肛管，每隔 2 小时灌肠一次，直至排气或排便为止（多数患者排气排便同时出现）。

功能主治：理气除胀止痛，适用于剖腹产术后腹胀痛，促进肠蠕动，缩短排气时间。

附记：引自《贵阳中医学院学报》。

二、热熨法

方药组成：陈艾叶24g。

制用方法：将以上药焙干捣末敷脐中，以绢盖之，再用温度适宜的热水袋往来熨之。待患者感口中有艾气出，寒气即除，腹痛即止。

功能主治：温经止痛，适用于产后寒凝所致的腹痛。

附记：引自《民间灵验便方》。

三、药带法

方药组成：元胡30g，炮姜、附子各15g，肉桂12g，艾叶10g。

制用方法：将以上药共研细末，白酒炒热，装入药带，缚于小腹部。

功能主治：温暖下焦，散寒止痛，适用于产后寒凝瘀滞腹痛。

附记：引自《中国中医独特疗法大全》。

四、敷贴法

敷贴方1

方药组成：蒲黄、炒五灵脂各60g。

制用方法：上二味共研为末，以醋调成膏，贴敷小腹。

功能主治：活血祛瘀止痛，适用于血瘀内阻所致的产后腹痛。

附记：引自《中药外贴治百病》。

敷贴方2

方药组成：香白芷、小茴香、红花各4g，细辛、知母、肉桂各3g，当归5g，益母草6g，元胡4g，乳香、没药各10g，樟脑末10g。

制用方法：先将香白芷、小茴香、当归、细辛、肉桂、红花、元胡、益母草等药水煎两次，取2次所煎汤液合并浓缩成稠糊状。再将乳香、没药溶于95%乙醇溶液中，然后取药糊混合于适量95%乙醇的乳香、没药液，焙干后研为细末，加入樟脑末调匀即成。每次取药末9g，用黄酒数滴拌成糊状，将药糊敷于脐孔中（神阙）上，外用伤湿膏固定，干后再换1次，一般3～6次即可病愈。

功能主治：温经散寒，活血理气，适用于产后及人工流产后腹痛。

附记：引自《中药外贴治百病》。

贴敷方3

方药组成：牙皂2.5g，细辛1.5g，葱白三根，生姜三片。

制用方法：先将牙皂、细辛研为细末，葱白、生姜捣烂调匀，用酒精调成糊状，敷于印堂穴或患处小腹部，并可加温灸。

功能主治：温经止痛，用于产后小腹疼痛、恶露不下。

附记：引自《中国民间疗法》。

贴敷方 4

方药组成：吴茱萸 15g，栀子、桃仁、沉香各 10g。

制用方法：将以上药共研为细末，用酒调匀，加热后敷于小腹。

功能主治：温经活血止痛，用于血瘀型产后腹痛。

附记：引自《中国民间疗法》。

产后排尿异常

新产后小便不通或尿意频数，甚至小便失禁者，统称“产后排尿异常”。本病多发生于新产后，患者有强烈尿意，但排尿艰难，小便闭塞不通，小腹胀急，并有烦躁不安等症状；或小便次数增多，甚至日夜数十次，或排尿不能自行控制等。

一、敷贴法

敷脐方 1 甘遂末

制用方法：将甘遂末少许，敷于脐部。另口含甘草。

功能主治：通络利水，用于产后小便难。

附记：引自《中医外治法简编》。

敷脐方 2 葱白泥

制用方法：葱白炒热，敷小腹。

功能主治：散寒通阳利水，主治产后小便难。

附记：引自《经验方》。

敷脐方 3

方药组成：吴茱萸 15g，益智仁 15g，小茴香 15g，官桂 10g，小麦面粉 10g，白酒适量。

制用方法：将前四味药共研成粉末，再加小麦面粉拌匀，用热酒调和，做成药饼一个，备用。将药饼敷于患者脐孔上，外加纱布覆盖，胶布固定，待敷处发痒则去掉。通常 1 剂即可以正常。

功能主治：补肾助阳，化气行水，适用于产后小便频数，甚至尿急不能自控或失禁而遗尿。

附记：引自《中医药物贴脐疗法》。

敷脐方 4

方药组成：肉桂、附子各 15g，母丁香 10g，公丁香 10g，黄酒适量。

制用方法：将以上四味药共研细末，以黄酒调匀，制成圆形小饼如古铜钱大稍厚，备用。取药饼烘热，贴于患者脐孔上，外以纱布盖上，胶布固定，2 日换药 1 次。

功能主治：补肾温阳，化气行水，适用于产后小便频，尿次多、量多，或小便失禁。

附记：引自《中医药物贴脐疗法》。

敷脐方 5

方药组成：吴茱萸、附子、桑螵蛸（烧炭存性）、肉桂、茴香籽 10 ~ 15g，黄酒适量。

制用方法：将以上诸药共研细末，过筛，加黄酒调和如糊状，备用。临用时取药糊 30g 涂满患者脐窝，外加纱布盖之，再以胶布固定。待脐部发痒，即可去掉敷药，通常敷 3 ~ 4 次可愈。

功能主治：通阳益肾，行气固涩，适用于产后小便频数。

附记：引自《中医药物贴脐疗法》。

二、熏脐法

方药组成：葱白 15 根，食盐适量，麝香 0.2g，艾炷（如黄豆大小）不拘数量。

制用方法：先将食盐炒热待用，次将葱白单独捣烂如泥，捏成 1 个圆扁状药饼，备用。嘱患者仰卧床上，取炒热的食盐填满患者脐窝，再取葱白饼置于脐孔内的食盐上，旋即取艾炷置于葱饼上，点燃灸之，灸壮数不计。直灸至患者自觉有热气入腹时，小便即可通利。

功能主治：温阳化气行水，适用于产后小便不通。

附记：引自《经验方》。

三、灌肠法

方药组成：枳实 12g，厚朴 12g，生大黄 20g（后下）。大便干者加芒硝 20g。

制用方法：以上药物煎取 100 ~ 200ml，作保留灌肠。每日 1 ~ 2 次，每次间隔 4 ~ 6 小时，每次保留 30 ~ 60 分钟，疗程为 1 天，无效改导尿。

功能主治：行气利水，适用于产后尿潴留。

附记：引自《中国中西医结合杂志》。

四、热熨法

方药组成：肉桂 3g，黄芪 15g，白术 10g，茯苓 15g，黄柏、知母各 10g，生军 5g，泽泻、荆芥各 10g，车前子 12g，沉香 3g，木香 10g。

制用方法：上方每日 1 剂，煎分 2 次服，将本方第二煎后的药渣加生姜、葱、醋各适量（有的还加麦麸）同入锅中炒热，布包外敷小腹，每日 1 ~ 2 次。

功能主治：益气温阳，行气利水，主治产后尿潴留。

附记：引自《当代中医实用临床效验方》。

产后自汗盗汗

产妇产后气血较虚，腠理不密，导致汗出较平时多，尤其于饮食、活动后或睡眠时为显，常在数日内自行好转。如涔涔汗出，持续不止者，为“产后自汗”。若睡后汗出湿衣，醒来即止者，称为“产后盗汗”。此病属产后“三急”症之一，须及时治疗，否则将有亡阴亡阳之变。

一、敷脐法

方药组成：何首乌 20g。

制用方法：将以上药研末，水调成糊状，贴于脐中。

功能主治：养血补虚，适用于产后虚汗不止，自汗盗汗不止。

附记：引自《中药外治百病》。

二、扑粉法

方药组成：麻黄根 60g，牡蛎粉 200g。

制用方法：将以上药研细末，用时敷擦身上。

功能主治：收敛止汗，适用于产后虚汗不止。

附记：引自《中药外贴治百病》。

产后身痛

女性产褥期间，出现肢体酸痛、麻木，严重者称为“产后身痛”，或称“产后关节痛”。本病特点是产后肢体酸痛、麻木，局部无红、肿、灼热，临证时应与风湿热相鉴别。

一、敷贴法

敷贴方 1

方药组成：牛膝 20g，当归 20g，黄芪 12g，桃仁 8g，红花 12g，木通 8g，桂枝 8g，鸡血藤 30g。外感风寒加艾叶 60g，冰片 3g；瘀血内阻加乳香 12g，樟脑 3g。

制用方法：上药共研细末，调拌麻油或凡士林备用。外感风寒者敷于命门、委中、承山，瘀血内阻的敷于腰骶部的八髎、关元、涌泉。

功能主治：养血通络，散寒祛瘀止痛，用于产后腰部胀痛，屈伸困难。

附记：引自《中国民间敷药疗法》。

敷贴方 2

方药组成：三棱 12g，莪术 12g，威灵仙 12g，木瓜 20g，杜仲 10g，防风 12g，独活 8g，冰片 3g。

制用方法：将以上药研细末，凡士林调或熬炼成膏，外敷痛处。

功能主治：活血祛风，通络止痛，用于产后腰痛。

附记：引自《经验方》。

二、热熨法

热熨方 1

方药组成：葱白 60g，桑枝 30g，食盐 80g。

制用方法：将以上三味药共炒热，趁热外敷于关元、命门穴，每日 2 次。

功能主治：温阳通经活络，适用于产后腰冷疼痛。

附记：引自《中国民间敷药疗法》。

热熨方 2

方药组成：老鹳草 20g，伸筋草 30g，透骨草 30g，食盐适量。

制用方法：将以上药共捣烂，加食盐炒热，外敷八髎、浦泉穴、阿是穴，每日 1 次。

功能主治：祛风活络，舒筋活血止痛，用于产后腰痛及关节疼痛。

附记：引自《中国民间敷药疗法》。

三、洗浴法

洗浴方

方药组成：老茅草叶、石菖蒲、陈艾各适量。

制用方法：将上药水煎外洗。

功能主治：温经止痛，适用于产后风湿疼痛。

附记：引自《重庆草药》。

产后缺乳

产妇产后泌乳甚少或全无，称“产后缺乳”，亦称“产后乳汁不行”。缺乳多发生在产后第二三天至半个月内，也可发生在整个哺乳期。临床中的缺乳多以新产后的缺乳最为常见。

缺乳有如下特点：1. 产后开始哺乳时觉乳房不胀，乳汁稀少，以后稍多，但不够婴儿哺乳。2. 产后哺乳开始时即全无乳汁。3. 新产后哺乳正常，因突然高热或受到精神创伤等原因后，乳汁骤减，不足以喂养婴儿。

一、浸洗法

浸洗方 1

方药组成：京三棱 1500g。

制用方法：将以上药用水 2 碗，煎汁 1 碗，浸洗乳房，以乳汁出为度。

功能主治：活血行气、通乳络，适用于瘀滞型乳汁不下。

附记：引自《外治秘要》。

浸洗方 2

方药组成：麦芽 120g。

制用方法：以水 500ml，煎汤洗乳房，并用木梳梳千遍。

功能主治：通经下乳，用于乳络不通，乳汁不行。

附记：引自《中医外治法类编》。

二、敷贴法

敷贴方 1

方药组成：酒酿 1 杯，菊花叶适量。

制用方法：将酒酿炖热，另以菊花叶洗净，捣烂，取半杯菊花汁液，冲入酒酿服之，并以上 2 味之余渣搅和均匀，敷于患处，每日 2 次。

功能主治：清热解毒，疏通乳络，适用于产后乳房胀痛，乳水不通。

附记：引自《家用偏方治百病》。

敷贴方 2 蒲公英外敷

方药组成：蒲公英适量。

制用方法：将蒲公英捣烂敷于肿处，势欲成脓者，可按“乳痈”处理。

功能主治：清热、解毒、通络，适用于产后乳汁不通，欲发乳痈者。

附记：引自《中国医学百科全书·中医妇科学》。

敷贴方 3 鲜蓖麻叶外敷

方药组成：鲜蓖麻叶 200g。

制用方法：将鲜蓖麻叶加水适量，煎约 50 ~ 60 分钟，取药汁热敷于乳房上。

功能主治：通络下乳，用于产后缺乳。

附记：引自《中国民间疗法》。

敷贴方 4

方药组成：大葱 30g。

制用方法：将大葱加水 300ml，煎煮取药液，以药液洗乳房。再以木梳背推、擦、按摩乳房 200 余次（自乳根向乳头方向推摩）。

功能主治：通络下乳，用于乳络不通之产后缺乳。

附记：引自《中国民间疗法》。

急性乳腺炎

急性乳腺炎是发生于乳房的一种急性化脓性疾病，中医称“乳痈”。多见于哺乳期女性，初产妇多见，常在产后 3 ~ 4 周发病。由于乳汁积聚或乳头破碎，乳头畸形或外伤等，使乳管阻塞，乳络不畅，瘀滞化热而成痈。

本病初期乳房肿胀疼痛，皮肤稍红或伴有硬结，乳汁不畅，可伴全身发热、恶寒、头晕头痛等症状。继之进入成脓期，肿块渐增大、皮肤潮红、疼痛加剧、发热、口渴喜饮等。进一步发展，肿块中央变软，按之有波动感。乳痈溃后，肿消痛减，如脓出不畅，则肿痛不减，脓肿可波及其他乳络，而成“传囊”之变。

一、外敷法

湿敷方 1 外用中草药鲜品

制用方法：鲜野菊花、鲜蒲公英、鲜芙蓉叶、鲜紫花地丁、鲜马齿苋等中药任选 1 ~ 2 种，洗净、阴干、捣烂成泥外敷患处，每日 1 ~ 2 次。

湿敷方 2 市售成药六神丸等外敷

制用方法：金黄散或双柏散（市售）任选一种，用蜂蜜及少许陈醋调糊外敷患处，每日 1 ~ 2 次；或用六神丸 30 粒，研为细末，适量凡士林调匀，外敷患处每日 1 换。

功能主治：清热解毒，止痛，主治乳痈红肿疼痛。

湿敷方 3 朴硝马齿苋方

方药组成：朴硝 100g，鲜马齿苋 200g。

制用方法：先将马齿苋洗净，捣汁去渣，用其鲜汁调朴硝，外敷患处，每 4 ~ 6 小时更换 1 次。

附记：引自《中医外治杂志》。

湿敷方 4 仙人掌加味

方药组成：仙人掌 90g 去刺洗净，生石膏 30g，冰片少许。

制用方法：上药混合捣烂成糊状，外敷患处，每日 1 次，或单用鲜的仙人掌 100g 去刺，洗净捣碎成泥，以纱布敷料摊平，根据乳痈范围大小剪贴（一般采用直径约 8cm 的圆形敷料），外用胶布固定，每日换药 1 次，连敷 3 ~ 5 日，可获痊愈。

功能主治：清热解毒，行气活血，适于乳腺炎初期未成脓者。

附记：引自《中医外治杂志》。

湿敷方 5 消痈通络汤

方药组成：红藤 40g，忍冬藤 30g，连翘 30g，蒲公英 30g，穿山甲 10g，王不留行 15g，漏芦 15g，皂角刺 12g，乳香 12g，乳药 9g，瓜蒌 15g，青皮 12g，鹿角霜 12g。

制用方法：上药煎取 1000ml，外敷患乳，并沿乳络方向反复按摩，使瘀滞的乳汁尽量排出，治疗时间 7 日为限。

二、熏洗法

熏洗方 1

方药组成：葱白 150 ~ 250g。

制用方法：葱白切细后加入适量热水，先熏后洗患侧乳房。每日 3 ~ 5 次，2 日 1 个疗程。

功能主治：通阳行气，通络止痛，适用于乳腺炎初期。

附记：引自《中医杂志》。

熏洗方 2

方药组成：葱白 500g，麦芽 50g。

制用方法：葱白捣烂取汁，用好酒分 2 次冲服，外用麦芽 50g 煎汤频温洗。

功能主治：通阳行气，通络止痛，适用于乳腺炎。

附记：引自《家用偏方治百病》。

熏洗方 3

方药组成：刘寄奴、蒲公英各 30g，红花 9g。

制用方法：将以上药水煎，熏洗患乳。每次 20 分钟，每日 1 ~ 2 次。

功能主治：清热活血，散结，用于乳痈初起。

附记：引自《中国民间疗法》。

三、吹鼻法

吹鼻方 1

方药组成：大贝母适量。

制用方法：研末吹入鼻内每日 3 次，3 日为 1 个疗程。

功能主治：解郁化瘀，散结止痛，适用于吹奶作痛，急性乳腺炎初期。

附记：引自《本草纲目》十三卷。

吹鼻方 2

方药组成：牙皂 20g，白芷 5g，生南星 1g。

制用方法：将以上药共研细末，用时取 0.1g 吹鼻，左病吹右，右病吹左，双侧发炎同时吹双鼻，每日 1 次，连用 3 日。用后能打喷嚏效果更佳，用药 1 分钟疼痛减轻，第二天肿块消退。如用药 1 次未见明显效果，可结合其他疗法治疗。

功能主治：行气化结，消肿止痛，适用于急性乳腺炎。

附记：引自《浙江中医杂志》。

四、塞鼻法

塞鼻方 1

方药组成：皂角适量。

制用方法：上药研细末，用 75% 酒精或白酒调湿，取纱布包成 1cm × 0.5cm × 0.5cm 大小如枣核形的小药包，塞入同侧之鼻孔内，12 小时后取出，伴有高热者配合麻黄 6g 水煎服。

功能主治：软坚散结，消痈，用于乳痈初起。

附记：引自《中国民间疗法》。

塞鼻方 2

方药组成：生半夏半粒，白芥子 5 粒，王不留行 15 粒，生姜少许。

制用方法：将以上药共捣烂，用两层纱布包成椭圆形，塞入患者患乳对侧的鼻孔，每次 2 ~ 3 小时，每日 1 次，一般 1 天内症状减轻，3 ~ 5 天可愈，双侧乳房同病则双侧鼻孔转换塞。

功能主治：行气活血，散结消肿，解毒，主治乳痈。

附记：引自《吉林中医药》。

五、按摩法

方法：先在患侧乳房上涂上少许润滑油，医者用五指腹由乳房四周轻轻向乳头方向按摩，但不宜用力挤压或旋转按压。同时可轻揪乳头数次，以扩张乳头部的乳络，同时按点拍打曲池、肩井等穴。

六、隔药灸法

方药组成：葱白或大蒜。

制用方法：把葱白或大蒜捣烂敷患处，用艾条熏灸，每次 10 ~ 20 分钟，每日 2 次，3 日 1 个疗程。

功能主治：通经行气，软坚消痈，主治乳腺炎初起。

附记：引自《当代中药外治临床大全》。

七、涂搽法

涂搽方 1

方药组成：五倍子 15g。

制用方法：将上药研末，调醋涂患处。

功能主治：解毒，适用于乳腺炎。

附记：引自《中药外治疗法》。

涂搽方 2

方药组成：公丁香 10 ~ 20 颗。

制用方法：将公丁香研成细末，过细箩后，贮瓶内待用。先用淡盐水洗净患部，拭干，用香油调涂，撒上粉剂，每日上药 2 ~ 3 次。应注意在小儿哺乳后上药，哺乳时应洗去药物。治疗期间要保持患部清洁，减少哺乳次数。

功能主治：温肾助阳，疏通经络，适用于急性乳腺炎。

调治建议：若乳房出现红肿热痛或伴有体温升高者，不适用此药。

附记：引自《中药外贴治百病》。

八、药带疗法

方药组成：玄明粉 500 ~ 100g。

制用方法：根据乳房大小，先缝成较稍大些的纱布袋，然后将玄明粉装入袋内封口，患处用温水洗净擦干再置药袋，其厚度以 1cm 为宜，每日更换 2 ~ 3 次。另内服麻蒲散：炙麻黄 6g，丹参、石苇、青皮各 6g，公英 24g，生甘草 6g。表热者加牛蒡子、连翘，乳汁瘀滞者加王不留行，气郁胀肿加香附，红肿热重加野菊花，败乳酿脓加生麦芽回乳，成脓溃时加生黄芪托里排脓。

功能主治：清热解毒，消肿散结，软坚止痛，活血化瘀，主治急性乳腺炎。

附记：引自《南京中医学院学报》。

九、针刺法

取穴：肩井、膻中、足三里。

针法：强刺激，留针 15 分钟，每日 1 次，发热者加曲池。

乳房结块增生

乳房结块中医称为乳癖，是指乳房出现形状、大小、数量不一的硬结肿块，又称“乳粟”“奶癖”。《疡医心得录》指：乳中结核，形如丸卵、不疼痛、不发寒热、皮色不变，其核随喜怒为消长，此名“乳癖”。各年龄均可发生，或在一侧乳房，也可在双侧乳房，多伴有经前乳胀、不孕症或与青年少女的月经不调及更年期综合征等有关。

一、贴敷法

贴敷方 1

方药组成：鲜山药、川芎各适量，白糖少许。

制用方法：将以上药共捣烂贴于患处，贴后感奇痒不可忍，忍之良久渐止。

功能主治：利湿行气，活血止痛，散结，适用于乳房结块及乳痛日久，坚硬不溃者。

附记：引自《中医外贴治百病》。

贴敷方 2

方药组成：山慈姑 15g，白芷 9g，鹿角 9g，山甲 9g，血竭 9g，麝香 0.6g。

制用方法：诸药共研细末，醋调成糊状，敷于患乳，外盖纱布，胶布固定。

功能主治：活血化瘀，软坚化结，适用于乳癖。

附记：引自《哈荔田妇科医案医话选》。

贴敷方 3

方药组成：葱、蜜各半，远志末 9g。

制用方法：葱捣烂，诸药调匀，敷患处，外盖纱布，胶布固定。

功能主治：通阳，活络，散结，适用于乳癖初期。

附记：引自《中医外治法简编》。

贴敷方 4

方药组成：瓜蒌、连翘、川芎、香附、红花、泽兰、寄生、大黄、芒硝、丝瓜络、鸡血藤各 30g。

制用方法：将上述 12 味中药，装两个白布袋中，其大小以敷盖乳房为宜，放锅中蒸热，外敷患乳半小时至 1 小时，每日 1 ～ 2 次。热敷完毕，将药袋用塑料袋装好留待再用，10 日为 1 个疗程。

功能主治：行气活血，软坚散结，适用于乳癖。

附记：引自《福建中医药》。

贴敷方 5

方药组成：乳香、没药、黄柏、大黄各等份，冰片少量。

制用方法：诸药共研细末，鸡蛋清调敷患处，外盖纱布，胶布固定。

功能主治：活血凉血，化瘀消结，适用于乳瘤。

附记：引自《陕西中医》。

二、敷脐法

敷脐方 1

方药组成：山慈姑、重楼（七叶一枝花）各 15g，蟾酥 5g，陈米醋适量。

制用方法：将诸药混合研碎为细末，过筛后加米醋适量调和成膏备用。取药膏适量，分别敷贴于患者脐孔和乳核部位，贴药后以胶布贴紧固定，每日 1 次，10 日为 1 个疗程。

功能主治：清热解毒，活血散结，适用于乳核初起。

附记：引自《中国药物贴脐疗法》。

敷脐方 2

方药组成：川乌 10g，草乌 6g，蟾酥 3g，蜂蜜适量。

制用方法：诸药共研为极细末，瓶装密封备用。临用时每次取以上药末2.5g，以蜂蜜调膏敷贴于患者脐孔及乳核上，外以纱布覆盖，胶布固定。每日1次。

功能主治：活血通络散结，适用于乳癖，乳中触及肿块，推之可动，乳核1个或2个，单侧或双侧乳房发生。

附记：引自《中医药物贴脐疗法》。

敷脐方3

方药组成：夏枯草、柴胡、白芷、南星、穿山甲、皂角刺各1g。

制用方法：前6味研细末，竹沥水调敷脐部，胶布固定。

功能主治：疏肝理气祛痰，软坚散结通络，适用于乳房内良性结节。

附记：引自《中医敷脐疗法》。

敷脐方4

方药组成：仙茅、淫羊藿、鹿角霜、巴戟天、青皮、全蝎、炒五灵脂各3g，活地龙适量。

制用方法：前7味研细末，地龙捣烂与药面混匀，敷于脐部，胶布固定。每日1次，热水袋热敷15 ~ 30分钟。

功能主治：温阳活血，祛瘀止痛，适用于乳癖、结节疼痛。

附记：引自《中医敷脐疗法》。

敷脐方5

方药组成：公英、木香、当归、白芷、薄荷、栀子各30g，地丁、瓜蒌、黄芪、郁金各18g，麝香4g。

制用方法：将上药研末备用。每次取药面0.4g置于脐部，用干棉球轻压散剂上按摩片刻，即用4cm×4cm大小的胶布密封紧贴脐上，3日换药1次，8次为1个疗程，一般治疗3个疗程。

功能主治：理气活血、化瘀通络、散结止痛，主治肝郁气滞型乳癖。

附记：引自《陕西中医》。

三、涂搽法

方药组成：香附末30g，麝香末0.9g，蒲公英90g。

制用方法：上药用醋煎，调涂患处。

功能主治：活血行气，清热解毒，散结，适用于乳癖。

回乳

产后由于疾病或其他原因需要断乳，所采取的措施，叫回乳。

一、敷贴法

方药组成：胆南星 10g。

制用方法：上药研细末，米醋调敷乳房上（勿涂乳头），过一昼夜洗去，不效再用，至病愈为止。

功能主治：用于回乳。

附记：引自《内病外治法》。

二、热熨法

方药组成：建曲 60g，蒲公英 60g。

制用方法：将上药水煎，每日煎 2 次，早晚各内服 1 次，并将煎渣以纱布包裹后，在乳房上熨敷。

功能主治：适用于回乳。

附记：引自《中医外治方药手册》。

三、药带法

方药组成：芒硝 200g。

制用方法：上药用纱布包裹，分置于两侧乳房上。用胸带固定，经 24 小时（天热 12 小时）取下，如 1 次未见效，可继续敷 1 ～ 2 次。

功能主治：适用于回乳。

附记：引自《中华妇产科杂志》。

第十章　男科病症

急性前列腺炎

急性前列腺炎是前列腺化脓性炎症，其主要临床表现是多数有恶寒，甚至寒战发热等症状；随着炎症的进展，症状逐渐加剧，呈高热、全身疼痛、虚弱、厌食、恶心呕吐，甚或虚脱或发展成败血症表现。局部会阴或耻骨上区域有重压感，久坐、排便时加重，且向腰部、下腹、背部、大腿根部放射。一旦有小脓肿形成，局部疼痛加剧而不敢排便。排尿时有灼热感，尿道疼痛、尿急、尿频、尿后滴沥或见脓尿，严重时可出现排尿不畅、尿流变细，甚至引起尿潴留。直肠胀满、便急或排便痛，大便时尿道流白色分泌物。伴有性欲减退、性交疼痛、阳痿、血精等。

一、中药灌肠

灌肠方 1

方药组成：如意金黄散 15 ～ 30g，山萸粉或藕粉适量。

制用方法：将上药用热开水 200ml 调煮成薄糊状，微冷后（42 ～ 43℃左右）作保留灌肠，每次保留 0.5 ～ 2 小时，每日 1 次。

灌肠方 2 二液合剂

方药组成：5% 小檗碱、大蒜液各 40ml。

制用方法：上药混合后缓慢灌肠，灌完后令患者坐起 3 ～ 5 分钟，以免药液流入结肠。然后仰卧位，腰部垫高 10cm，在肛门处放 200 ～ 250cm 的电极和阳极相连，耻骨联合上置同样电极与阴极相连，电流强度 10 ～ 25mA。每次 20 分钟，每日 1 次，12 次 1 个疗程，休息 3 ～ 5 日后第 2 疗程。

功能主治：用于治疗急性前列腺炎。

附记：引自《人民军医》。

二、塞肛疗法

制用方法：野菊花栓 1 个，塞置肛内，每日 1 ～ 2 次。

三、局部外敷

制用方法：当并发急性附睾炎时，除全身用药外，局部应外敷用如意金黄散调制的金黄软膏等。

功能主治：消肿止痛。

四、热水或中药坐浴

（1）在42～43℃的热水中坐浴10～15分钟，每日1～2次，可以加速前列腺的血液循环，促使炎症消退。为了提高坐浴的效果，事先应排空尿便。

（2）坐浴方药组成：车前子15g（包），木通6g，扁蓄15g，滑石30g（先煎），栀子10g，瞿麦10g，灯芯草15g，甘草梢10g，荆芥10g，防风10g，小蓟30g，生军6～10g（后下）。

加减：高热者加银花30g，连翘15g，知母10g；血尿者加大小蓟各20g，白茅根30g；排脓加穿山甲10g，生薏仁30g，皂角刺10g。

制用方法：用以上辨证施治的中药水煎服，同时也可用本药煎出液约2000ml左右坐浴，每次坐浴约20～30分钟，每日1～2次。

功能主治：清热解毒，活血利湿，排脓消肿，用于急性前列腺炎。

五、耳针

采用毫针刺激耳廓上穴位的治疗方法。常用穴位：肾、膀胱、尿道、盆腔、前列腺。

方法：每次选2～3个穴位，中等刺激，留针15～20分钟；湿热蕴毒者，加小肠、三焦；肾阴亏损者，加肾、内分泌；肾阳虚者，加肾、内分泌；气滞血瘀者，加三焦。

六、艾灸法

方法：肾阳虚型选灸肾俞、三阴交等穴位，气滞血瘀型选灸血海、气海、阳陵泉等穴位，肾阴虚型选灸足三里、三阴交、会阴等穴位。每次灸20分钟左右，或先针后灸，或针与灸隔日交替使用。生姜灸，取新鲜生姜，稍切去两侧姜皮，放骶椎旁1cm处，左右各两块，或放在曲骨、中极穴，放上艾绒灸三壮。

慢性前列腺炎

慢性前列腺炎很少由急性前列腺炎治疗不彻底转化而来，大多是开始就表现为慢性前列腺炎症状。其主要表现：

1. 排尿症状：患者尿频、尿急、尿痛和排尿不适，尿后余沥或尿意不尽，精神紧张时有排尿不畅或排尿困难、尿意踌躇。

2. 直肠刺激症状：有人在排尿时有欲大便之感，或肛门作胀、下坠。

3. 前列腺分泌物增多：晨起尿道外口有分泌物黏合，排便终末时尿道口有“滴白”现象，小便终末时尿道口有黏液溢出，质混浊或白浊。

4. 有血尿：有时可见无痛性终末肉眼血尿或终末血尿，或作尿常规检查镜下检示有红细胞；偶有以无痛性血尿为病的唯一主诉症状者，在排除全身或局部其他因素后，做前列腺检查将有助于临床诊断。

本病因慢性炎症刺激，腺体包膜增厚，药物很难弥散于腺体内，所以治疗上比较困难，治愈停药后常易再复发，疗效较差。除应用综合疗法外，可配合外治方法。

一、坐浴法

1．热水坐浴

制用方法：晚上临睡前，在盆里加入42℃～43℃左右的热水，令患者坐浴于盆中，水应浸没会阴部，每次15～30分钟左右，每日1～2次。当水冷时可再添加热水或直接加温，使保持一定温度，坚持数月必有好处。有条件者如能坚持在浴缸中天天泡洗20分钟左右亦可。

为了节省中药资源并充分利用药效，也可用内服药的第3次煎液坐浴。一般中药煎煮，服二汁，随后药渣丢弃，其实对于前列腺炎患者来说这药渣可充分利用，煎水先熏洗，待温再坐浴，比单纯的温热水效果好。

2．熏洗坐浴法

坐浴方1

方药组成：朴硝100g。

制用方法：用上药溶于沸水2000ml中，乘温热先熏洗再坐浴。

功能主治：能软坚散结，用于慢性前列腺炎大便偏干者。

坐浴方2

方药组成：艾叶50g。

制用方法：上药加温水适量，水煎取液1500ml，每日坐浴1次。

功能主治：暖中健脾，可用于脾虚型慢性前列腺炎。

坐浴方 3

方药组成：野菊花、苦参、马齿苋、败酱草各 30g，元胡 15g，当归 12g，槟榔 10g。

制用方法：将上药水煎取液 1500ml，每晚坐浴 30 分钟。

功能主治：用于血瘀挟热型慢性前列腺炎兼会阴疼痛不适者。

坐浴方 4

方药组成：黄柏、野菊花、鱼腥草、紫草、白花蛇舌草各 20g，丹参、赤芍各 15g。

制用方法：将上药水煎取液，再加适量水坐浴，每日 1 次。

功能主治：用于湿热型慢性前列腺炎。

坐浴方 5 马齿菊花黄柏方

方药组成：芒硝 30g，马齿苋 30g，野菊花 15g，黄柏 20g，血竭 9g，苏木 10g。

制用方法：上药加水煎煮 20 ~ 25 分钟，去渣，取药液，倒入盆内，坐浴，每次 15 ~ 20 分钟，每晚 1 次。

附记：引自《民间简易疗法·药浴》。

二、灌肠法

灌肠方 1

方药组成：败酱草 30g，鱼腥草 20g，土茯苓 30g，大黄 10g，丹参 20g，泽兰 10g，桃仁 12g，赤芍 20g。

制用方法：上方加水 700ml，煎 30 分钟，取汁 150ml，待温后（约 43℃）作保留灌肠，每日 2 次。

功能主治：能解毒活血，用于湿热兼有瘀血之慢性前列腺炎。

灌肠方 2

方药组成：桃仁 12g，大黄、赤芍各 20g，丹参、土茯苓各 30g。

制用方法：将上药用水煎浓缩至 100 ~ 120ml，保留灌肠，每日 2 次。

功能主治：能活血化瘀，用于瘀血热毒型慢性前列腺炎。

灌肠方 3

方药组成：败酱草 50g，蒲公英 50g，土茯苓 30g，红藤 30g，元胡 30g，黄柏 30g。

制用方法：将上药用水煎成 150ml，使保持 40 ~ 42℃，灌肠。

功能主治：清热解毒、活血止痛，用于慢性前列腺炎有细菌感染，兼有会阴疼痛不适，前列腺液中白细胞增多者。

灌肠方 4

方药组成：鱼腥草 30g，败酱草 30g，野菊花 20g，红藤 30g，黄柏 10g，苦参 15g，川牛膝 10g，泽兰 10g，皂角刺 15g，薏苡仁 30g，大黄 10g，川芎 10g，王不留行 20g，赤芍 15g，丹参 15g，甘草 10g。

制用方法：将上药水煎液，待温保留灌肠，每日 1 ~ 2 次。

功能主治：能清热解毒、活血止痛，排脓消肿，适用于慢性前列腺炎细菌性感染，前列腺液溢出较多，滴白，会阴胀痛，便干者。

三、肛门塞药法

1．康妇消炎栓

使用方法：每日 1 粒，塞肛，15 日为 1 个疗程，间隔一周，治疗三个疗程。

2．野菊花栓

使用方法：每日 1 ~ 2 粒，15 ~ 30 日为 1 个疗程，也可使用三个疗程。

功能主治：用于湿热型及气滞血瘀型的前列腺炎。

3．甲硝唑栓剂

使用方法：每晚睡前置入肛门 1 个，30 日为 1 个疗程。

4．复方紫草膏

方药组成：紫草 30g，红花 10g，穿山甲 10g，乳香 5g，没药 5g。

制用方法：上药共研细末，过 120 目筛，加适量凡士林调成糊状。患者取胸膝位，以 1 ∶ 1000 新洁尔灭棉球消毒会阴 3 次，医者戴无菌手套，取药 3 ~ 5g 捏为团块，蘸少许液状石蜡或植物油，以食指将药自肛门塞入送至直肠前壁，均匀涂于前列腺附近直肠，嘱患者休息 30 分钟。每日或隔日上药 1 次，10 次为 1 个疗程，疗程可间断重复。

功能主治：能活血、消炎、止痛，用于慢性前列腺炎。

四、局部贴敷法

局部泥疗法 1

制用方法：用加温至 46 ~ 52℃的热泥做成泥型，置于腰骶部与少腹部，每次 20 ~ 30 分钟，每日或隔日 1 次，15 ~ 20 次为 1 个疗程。通过热泥起到热敷的理疗作用。

功能主治：温阳散寒，活血止痛，用于慢性前列腺炎，可明显缓解症状。

贴敷方 2

方药组成：生姜汁、制大黄末各 20g。

制用方法：上药调制成糊，备用。会阴部洗干净，先行热水坐浴 20 分钟，然后外敷于会阴部，以用胶布固定于中极、会阴两穴。

功能主治：温通活血，适用于慢性前列腺炎会阴不适者。

贴敷方 3

方药组成：用雄黄、冰片、乳香、五倍子、小茴香、田七、浙贝母各 10g，全蝎 30g，蜈蚣 5g，大黄、花粉各 50g，野菊花 100g。

制用方法：将诸药研极细末，用白醋适量，先用武火熬沸约 15 分钟，后用文火熬 10 分钟至黏稠，挑起稍成粗丝即成，密闭 5 分钟，待冷却，装瓷缸备用。应用时先用温水清洗会阴，用月经带装上二层卫生纸，挑适量膏药于塑料纸或桑皮纸中央，固定在月经带上，然后置于会阴部裆下即成，使膏药接触会阴穴，每晚 1 次。

功能主治：活血化瘀，用于湿热型慢性前列腺炎。

附记：引自《健康报》。

五、敷脐法

敷脐方 1

方药组成：麝香 0.15g，白胡椒 7 粒。

制用方法：先将麝香填脐，再用白胡椒研末盖在上面，白纸覆盖，胶布固定，7 ~ 10 日换药一次，10 次为 1 个疗程。

功能主治：理气活血，暖中止痛，对慢性前列腺炎会阴疼痛不适有较好效果。

敷脐方 2

方药组成：土茯苓、蒲公英、白花蛇舌草、野菊花、虎杖、青黛、王不留行、茜草、小茴香、雄黄、冰片、全蝎、蜈蚣各等份。

制用方法：上药研末备用，每次 3 ~ 5g，撒于神阙穴（脐眼）中，其上用艾绒灸 20 ~ 30 分钟，每日 1 ~ 2 次。

敷脐方 3

方药组成：活田螺 2 只，食盐 10g，白矾 10g。

制用方法：上药捣烂如泥，填敷脐中。

功能主治：用于慢性前列腺炎湿热型。

敷脐方 4

方药组成：蜣螂 2 只，葱白 2 寸，白胡椒 7 粒。

制用方法：上药捣烂为泥，填敷脐中。

功能主治：用于慢性前列腺炎血瘀型。

前列腺痛

前列腺痛属于西医所说前列腺炎综合征中三种类型中的主要表现之一。本病常可出现慢性前列腺炎的类似症状，如会阴部、下背腰骶部、耻骨上区疼痛，腹股沟、大腿根部疼痛，有重压感、睾丸附睾坠胀隐痛及射精痛，在久坐或驾车后加重。阴囊潮湿多汗，或有持久性尿急、尿频、排尿困难等症状。

一、灌肠法

灌肠方 1 前列灌肠方

方药组成：赤芍 10g，乌药 12g，川楝子 12g，木香 6g，元胡 10g，白芷 6g，皂角刺 10g，乳香 6g，没药 6g，丹参 15g，川芎 10g，当归 15g，泽兰 12g，小茴香 10g，蒲黄 10g，五灵脂 6g，王不留行 12g，蜈蚣 2 条。

制用方法：上方加水 700ml 左右，煎 30 ~ 50 分钟，取汁 150ml 左右，待温后（43℃）作保留灌肠。每次 50 分钟，每日 2 次，10 日为 1 个疗程。连续应用 3 个疗程。

功能主治：能理气活血，解痉止痛，用于前列腺痛。

灌肠方 2

方药组成：金银花 30g，黄柏、赤芍、元胡、丹参、川芎各 15g。

制用方法：上药水煎，保留灌肠，5 次为 1 个疗程。

灌肠方 3 前列灵灌肠方

方药组成：黄柏 20g，土茯苓 20g，制乳没各 10g，半枝莲 20g，蛇舌草 20g。

制用方法：上药加水适量，煎至 150ml，中药保留灌肠，每晚睡前一次。

附记：引自《中西医结合治疗男科疾病》。

二、热水坐浴

用 42 ~ 45℃左右的热水坐浴，每次 15 ~ 30 分钟，每日 2 次。

三、盆肌训练和阴囊壁牵拉法

盆肌训练：放一手指插入患者肛门内，嘱不用腹压而轻柔缓和地利用排便反射将手指推出，同时放松盆肌，达到扩肌与放松盆肌的作用。

阴囊壁牵拉法：在温暖松弛的条件下，如热浴或在被窝内用手指反复牵拉阴囊壁 20 ~ 30 次，以不牵痛为适宜，目的是使阴囊内膜和提睾肌松弛，据称部分患者可在 2 ~ 3 周内疼痛消失。

四、磁贴法

使用方法：采用山东朱氏药业集团公司生产的前列腺痛专用磁贴，分别贴在会阴、前列腺穴、曲骨、三阴交等穴位，每隔 4 日换贴 1 次，半月为 1 个疗程，配合中药内服和灌肠能取得较好的疗效。

前列腺增生症

前列腺增生旧称前列腺肥大，是老年男性常见的慢性疾病，发病率随年龄增长而增加。主要表现为排尿困难、尿潴留，甚则尿闭，给老年人带来痛苦。

一、敷贴疗法

敷贴方 1 甘冰膏

方药组成：生甘遂 9g，冰片 6g。

制用方法：上药共研细末，加适量面粉，开水调成糊状，外敷中极穴，直径约 4 ~ 5cm，并于其上加热敷，每日一次。

功能主治：配合中药内服，能攻逐通闭，对前列腺增生并发急性尿潴留者不妨应用。

敷贴方 2 葱盐方

方药组成：鲜葱 500g，食盐 200g。

制用方法：红藤大剂量（200g）煎服，配合上两味炒热敷下腹部，治疗急性尿潴留患者，1 小时后小便可通利。

敷贴方 3 葱螺方

方药组成：田螺 2 只，葱白 2 个。

制用方法：上两味捣烂如泥，敷于脐部，外用塑纸封盖，布带包扎固定，如先行在脐部填入 0.5g 麝香则效果更好。

敷贴方 4 葱藕方

方药组成：鲜藕茎 1 ～ 1.5kg 切碎，四季葱白 2 ～ 3 个捣碎。

制用方法：上药炒熟后加麝香少许，毛巾包裹，趁热敷于小腹部，再炒再敷，至排尿为止。

二、敷脐疗法

敷脐方 1 葱椒方

制用方法：葱白 3 寸一根，白胡椒 7 粒，共捣烂如泥，填敷于脐中，盖以塑料薄膜，胶布固定。

敷脐方 2 硝蒜方

制用方法：石蒜 2 个，皮硝适量，打烂敷脐，每次 3 ～ 4 小时，每日换 2 次。

敷脐方 3 蒜栀方

方药组成：独头蒜头 3 瓣，栀子 3 枚，净芒硝 3g，或食盐少许。

制用方法：先将栀子捣碎研成粗末，与大蒜共捣烂如泥状，摊纸贴脐部，良久小便可通。

功能主治：能通闭利尿，用于前列腺增生急性尿潴留者。

敷脐方 4 香盐方

制用方法：炒盐（研）10g，麝香 0.3g，填脐中，外盖青盐，艾火灸之，觉腹中有暖气则有效。

敷脐方 5 蝼蛄大蒜方

方药组成：蝼蛄 5 个，大蒜头 1 个。

制用方法：将上药共捣烂如泥膏，敷贴脐部约半小时即可见效。

功能主治：用于前列腺增生症小便不通。

三、坐浴疗法

坐浴方 1

方药组成：大黄、毛冬青、忍冬藤各 30g，红花 10g，吴茱萸、泽兰各 15g。

制用方法：水煎 1500ml，温水坐浴，每次 10 ～ 20 分钟，每日 1 次。

坐浴方 2

方药组成：普通食醋 1 份加入热水 10 份。

制用方法：使醋水水温保持在 41 ～ 43℃，以能耐受为度，坐浴 30 分钟，每日 1 ～ 3 次。

坐浴方 3

方药组成：鲜益母草、鲜水胡葱各 250g。

制用方法：上药煮汤约 3000ml 左右，倒入一盆中，令患者坐其上先熏蒸，后坐浴。

坐浴方 4

制用方法：全瓜蒌 30 ～ 60g，煎汤坐浴 20 分钟左右。

四、灌肠疗法

灌肠方 1 滋肾通关丸化裁

方药组成：黄柏、知母、车前子各 15g，肉桂 4g。

制用方法：将上药加水煎取 300ml，每次 150ml 灌肠，每日 2 次。

功能主治：前列腺增生症以尿闭为主，少腹胀痛者。

灌肠方 2 五味消毒饮化裁

方药组成：紫花地丁 30g，蒲公英、鱼腥草各 15g，野菊花、天葵子各 10g，银花、连翘、白头翁各 12g。

制用方法：将上药加水煎取 400ml，每次 200ml 灌肠，每日 2 次。

功能主治：前列腺增生症兼有感染，症见尿频、尿急、小便灼热，尿液及前列腺液有大量白细胞、脓细胞者。

灌肠方 3 桂枝茯苓丸化裁

方药组成：桂枝、山甲珠、地龙干、皂角刺各 10g，茯苓 20g，赤芍、桃仁、鳖甲各 15g，丹皮 8g。

制用方法：用上药煎取 300ml，每次 150ml 灌肠，每日 2 次。

功能主治：前列腺增生症症见前列腺肿大而硬，不易消散。

五、塞肛法

塞肛方 1 安舒栓剂

使用方法：用安舒栓剂塞入肛门，深度为食指 2 节，每晚睡前 1 颗，3 个月为 1 个疗程，可连用 2 疗程。

塞肛方 2 前列闭而通

使用方法：用前列闭而通（市售）睡前和晨起排便后塞肛，每次 1 枚，每日 2 次，18 日为 1 个疗程，可连续应用数疗程。

六、灸治法

方药组成：金匮肾气丸。

制用方法：用金匮肾气丸适量研碎，水调做成药饼敷脐，隔姜片艾灸。每晚 1 次，3 日换药 1 次，6 次 1 个疗程。

七、取嚏法

方药组成：皂角粉 0.5g。

制用方法：用皂角研末吹鼻取嚏，治疗前列腺增生症急性尿潴留，达到开上窍而通下窍的目的。

八、药兜疗法

方药组成：肉桂 30g，升麻 15g，麝香 0.3g。

制用方法：取肉桂、升麻，研为细末，与麝香混匀。以柔软的棉布折成大小能覆盖脐部的兜肚形，把药末均匀撒上，再敷一层厚薄相宜的普通棉花，经过纵横缝纫，使药末固定在网状小格中，以免堆积，做成兜肚佩戴在小腹部即可。每 5 日换 1 次，每晚用热水袋敷药兜 15 ~ 30 分钟效果更好。

九、药袋法——补肾活血袋

方药组成：熟地 15g，山萸肉 12g，泽泻 15g，丹皮 10g，茯苓 5g，炒山药 20g，红花 15g，炒桃仁 15g，木通 15g，黄芪 20g，党参 15g，肉苁蓉 12g，炒车前子 15g，金银花 30g，连翘 15g。

制用方法：将上药晒干（或烘干）研末备用。后将药末撒在厚约 1cm 的药棉上，防药粉外漏；再将布覆盖缝制成女性用的丁字形的月经带状的布带子，围腰一周，下兜阴囊；重点把药粉贴放在腰部的肾俞、命门穴，及阴囊、会阴穴，使药物渗透作用于以上区域，起到补肾、活血的作用。

十、按摩疗法

穴位：关元、中极穴。（关元穴在脐正下方 3 寸处，中极穴在脐正下方 4 寸处）。

方法：按摩前把尿排净，按摩时仰卧或半仰卧床上。左侧卧时用右手紧按小腹，用点力收腹缩肛 10 ~ 20 次；右侧卧时用左手按小腹，同样缩肛 10 ~ 20 次，可以促进前列腺周围血液流通。先用左手食指、中指、无名指并拢按在脐下，食指中节紧挨肚脐，右手用三指指尖立压在左手三指下方，食指指尖紧靠左手无名指中节，然后左手抬起，三指与右手三指指甲相对靠。这样，关元、中极二穴位就均在六指尖下。开始按摩时，先顺时针方向旋转按摩 50 ~ 60 次，再逆时针方向旋转按摩 50 ~ 60 次，再重复一遍，总计约 200 ~ 240 次。每晚上床睡前及早晨起床前各做一次。

精子缺乏症

精子缺乏症系指精液内精子缺乏、稀少或精子畸形，多由不同原因引起睾丸组织萎缩，生精细胞退行性病变的结果。本病是造成男性不育的常见原因，属中医学不育范畴。诊断则根据化验精液中精子数目以及观察其形态而定。

一、熏洗法

熏洗方 1 生精洗剂

方药组成：附子 9g（炮），肉桂 9g，淫羊藿 10g，白芷 9g，丹皮 5g，赤芍 6g，透骨草 10g，大青盐 10g。

制用方法：上药煎煮至沸 10 分钟左右，滤出药汁，趁热熏洗阴部及腹部，每日 1 次。

功能主治：脾肾阳衰之精子缺乏症。

附记：引自《当代中药外治临床大全》。

熏洗方 2 黄芪促睾生精液

方药组成：穿山甲 30g，沉香 15g，蛇床子 15g，紫珠 15g，淫羊藿 30g，肉苁蓉 15g，蜈蚣 10g，炒地龙 30g，雀粉 15g，菟丝子 15g。

制用方法：上药用凉水浸泡，用文火水煎 500 分钟左右，浓缩至 200ml。使用时每次用 100ml 加 10 倍的凉水，外洗睾丸 3 ~ 10 分钟（最好把睾丸浸泡在药液内）。24 日为 1 个疗程。

附记：引自《中医男科研究新进展》。

坐浴方 3

方药组成：当归、苦参、蛇床子、知母、黄柏各 20g，红花、甘草各 10g。

制用方法：上药加水煎汤取汁，待温放盆中直接坐浴，熏洗会阴及下腹部，每晚临睡前一次。

功能主治：下焦湿热、阴囊湿痒、尿黄、慢性细菌性前列腺炎所致的精子数量少，活力低下者。

二、湿敷或敷脐法

敷脐方 1

方药组成：王不留行 9g，黄酒适量。

制用方法：将王不留行籽研末后加黄酒调和湿敷脐，外用纱布和盖贴胶布固定。每日换药 1 次，20 日为 1 个疗程，一般治疗约 5 ~ 7 个疗程。

附记：引自《中医杂志》。

敷脐方 2 秘方蒸脐法

方药组成：附子、胡椒、五灵脂、戎盐、丁香、夜明砂、二头尖、麝香各等份。

制用方法：上药共研为细粉，神阙穴皮肤消毒，取粉剂适量，以中药渗透剂调匀，填入脐内（以填满为度），上覆盖艾绒，用纱布固定后，神灯照射 30 分钟，以患者出微汗为度；如不出汗可饮海马桂茶 1 杯，再照射 30 分钟，汗即可出。每日 1 次，25 次为 1 个疗程。

功能主治：温阳通脉，生精补髓，用于治疗男性免疫性不育。

附记：引自《辽宁中医》。

敷脐方 3

方药组成：熟地 15g，枸杞子 15g，山药 15g，楮实子 15g，菟丝子 15g，淫羊藿 12g，泽泻 10g，山茱萸 10g，丹皮 10g，茯苓 10g，丁香 9g，透骨草 10g。

制用方法：上药加水 2000ml 煎煮，煎到约 1000ml，用毛巾蘸以上煎出的药液（以毛巾不自然滴水为度），将其敷于脐下丹田穴。毛巾凉后再浸泡再敷，共 3 次。然后以同样方法热敷命门、肾俞，共 3 次，每日 1 剂。

功能主治：阴阳两虚之精子缺乏症。

附记：引自《经验方》。

敷脐方 4

方药组成：熟地 15g，补骨脂 15g，蛇床子 5g，枸杞子 15g，菟丝子 15g，淫羊藿 15g，肉苁蓉 15g，牛膝 15g，五味子 15g，莲须 15g，金樱子 15g，煅牡蛎 15g，鹿角胶 15g，龟板胶 15g，大青盐 10g。

制用方法：用 1000ml 凉开水浸泡上述药物 30 分钟左右，然后文火煎煮成 300ml，取药汁，将两个洁净口罩浸泡于药汁中，使之湿透（干湿以不自然滴水为宜）。待浸湿之口罩温度适中后分别敷在腹部中极、关元穴及背部命门、肾俞位置，再将电极板置于两口罩上调节电流，使患者感觉不到针刺样疼痛。每次治疗 20 分钟，每日 1 次。

功能主治：肝肾精亏型精子缺乏症。

附记：引自《经验方》。

三、针灸法

灸法 1 温脐种子方

方药组成：外用方用白芷 10g，肉桂 10g，五灵脂 15g，麝香 1g。内服方用枸杞子 15g，覆盆子 15g，菟丝子 15g，车前子 15g，五味子 15g。

制用方法：外用方研末成细粉，治疗时取药 3 ~ 5g 放于脐眼处，用胶布贴紧，以防药粉脱落。夜间去脐上胶布，保留药粉，用艾绒隔姜片灸脐部，灸至脐中温暖为度，慎防烫伤。灸后用棉签搽去药粉，换上新药粉，贴上新胶布。30 日为 1 个疗程，根据病情，可隔 1 周后再用第 2 疗程。

敷药期间配服内服药，早泄加石榴皮 30g，金樱子 20g；阳痿加阳起石 15g，鹿角霜 30g；不射精加路路通 15g，穿山甲 15g；精液不液化加附子 10g，肉桂 10g；抗精子抗体阳性者加黄柏 10g，丹皮 10g，生地 15g，旱莲草 15g。每日 1 剂，水煎服。

功能主治：温肾壮阳，温阳散寒，散结通滞，用于治疗精子减少、活动力低下，抗精子抗体阳性，早泄，阳痿，不射精，精液不液化等所致不育症。

附记：引自《新中医》。

四、摩擦法

穴位：丹田（脐下寸半，即两指）。

方法：仰卧床上，放松全身，将两手搓热后，用右手按顺时针方向揉擦丹田 100 次，再按逆时针方向揉擦 100 次，每晚摩擦一次，坚持数月。

附记：引自《男性病外治法 800 种》。

精液不液化症

正常精液在射出后 30 分钟内液化，变成稀薄的液体，以利于精子在精液内的活动。如射出后 60 分钟内精液仍不液化，或液化不全，称为精液不液化症，或精液液化不良。

熏洗方 1

方药组成：熟附子 10g，肉桂 10g，小茴香 15g，吴茱萸 10g，干姜 10g，乌药 15g。

制用方法：上药加水煎煮成 2000ml，趁热熏洗外阴，每日 1 ~ 2 次，10 日为 1 个疗程。

功能主治：精液冷而不液化，兼有性欲淡漠、阳痿或早泄者。

附记：引自《男性病外治法 800 种》。

熏洗方 2

方药组成：土茯苓 30g，石菖蒲 10g，黄柏 20g，大黄 50g，银花藤 50g。

制用方法：上药水煎成 2000ml，趁热熏洗外阴，每次 20 ~ 30 分钟，每日 1 ~ 2 次，10 日为 1 个疗程。

功能主治：精液不液化属于湿热型，精液黄稠，内有白细胞。

附记：引自《男性病外治法 800 种》。

阳痿

阳痿是指在足够的性刺激条件下，性兴奋期间阴茎不能勃起，或勃起不坚不能完成性交的症状，西医称勃起功能障碍（简称 ED）。其既有心理性阳痿，又有器质性阳痿，同时亦可能这两种情况均有，称混合型阳痿。

熏洗、敷贴等外治疗法对心理性阳痿疗效较好，而对血管性阳痿、内分泌性阳痿不是很理想。患者在应用本法以前应向男科医生详加咨询。

一、熏洗法

熏洗方 1 淋浴九仙散

方药组成：附子（炮裂、去皮脐）、蛇床子（去土）、石菖蒲、紫梢花、远志（去心）、雄蚕蛾各 30g，浮萍草 60g，丁香 15g，韶脑（樟脑）30g（另研）。

制用方法：上药研为粗末，每用水 2 碗，药末 30g，葱白 1 茎细切，煎至 1 碗半，趁热淋洗阴茎 15 ~ 20 分钟，或同时用水煎液加水洗脚。每次 10 ~ 15 分钟，每晚临睡前 1 次。

功能主治：能助阳退阴，用于阳痿阳事不举。

附记：引自《阳痿中医独特疗法》。

熏洗方 2 紫梢花散

方药组成：紫梢花、母丁香、血竭（研）、煅牡蛎各 15g，桑螵蛸 30g，藁本 25g，蛇床子 10g，八角茴香 30g，晚蚕蛾 10g，南乳香 10g。

制用方法：上药研为粗末，每用药末 10g，水 1000ml，煎至 5 沸去渣，趁热淋洗阴茎。每次 15 ～ 20 分钟。

附记：引自《阳痿中医独特疗法》。

熏洗方 3

方药组成：蛇床子、细辛、藁本、吴茱萸、花椒、枯矾、紫梢花各 15g。

制用方法：上药研为细末，每用药末 15g，水 1500ml，煎成 800ml，临卧稍热淋洗阴茎。

附记：引自《阳痿中医独特疗法》。

熏洗方 4

方药组成：巴戟天 20g，淫羊藿 20g，金樱子 20g，葫芦巴 20g，阳起石 20g，柴胡 10g。

制用方法：将阳起石加适量的水煎煮 3 分钟，去渣后再加入其余 5 味药，继续再煮 30 分钟，去渣取汁，擦洗小腹部。每次 20 分钟，每日 2 次。

熏洗方 5

方药组成：淫羊藿 20g，巴戟天 20g，泽泻 20g，葫芦巴 20g，石菖蒲 20g，柴胡 20g，茯神 30g，山萸肉 30g，附子 10g，肉桂 10g。

制用方法：以上 10 味药加水浸没，煎煮 30 分钟，去渣取汁约 1000ml，擦洗小腹部及阴茎，每次 5 分钟，每日 2 次。

功能主治：具有壮阳的功效，适用于阳痿患者。

二、敷贴法

敷贴方 1 中药湿泥

方药组成：巴戟天、淫羊藿、金樱子、阳起石、柴胡各 15g。

制用方法：上药打略碎成粗末，加水煎 10 分钟，再加入黏土中，搅拌，制成药物泥，装入沙袋中，缚于小腹部。

功能主治：暖肾壮阳，用于肾阳虚阳痿。

附记：引自《阳痿中医独特疗法》。

敷贴方 2 五黄山甲散

方药组成：五味子 6g，炙黄芪 9g，硫磺 3g，炮山甲 2 片，麝香 0.3g，大附子 1 个。

制用方法：取上药共研末，纳入挖空大附子内封好，放在白酒中，微火煮至酒干，捣附子成膏。先将 0.3g 麝香纳入脐眼，再敷上药膏，3 日取下，10 日敷药 1 次，一般 3 次见效。

功能主治：用于脾肾阳气不足之阳痿。

敷贴方 3 香姜散

方药组成：小茴香、炮姜各 50g。

制用方法：取上药共研末，加少许食盐，以蜂蜜调和成糊状，敷于脐部，5 日换药 1 次。或以生姜、小茴香、大葱各等份，炒热敷脐下少腹部。

功能主治：具有温肾助阳的功效。

敷贴方 4 二子一叶散

方药组成：陈艾叶 30g，蛇床子 30g，木鳖子（带壳生用）2 个。

制用方法：以上 3 味共研细末，用消毒纱布包裹，置于脐上，再用热水袋熨之。

功能主治：此散具有温经散寒、助肾壮阳的功效。

敷贴方 5 蛇菟淫羊散

方药组成：蛇床子、菟丝子各 10g，淫羊藿 15g。

制用方法：取诸药共研为细末，取 6g 加食盐少许，用人乳或羊乳汁调成糊状，敷于肚脐，外用胶布固定。用热水袋熨之约 30 分钟，每晚 1 次，2 日换 1 次药。

功能主治：用于肾阳不足的阳痿。

三、塞肛法

方药组成：柴胡、枳实、蜈蚣、淫羊藿等。

制用方法：上药按一定方法提取，浓缩成稠膏，并与基质按适当比例混合，做成栓剂，每晚 1 粒，睡前纳肛，10 日为 1 个疗程。

功能主治：疏肝振痿，益肾兴阳，用于治疗阳痿。

附记：引自《中医杂志》。

四、敷脐及腰带疗法

敷脐方 1 玉茎回春散

方药组成：淫羊藿 12g，巴戟天、川椒、蜂房、韭子各 10g，蜈蚣 1 条，麝香 0.1g，生姜 5 ～ 10 片，艾炷 21 壮如黄豆大，食盐 30g，面粉适量。

制用方法：先将食盐、麝香分别研细末分放待用，再将其余诸药混合研成细末备用。嘱患者仰卧床上，首先以温开水调面粉搓成面条绕脐周围 1 圈（内径约 4 ～ 6cm），然后把食盐填满患者脐窝高出 1 ～ 2cm，接着取艾炷放食盐上点燃灸之。连续灸 7 壮之后，把脐中食盐去掉，再取麝香末 0.1g 纳入患者脐中。再取上药末填满脐孔，上铺生姜片，姜片上艾灸 14 壮，每隔 3 日灸 1 次，连灸 7 次为 1 个疗程。

功能主治：温补肾阳，用于肾阳虚型阳痿。

附记：引自《新中医》。

敷脐方 2

方药组成：吴茱萸、五倍子各等份。

制用方法：上药研末，醋调成糊状，睡前敷于神阙穴，晨起去掉，每日 1 次，7 日为 1 个疗程。

功能主治：温肾壮阳，用于肾虚阳痿，兼治早泄。

附记：引自《中医杂志》。

贴敷方 3

方药组成：巴戟天 10g，葫芦巴 10g，淫羊藿 10g，金樱子 10g，阳起石 15g，柴胡 6g。

制用方法：上药研成细末，以柔软的棉布折成大小能覆盖脐部的兜肚形，把药末均匀撒上，再敷一层厚薄相宜的普通棉花，经过纵横缝纫，使药末固定在网状小格中，以免堆积，做成兜肚佩戴在小腹部即可。5 ～ 7 日换药 1 次，3 ～ 5 次为 1 个疗程，日夜不去，直至病愈。一般 1 个疗程有效，大多在第二疗程痊愈，每晚用热水袋敷药兜 15 ～ 30 分钟则效果更好。

功能主治：益肾壮阳、疏肝助勃。

五、握药法

方药组成：蛇床子、韭菜子各 30g，鲜姜 20g。

制用方法：上药共捣如泥，握手中。用热水浸泡双手后，再行治疗，可提高疗效，此时手掌面血管扩张，血液循环加快，有助于药物的吸收。

功能主治：肾阳虚阳痿。

附记：引自《阳痿中医独特疗法》。

六、药枕临床应用

药枕方 1 参仙枕

方药组成：人参叶 500g，淫羊藿 500g，硫磺 200g，附子 500g，五加皮 400g，当归 500g，蜈蚣 20 条，巴戟天 500g。

制用方法：上药分别烘干，共研细末，和匀，装入枕芯制成药枕，令患者枕之。

功能主治：命门火衰之阳痿。

药枕方 2

方药组成：丹参 1000g，川芎 200g，当归 200g，桑椹子 200g，冰片 10g。

制用方法：上药除冰片外，一起烘干，研成粗末，兑入冰片，和匀，装入枕芯，制成药枕，令患者枕之。

功能主治：心脾两虚之阳痿。

药枕方 3

方药组成：黄连 500g，肉桂 300g，丹皮 500g，生地 300g，磁石 500g，细辛 150g，龙骨 500g。

制用方法：将上药一起烘干，共研细末，混匀，装入枕芯，制成药枕，令患者睡卧时枕之。

功能主治：恐伤肾所致阳痿。

药枕方 4

方药组成：绿豆衣、荷叶、龙胆草、桑叶、地骨皮、菊花、决明子各 150g。

制用方法：上药一起烘干，共研细末，装入枕芯，制成药枕，令患者枕之。

功能主治：湿热下注之阳痿。

附记：以上 4 张药枕方出自《阳痿中医独特疗法》。

七、药袋（衣）疗法

方药组成：蛇床子、肉蔻、巴戟天、韭菜子各 30g。

制用方法：上药粉碎，药物缝制在棉短裤的裆部，穿在身上。10 日换 1 次，一般 3 个月为 1 个疗程，治疗期间节制房事。

功能主治：肾虚阳痿。

八、灸法

灸法 1

取穴：关元。

制用方法：用陈艾绒做成中等艾炷，直接灸关元穴，每次 10 ~ 20 壮，每周 1 次，3 次为 1 个疗程，疗程间隔 1 周。

功能主治：此法对精神因素引起的阳痿疗效较好。

灸法 2

取穴：气海、关元、三阴交。

制用方法：按艾卷温和灸法施灸。每次每穴各灸治 10 分钟左右，每日 2 次，5 ~ 7 日为 1 个疗程或病愈为止。

功能主治：用于命门火衰、恐惧伤肾之阳痿。灸后于子时（23 点 ~ 1 点）阴茎能自动勃起者，多能治愈。若阴茎不能自举，可继续下 1 个疗程。

灸法 3

取穴：关元、神阙、中极、肾俞、腰阳关、命门。

制用方法：按艾炷隔姜灸法程序操作施灸。每法选用 3 ~ 5 个穴位，每穴每次灸 3 ~ 5 壮，每日 2 次，7 ~ 10 次为 1 个疗程或痊愈为止。若为命门火衰者，加灸腰阳关穴；心脾受损型加取脾俞、心俞、足三里；湿热下注型加取阴陵泉。

九、拔罐疗法

取穴：肾俞、志室、腰阳关、关元俞、中极、关元、三阴交、足三里。

施术：取上穴，采用单纯罐法或留罐法，吸拔穴位，留罐 10 分钟，起罐后可于关元、中极穴或肾俞、志室穴上施行闪罐 6 次，以加强刺激。或每次取其中 4 穴，施以皮肤针罐（中度叩击）法，留罐 10 分钟，每日或隔日 1 次。

早泄

早泄是男子性功能障碍中仅次于阳痿的最常见的症状，大多数专家学者认为持续地或经常地在自我意愿之前发生射精和在最小的性刺激下于插入前、插入时或刚刚插入后便射精的病症成为早泄。新婚早泄或婚前首尝“禁果”失败者，其性生活射精过早不算什么病。

早泄大多由于精神心理紧张或阴茎包皮系带过短、包皮过长、精囊炎、精阜炎、前列腺炎或增生等器质性原因所致。

一、熏洗浸泡法

熏洗方 1 五辛液

方药组成：五倍子 30g，细辛 15g。

制用方法：上药水煎 30 分钟，趁热熏洗龟头，并浸泡在药液中 15 分钟，每日 1 次，或单用五倍子 50g 也有效。

功能主治：具有固肾强精的功效，适用于肾虚不摄早泄患者。

熏洗方 2

方药组成：蛇床子 30g，苦参 30g，花椒 30g。

制用方法：上药煎煮浓缩 300ml，熏洗并挤捏龟头，每次 10 分钟，配合温水落水冲击法，每次 10 分钟，两法每日交替使用，两周为 1 个疗程。

熏洗方 3

方药组成：蛇床子、生地、五倍子各 15g，花椒、明矾各 10g，黄柏 12g。

制用方法：水煎，趁热熏洗龟头为主的外阴部，每晚入睡前洗一次，15 天后每于性交前洗一次，至痊愈。

功能主治：用清热降火的生地、黄柏，对阴虚火旺之早泄有效。

熏洗方 4

方药组成：蛇床子 30g，苦参 20g，花椒 20g。

制用方法：上药煎煮浓缩 100 ~ 150ml，熏洗并挤捏龟头，每次 10 分钟；配合温水落水冲击法，每次 10 分钟。两法每日交替使用，两周为 1 个疗程。

熏洗方 5 蛇辛菊榴洗剂

方药组成：蛇床 30g，细辛 10g，菊花 5g，石榴皮 30g。

制用方法：上药放入砂锅中，加水煎煮，去渣冷却，于性交前浸洗阴部。

功能主治：具有延缓射精的功效，适用于肾虚不摄之早泄患者。

二、涂搽法

涂搽方 1 辛香酊

方药组成：丁香、细辛各 20g。

制用方法：将上药 2 味浸泡入 95% 乙醇 100ml 中，半个月过滤取汁。房事前涂搽龟头，每次 1 ~ 3 分钟，即可同房。

涂搽方 2 固阳液

方药组成：川椒、龙骨、海螵蛸、肉桂、细辛、五倍子、蟾酥、丁香各等份。

制用方法：上药浸泡于 75% 的酒精内 7 天，过滤去渣而成。房事前 10 分钟涂于龟头上，房事前用温水洗去即可性交。

涂搽方 3 丁卡因甘油

方药组成：甘油 5ml，0.3% 丁卡因 2ml。

制用方法：两者混合，在性交前 3 ~ 5 分钟涂与龟头上，可延长射精时间。

涂搽方 4

方药组成：1% 盐酸丁卡因溶液，或 2% 可卡因溶液。

制用方法：在同房前 5 ~ 10 分钟涂抹龟头尖端。

三、涂敷及敷脐疗法

涂敷方 1 龙牡罂粟膏

方药组成：罂粟壳粉、诃子肉粉、煅龙骨粉、煅牡蛎粉各等份。

制用方法：用冷开水调成稀糊状，每于性交前半小时涂在龟头部。临房事前用温热水洗去。

附记：引自《男性病治疗》。

敷脐方 2 贴脐膏

方药组成：阳起石、蛇床子、香附、韭菜子各 3g，土狗（去翅、足，煅）7 个，大枫子（去壳）、麝香、硫磺各 1.5g。

制用方法：上药共研细末，加蜂蜜炼为如指顶大的蜜丸。性交前一小时以油纸或塑料薄膜护贴肚脐上，外用纱布、胶布固定，房事毕即去药。

敷脐方 3 五萸膏

方药组成：五倍子、吴茱萸各等份。

制用方法：上药研末，每取 6g 左右醋调成糊状，睡前敷于神阙穴，晨起去掉，每日 1 次，7 日为 1 个疗程。

功能主治：能温肾壮阳，用于早泄，对阳痿亦有效。

敷脐方 4 蜂芷膏

方药组成：取露蜂房 10g，白芷 10g，食醋适量。

制用方法：以上前 2 味烘干发脆，共研细末，用醋调成糊，敷于脐部，外用消毒纱布覆盖，再用胶布固定，每日换药 1 次，连用 3 ~ 5 次。

功能主治：具有祛寒湿、强阴道的功效，适应肾阳不足之早泄。

四、药兜法

方药组成：金樱子、芡实、莲子肉、益智仁、生牡蛎、白蒺藜各 12g。

制用方法：上药碾成细末，做成兜肚，每晚用热水袋敷药兜 15 ～ 30 分钟，10 日换 1 次。

五、针灸法

1. 穴位：气海、关元、命门、肾俞、复溜。用针刺法，每次留针 30 分钟，10 次为 1 个疗程。

2. 穴位：肾俞、志室、命门。毫针刺法，手法用补法，并加用灸法。

3. 关元、肾俞、气海、命门。用针刺法，或选用上述部分穴位用针灸治疗仪进行治疗，每次半小时，10 次为 1 个疗程。

4. 主穴：肾俞、气海、三阴交、中极、膀胱俞。

配穴：心俞、神门、关元、志室、大赫。

以上 4 组穴位，任选一组进行针灸治疗。

5. 耳穴：肾、精宫、神门、内分泌。每次选 2 ～ 3 个穴位，用皮内针埋藏，或用王不留行籽贴压，3 ～ 5 天更换，贴压者应频频自行按压。

六、拔罐疗法

拔罐疗法能调整内脏功能。

取穴：第一组心俞、肾俞、身柱；第二组中极、神道穴。

施术：第一天选用第一组穴，采用刺络罐法，先用三棱针点刺各穴，然后用闪火法将罐吸拔在点刺的穴位上，留罐 5 分钟。

第二天选第二组穴，采用单纯罐法，留罐 5 分钟，每日 1 次，每次 1 组穴，两组交替进行。

遗精

遗精是指在睡眠中有精液泄出，遗精有梦遗与滑精之分，有梦而遗精的名为“梦遗”；无梦而遗精，甚至在清醒时亦有精液自出者，名为滑精。至于成年男子，或夫妻分居，出现每月遗精一两次者，属于精满自溢的生理现象。本病多见于神经官能症、慢性前列腺炎，以及某些慢性疾病。已婚男性，有正常性生活，仍经常反复遗精，或未婚男性遗精次数过频，每周超过 2 次，多则 1 周数次，甚至每日 1 次，同时伴有头晕耳鸣、神疲乏力、多梦心悸、记忆力下降、腰膝酸软等身体和神经衰弱等症状，则可称为遗精病。

一、熏洗法

熏洗方 1 五倍金樱子方

方药组成：五倍子 20g，海螵蛸 10g，金樱子 10g。

制用方法：上药加水煎煮 30 分钟，去渣，取液，趁热熏蒸阴茎龟头数分钟，待液温降至 40℃左右时，可将龟头浸泡在药液中 5 ~ 10 分钟，每晚 1 次，15 ~ 20 日为 1 个疗程。

功能主治：本方有收敛固精的作用。

附记：引自《民间简易疗法·药浴》。

熏洗方 2 热水洗足固精方

方药组成：50 ~ 60℃的热水适量。

制用方法：将热水倒入盆中，每晚睡前温洗双足 1 次，每次 8 ~ 10 分钟。

功能主治：有安神止遗的作用，适用于各种类型的遗精，尤其对神经衰弱引起的遗精，有较为满意的疗效。

附记：引自《民间简易疗法·药浴》。

二、贴敷法

贴敷方 1 五倍子膏

方法：将五倍子磨成细粉，用生理盐水调成糊状，置于 3cm × 4cm 的胶布上，并贴于四满穴（脐下两寸旁开 0.5 寸处），3 日换一次，3 次为 1 个疗程。

贴敷方 2 金锁固阳膏

方药组成：葱子、韭菜子、熟附子、肉桂、丝瓜子各 90g，煅龙骨 6g，麝香 0.3g。

制用方法：将前五味药入麻油中熬，用松香枝搅拌，再加煅龙骨末、麝香搅匀，将药膏摊贴于狗皮上，贴于气海穴。

功能主治：用于肾阴虚之遗精。

附记：引自《中医外治法集要》。

贴敷方 3 补阳涩精方

方药组成：菟丝子、白茯苓、韭菜子、龙骨各等份。

制用方法：上药与麻油一起熬，黄丹收膏，将药膏贴肾愈穴处。

功能主治：用于肾虚遗精。

贴敷方 4

方药组成：（1）硫磺 18g，母丁香 15g，元寸 3g，朱砂 3g，独头蒜（去皮）2 枚。

（2）川椒 50g，韭菜子、附片、肉桂、蛇床子各 50g，独头蒜 300g，麻油 500ml，广丹 250g。

制用方法：先将（1）方中前 4 味药共研细末（朱砂另研），以独头蒜与药末混合，捣融入膏，制丸如黑豆大，以朱砂为衣。再将（2）方中前 5 味药放入麻油内，入锅加热，熬至药枯后滤去药渣，再将油熬至滴水成珠时徐徐加入广丹，搅拌收膏。将熬制之药膏摊于 6 ~ 8 平方厘米之牛皮纸上，取（1）方之药 1 粒，粉碎后放置黑膏药中心，贴敷于曲骨、关元、神阙穴（每穴 1 张）。3 日换药 1 次。

附记：引自《中药外治方药手册》。

三、敷脐法

敷脐方 1 五倍子散

方药组成：五倍子 10g，白芷 5g。

制用方法：将上 2 味药烘脆，共研细末，用醋及水各等份，调成面团状，将药团敷于肚脐，用消毒纱布盖上固定。每日 1 换，连续 3 ~ 5 日，即可收效。

敷脐方 2 独圣散

方药组成：生五倍子粉 3g，蜂蜜适量。

制用方法：将五倍子粉与蜂蜜调匀，用此糊剂敷于神阙穴或四满穴上，用纱布覆盖，胶布固定，早晚各 1 次。

附记：引自《中药药理研究》。

敷脐方 3 五龙膏

方药组成：煅龙骨、五倍子各适量。

制用方法：将上 2 味药共研细末。用时取适量药末以水调涂满脐眼，上加肤疾宁膏或橡皮膏覆盖，2 日换 1 次。

功能主治：遗精、遗尿。

附记：引自《大众医学》。

不射精症

不射精症是指性交活动时有正常的性兴奋，阴茎能勃起，但在性交过程中达不到性高潮，没有精液射出的病症。

一、熏洗法

方药组成：细辛 20g，五倍子 30g，淫羊藿 20g。

制用方法：上 3 味加水煎煮，趁热熏洗会阴部，每次 15 ~ 20 分钟，每日 1 次，7 次为 1 个疗程。

附记：引自《男性病外治法 800 种》。

二、敷脐法

敷脐方 1

方药组成：冰片 1g，王不留行 7 粒。

制用方法：将上 2 味药共研细末，调匀，用消毒干棉球擦净肚脐，上药填入脐内，再用麝香止痛膏贴于肚脐内，以紧贴药末不外漏为度，3 日更换 1 次。

附记：引自《中国农村医学》。

敷脐方 2

方药组成：樟脑、龙脑、薄荷脑各等份。

制用方法：将上 3 味药捣碎混匀密封。用时取 0.6 ~ 1g 药末填入脐中，再滴 1 ~ 2 滴白酒，外用胶布固定。每于傍晚上药，性交后去除，7 次为 1 个疗程。

附记：引自《男性病外治法 800 种》。

阴茎持续勃起

阴茎异常勃起是指患者阴茎在无性兴奋和性欲要求时持续勃起，伴有疼痛和不适感，短则数小时，长则数天，以 20 ~ 50 岁青壮年多见，中医称之为“阳强”，常在激烈性交或延长性交时间后出现，是一种急症，需要及时处理。

一、药兜疗法

方药组成：枸杞子、女贞子、桑葚子各 15g，覆盆子、菟丝子、五味子、车前子、沙苑子、淡竹叶各 10g。

制用方法：将上药研成细末，制成药兜，包裹阴茎。

二、握药疗法

制用方法：用皮硝120g，两手分握，硝化，任其流水，茎举即衰，阴茎自缩。

三、涂敷法

涂敷方1 缩阳丹

方药组成：水蛭9条，麝香、苏合香各3g。

制用方法：上药共研为细末，和蜜少许为饼。阳兴时以饼擦脚心。

涂敷方2

制用方法：丝瓜汁调五倍子末，敷之即愈。

涂敷方3 药布缠渍法

方药组成：当归、地龙、草乌、乳香、五灵脂、没药、白芥子各15g，木鳖子（炒黄后研粉）5g。

制用方法：水煎存液300ml，药布浸吸，缠渍阴茎，每次半小时，每日2～3次。

涂敷方4

方药组成：生石膏、芒硝各100g，大黄汁适量。

制用方法：把前二味药研末，以大黄汁调成糊，涂敷阴茎上。

功能主治：阳强肝阳上亢型，伴阴囊胀痛者。

附记：引自《男性病外治法800种》。

涂敷方5

方药组成：芒硝50～100g。

制用方法：把芒硝炒热，用白棉布包好，趁热敷于关元、中极穴，每次30分钟，每日1～2次。

功能主治：阳强阴虚火旺型，伴潮热多汗者。

附记：引自《男性病外治法800种》。

四、熏洗法

透骨桂芷洗足方

方药组成：肉桂30g，透骨草40g，白芷20g。

制用方法：水煎去渣取汁，将两足浸泡于药汁中15分钟，每日1次。

功能主治：适用于虚火妄动之阳强。

附记：引自《阳痿中医独特疗法》。

五、灌肠肛点法

化瘀通窍液

方药组成：虎杖 20g，赤芍 20g，蒲黄 20g，透骨草 20g。

制用方法：上药煎煮 30 分钟，去渣取汁。用灌肠器将药汁灌入肛门，保留一夜。

功能主治：血瘀阻窍之阳强证。

附记：引自《当代中药外治临床大全》。

急、慢性睾丸炎

睾丸炎是由多种致病因素引起的睾丸炎性病变。急性化脓性睾丸炎中医称“子痈”，流行性腮腺炎可并发腮腺炎性睾丸炎，后者可引起睾丸萎缩和男子不育。患者睾丸肿大疼痛，向腹股沟及下腹部放射，并有明显压痛，阴囊皮肤红肿灼热，全身伴有寒热、查血白细胞总数及中性白细胞升高。

一、熏洗坐浴法

熏洗方 1 双花乳没洗剂

方药组成：七叶一枝花 60g，红花 10g，制乳没各 15g。

制用方法：上药水煎后熏洗患处，每日 2 次。

功能主治：睾丸急性炎症，红肿热痛者。

附记：引自《中医男科学》。

熏洗方 2 鱼腥草洗剂

方药组成：鱼腥草 60g。

制用方法：上药水煎后趁热淋洗阴囊，每日 1 ~ 2 次。

功能主治：急性睾丸炎。

附记：引自《中医男科学》。

熏洗方 3 三橘坐浴方

方药组成：橘叶 15g，红花 10g，橘核 15g，枸橘李 15g。

制用方法：上药水煎成 300ml，将阴囊置药液中熏洗或稀释坐浴。每次 15 ~ 20 分钟，每日 3 次。

附记：引自《中西医结合治疗男科疾病》。

二、湿敷法

湿敷方 1 生大黄散

方药组成：生大黄、大枣（去核）、鲜生姜（去皮）各 60g。

制用方法：以上诸药共捣如泥，敷贴肾囊，布包，每日 1 次。

功能主治：睾丸炎。

附记：引自《浙江中医杂志》。

湿敷方 2 紫金锭

方药组成：紫金锭（又名玉枢丹）2 份，参三七 1 份。

制用方法：共研细末，用醋调敷患处，覆盖纱布，以胶布固定，每日换药 1 次。

功能主治：急性睾丸炎。

附记：引自《江苏中医药》。

湿敷方 3 金黄膏

方药组成：如意金黄散 60g，凡士林 300g。

制用方法：上药调成油膏，直接涂在患处，或用 50% 硫酸镁溶液调金黄散外敷，外用纱布固定。

附记：引自《黑龙江中医药》。

湿敷方 4 青芒散

方药组成：青黛 30g，芒硝 60g，面粉适量。

制用方法：将青黛、芒硝研细末拌匀，加入适量面粉，用开水调和，敷在肿大的阴囊上，每日 1 换。

功能主治：睾丸炎。

附记：引自《四川中医》。

湿敷方 5 青黛糊

方药组成：青黛 1.5g，冰片 1.5g，雄黄 5g，明矾 3g，花生油适量。

制用方法：将上药共研为细末，用花生油适量调为糊状即可。用时将药摊在纱布上，外敷于睾丸部，并固定，每日换 1 次。

功能主治：睾丸炎。

附记：引自《北京中医》。

阴囊湿疹

阴囊湿疹中医称肾囊风或绣球风，它是一种阴囊变应性皮肤炎症。临床表现以阴囊部剧烈瘙痒，出现红斑、丘疹、糜烂、肥厚、鳞屑等多形性皮损为特征，当并发感染时则血白细胞总数及中性白细胞增高。本病一般多见于青壮年，临床可分为急性、亚急性和慢性三期，与变态过敏反应有关。常与食发物鱼、虾、蟹，吸入过敏物质如花粉、尘螨、羊毛及接触致敏的油漆、化学类物品，精神紧张、过劳情绪变化等多种因素有关。

一、熏洗法

熏洗方 1 芒硝食盐洗剂

方药组成：芒硝 30g，食盐 3g。

制用方法：将上药入盆中加水煮沸，候温浸洗患部，每日 2 ~ 3 次。

功能主治：阴囊湿疹。

附记：引自《新中医》。

熏洗方 2 马齿苋洗剂

方药组成：黄柏、地榆、马齿苋各 30g，或单用马齿苋鲜品 100g，或干马齿苋 50g。

制用方法：上药水煎待温，以纱布 5 ~ 6 层相叠，蘸此煎液包敷患处，每次 20 ~ 40 分钟，每日 3 ~ 4 次，直至不流水为止。如属慢性阴囊湿疹者可配合使用五倍子膏、玉红膏。

功能主治：用于阴囊湿疹初期流脂水过多者。

附记：引自《中西医结合治疗男科疾病》。

熏洗方 3 二参散

方药组成：茵陈 20g，苦参、元参各 30g，白鲜皮 25g，猪苓、茯苓、生薏仁、黄柏、当归、明矾各 10g，紫花地丁 36g，六一散 15g。

制用方法：将以上药粉碎成粗末，每袋 60g，放入沸水中浸煮 10 分钟，熏洗患处，每次 20 分钟。最多用药 5 包。

功能主治：阴囊湿疹皮损出现红斑者。

附记：引自《江苏中医》。

熏洗方 4 蛇柏矾椒汤

方药组成：蛇床子、地肤子、苦参、黄柏、明矾、川椒各 20 ~ 30g。

制用方法：加清水约 2500ml，置火上熬煎。约煎沸 30 分钟后，去渣取汁，先熏蒸患处，再以纱布蘸药水洗患处。每次熏洗 30 分钟左右，每日熏洗 2 ~ 3 次。

功能主治：阴囊湿疹兼有湿热者。

附记：引自《湖北中医杂志》。

熏洗方 5 干荷散

方药组成：牡蛎粉、蛇床子、干荷叶、浮萍草各等份。

制用方法：上药研为粗末，用筛罗，每用 2 匙，水 1 大碗，同煎三五沸，滤去渣，淋洗阴茎，避风寒。

功能主治：治阴囊湿疹，肿痛，湿润瘙痒。

附记：引自《阳痿中医独特疗法》。

二、涂敷法

涂敷方 1 枯黛散

方药组成：青黛 20g，枯矾 10g，炉甘石 10g（用醋淬之），黄柏粉 10g，孩儿茶 10g。

制用方法：上药共研细末，蓖麻子油加至 100ml 调匀，备用。用时，先将患部洗净，取上药反复涂搽，每日 2 次。皮损部若有渗液、糜烂者，可直接取上述干药粉按压在患处。用药数天后，患部出现干燥、脱屑，可改用青黛油膏（青黛 7.5g，凡士林 30g）。

功能主治：阴囊湿疹渗液较多者。

附记：引自《中医杂志》。

涂敷方 2 复方蛋黄油

方药组成：鲜鸡蛋数个，轻粉 2g。

制用方法：取鲜鸡蛋，煮熟剥壳去蛋白，将蛋黄搅碎，置小铁锅内，文火煎炒，用小锅铲边炒边挤压，待蛋黄焦黑、始有油熬出，至蛋黄油完全熬尽为度（1 只蛋黄一般可熬油 4ml）。取此油 20ml 加轻粉 2g（研细）和匀，贮瓷瓶内密闭备用。用复方蛋黄油涂抹患处，每日 4 ~ 5 次，3 ~ 5 日可愈。

功能主治：阴囊湿疹皮疹干燥作痒明显者。

附记：引自《浙江中医药》。

涂敷方 3 黄柏散

方药组成：黄柏 20g，乌贼骨 30g，冰片 2g，枯矾 6g，血竭 2g。

制用方法：上药焙干研细末，用 100 目筛筛下，每晚将药粉用氟轻松软膏调好，涂敷在阴囊表面上，每日 1 次。

功能主治：消肿祛痒、祛湿热，用于绣球风。

附记：引自《山东中医》。

涂敷方 4

方药组成：苦参 20g，生地 20g，地肤子 12g，刺蒺藜 12g，乌梢蛇 20g。

制用方法：将药物研细末或煎后取汁，直接将药水涂搽或调拌鸡蛋清外敷阴囊处。

功能主治：阴囊湿疹。

附记：引自《中国民间敷药疗法》。

涂敷方 5 硫磺白矾膏

方药组成：硫磺 90g，白矾 90g，石膏 500g，青黛 30g，麻油适量。

制用方法：将白矾、石膏分别火煅后，与其他药共研为细末，用麻油调匀，敷搽患处，每日 1 次，连用 7 日。

功能主治：慢性顽固性阴囊湿疹。

附记：引自《四川中医》。

三、扑粉法

扑粉方 1 冰石散

方药组成：滑石 100g，冰片 30g，枯矾 40g。

制用方法：上药研极细末，混匀，装瓶备用。使用时先将患处用凉开水洗净，擦干，再把药粉均匀地撒在患处，每日 2 ~ 3 次，一般用药一周后逐渐痊愈。

功能主治：阴囊湿疹流脂水较多者。

附记：引自《中西医结合治疗男科疾病》。

扑粉方 2

方药组成：吴茱萸 30g，乌贼骨 20g，雄黄 6g。

制用方法：上药共为细末过筛备用，患者渗出液多者撒干粉，无渗液者用蓖麻油调敷。每日 3 次，上药后用纱布轻轻包扎。

功能主治：燥湿收敛，用于阴囊湿疹。

附记：引自《中医杂志》。

阴囊鞘膜积液

鞘膜积液中医称之为“水疝”，由于阴囊气化不利，水液集于睾丸外鞘膜而成。本病可发生于各个年龄组，睾丸鞘膜积液多见于20～30岁，精索鞘膜积液和先天性鞘膜积液多见于婴幼儿。新生儿发生率较高，约占1.75%，而且多为双侧，但也有部分患儿在出生数月后自行消退的。其发生与感染、外伤有关。

一、熏洗方

熏洗方1 车前草外洗方

方药组成：车前草20g。

制用方法：上药加水300ml，水煎成100ml，去渣，取液，用小毛巾蘸药液，外敷积液患部（敷前用热毛巾敷患部至潮红），10次为1个疗程。本法在治疗过程中，同时要求取丁香细粉2g，敷于神阙穴，十字胶布固定，每2日换药1次。对于积液较多者，可用消毒注射器刺吸鞘膜积液，后按上述方法热敷。

附记：引自《民间简易疗法·药浴》。

熏洗方2 桂龙枯倍汤

方药组成：肉桂6g，煅龙骨、五倍子、枯矾各15g。

制用方法：将上药捣碎加水约700ml，放入药锅内煎煮，水沸后30分钟将煎出液滤出，待冷却到与皮肤温度近时，把阴囊全部放入盛药液的容器内，浸洗约30分钟左右。每日1剂，连用8剂。

功能主治：睾丸鞘膜积液。

附记：引自《新中医》。

熏洗方3 五矾汤外洗

方药组成：五倍子、枯矾各30g。

制用方法：加水约300ml，煎半小时，晾至微温，将阴囊放入药液内浸洗，并用纱布湿敷患处。每次约20～30分钟，每日1剂，每日2～3次。用药前先用温水洗净外阴部，如下次用药仍需将药液加温。

附记：引自《中医杂志》。

熏洗方 4 五倍牡蛎汤外洗

方药组成：五倍子、牡蛎各 30g，小茴香、车前子各 15g，枯矾、肉桂各 10g。

制用方法：上药加水 600ml，煎煮 20 分钟，将药渣滤出，放在小容器内以药液熏蒸。待温度适宜后，将睾丸全部放入药液内约 20 ~ 30 分钟，每日 2 ~ 3 次，直到鞘膜积液消失。

熏洗方 5 马鞭草苦参黄芩方

方药组成：马鞭草 30g，黄芩 15g，苦参 20g，黄柏 10g，马齿苋 30g。

制用方法：取上药加水煎煮 20 ~ 25 分钟，去渣，取液，用毛巾蘸药液湿敷患部。每次 30 分钟，每日 1 ~ 2 次。

附记：引自《民间简易疗法 · 药浴》。

二、外敷法

湿敷方 1 水疝散

方药组成：五倍子 100g，首乌 50g，白芷 50g，生栀子 50g，甘遂 50g，元明粉 50g，冰片适量。

制用方法：上药共研细粉末，用鸡蛋清调成糊状，外敷患处。每日 1 次，不用包扎，连续 5 ~ 10 次见效，见效后再敷 5 天。

适应：小儿原发性鞘膜积液。

附记：引自《中医外治杂志》。

湿敷方 2 枯倍散外敷

方药组成：枯矾、五倍子。

制用方法：取上药等份，共研细粉末，用水调成糊状，外敷局部。每日 1 ~ 2 次，每 1 ~ 2 周为 1 个疗程。

湿敷方 3 敷脚心方—白矾散

方药组成：白矾适量。

制用方法：上药研末，以醋调包脚心，每日 1 次。

功能主治：阴囊水肿。

附记：引自《贵州民间方药集》。

三、热熨法

盐香附热熨方

方药组成：香附、食盐各 60g。

制用方法：上药加醋炒热，布包趁热外熨患处，每次 20 ~ 30 分钟，每日 2 ~ 3 次。

阳缩

阳缩，亦称阴缩，指的是阴茎在自然状态下后缩变小，以至于外观成幼稚型阴茎，甚至睾丸或阴囊内缩，伴少腹拘急、疼痛剧烈为特征的一种男科病。此病多因寒凝肝脉所致，一旦阴茎后缩常令患者十分恐慌，心理紧张。

一、药兜疗法

方药组成：硫磺、吴茱萸各 30g。

制用方法：上药研成细末，制成药兜，外敷阴部，10 日换 1 次。

二、药熨疗法

方药组成：生姜 120g，大葱 240g，胡椒 15g，硫磺 30g。

制用方法：将前 3 味药捣烂炒热，同硫磺共装入袋内，热熨脐下一寸 3 分处，脐中用热水袋或内装热水的茶缸热熨，每日 1 次。

附记：引自《中医外治方药手册》。

三、插药法

生姜插药法

方药组成：生姜 1 块。

制用方法：将生姜削尖一端，以纸包 4 层，水中浸湿，然后放在火炭中煨烤。待纸干后取出，去纸趁热以煨姜之尖端植物油插入肛门。

功能主治：寒型阴缩。

附记：引自《中医外治法》。

四、敷脐方

方药组成：雄鸡 1 只，雄黄末 1g，酒少许。

制用方法：将活雄鸡 1 只，从腹部剖开，入雄黄末 1g，好酒 1 口，敷于脐部（鸡头向胸部），半小时后除去，可获缓解。

功能主治：热陷厥阴之阳缩。

附记：引自《浙江中医杂志》。

五、敷贴方

敷贴方 1

方药组成：川楝子 20g，透骨草 15g，牡丹皮 12g，赤芍 12g，冰片 3g。

制用方法：将上述药物研成细末，童便适量调和成膏，敷贴于关元穴处，盖以纱布，胶布固定，每日 1 次。

附记：引自《经验方》。

敷贴方 2

方药组成：鲜葱适量。

制用方法：将葱捣烂用酒炒热，敷于脐部与少腹，复以热水袋熨之。

功能主治：元气欲脱之阴缩。

附记：引自《浙江中医杂志》。

第十一章　外科病症

红眼病

急性眼结膜炎，俗称红眼病，是由病毒传染引起的一种急性传染病，中医又叫“天行赤眼”。因其具有发病急、传播快、流行广、传染性强的特点，故医学专家们又称之为夏秋季的眼科“瘟疫”。

本病以发病急、白睛发赤、眼痛、眼胞发肿、目热怕光、眼粪多而粘结为特征。中医采用清热解毒、祛风止痒疗法。

熏洗法

方药组成：金银花、龙胆草、白芍各 15g，蝉蜕、冰片各 10g，

制用方法：上药研成粗茶状，装入约 500ml 的茶缸内，加入白开水，再用无菌纱布蒙盖住茶缸口，将双眼置于茶缸口上方，距离以不发生烫伤为度，让药液的蒸气熏双眼。待温度降至适宜时将纱布浸入药液中，再捞出拧至干湿适中，然后敷于双眼上。待患者闭目休息 30 ~ 60 分钟后将纱布取下即可。每日 1 剂用 2 次。

功能主治：本方具有疏散肝经风热、倾泻肝胆实火之功效，适用于急性红眼病。

附记：引自《四川中医》。

手足疔疮

手足疔疮是发生于手足部的急性化脓性炎症，多由于外伤感染所致，如针尖、竹木刺、鱼骨、修甲、昆虫咬伤等而致邪毒内侵，客于皮肉而发病，发病率以手部多于足部。由于部位不同及形态各异，故名称多不同，但其病因病机症状，治疗大致相似，故统称为手足疔疮。

一、外敷法

湿敷方 1 英矾膏

方药组成：栀子、蒲公英、白矾、鸭蛋清适量。

制用方法：前三味药研成细粉末，打入鸭蛋清调成糊状，外敷患处。用药根据创面大小、病势轻重而定。

功能主治：清热解毒，消肿止痛，治疗疔疮、疖。

湿敷方 2

方药组成：鲜半枝莲、土三七、土牛膝、鲜五爪龙（乌敛莓）各适量。

制用方法：上药混合捣碎加白酒少量调成糊状，外敷患处，早晚各 1 次。

湿敷方 3 蜈蚣指套

制用方法：蜈蚣一条，焙干研末；松香 18g，研细末。两药混合调匀，倒入开水少许，即成胶状粘成团块。趁热用手捏成指套形状，套在手指上，即为“蜈蚣指套”，有拔脓之功。

湿敷方 4 雄硝猪胆膏

方药组成：雄黄、朴硝各等份。

制用方法：上二味共研细末，猪胆汁调糊，外敷患处。

二、熏洗法

方药组成：六月雪 50g，斑蝥 5g。

制用方法：上药加水，煎沸 20 分钟，待温后外洗患处，每日 2 ~ 3 次。

三、涂搽法

方药组成：马钱子、黄连各 30g，70% 酒精 500ml。

制用方法：将前 2 味药加入酒精中，浸泡 5 日，过滤取药液备用。以棉球棒蘸药涂患处，或局部湿敷手指或足趾患部，亦可放入药液中浸泡，每次 3 分钟，每日 2 ~ 3 次，3 日为 1 个疗程。

功能主治：本方具有清热解毒、活血化瘀、消肿散结作用，适用于外科常见体表感染及其他炎症性疾病。

附记：引自《河北中医》。

疖痈

疖是一种生于皮肤浅表的急性化脓性疾病，多发于暑天，随处可生，其特点是色红、灼热、疼痛、突起根浅、肿势局限，范围多在 3 ~ 6cm 左右，脓出即愈，故有“疖无大小，出脓就好”之说。疖好发于面、颈、臀、背部，初起高出皮肤表面的显性圆形小结节，局部疼痛，成熟后有脓头，破后流出脓血，易愈合。

痈是一种发于皮肉之间的急性化脓性疾病，好发于颈部、背部。中医认为营气不化，逆于肉里，乃生痈肿。其特点是：局部光软无头，红肿热痛，结块范围多在 6 ~ 9cm 左右，发病迅速，易肿、易脓、易溃，或伴有全身发热、口渴等症状。痈随病情进展范围扩大，中央皮肤坏死形成脓栓，进一步发展，可破溃。

疖、痈均为火热之邪所致，故治疗大法应清热解毒。

一、外洗方法

四黄汤

方药组成：大黄 30g，黄柏 30g，黄芩 30g，黄连 15g，生地 30g，生石膏 60g。

制用方法：生石膏加水 2000ml，煮沸 20 分钟后，放其他药煎沸 5 分钟，去渣待冷后洗患处，每次 30 分钟，每日 2 次。

功能主治：清热解毒，泻火凉血。

二、贴敷法

贴敷方 1 三鲜膏

方药组成：鲜柳叶 1000g，鲜槐叶 1000g，鲜侧柏叶 1000g。

制用方法：上三味药置于锅内加水 4000ml，大火煮沸 1 小时，去渣文火浓缩成膏。根据疖痈大小，外贴患处，每日换药 1 次。

附记：引自《中医外治杂志》。

贴敷方 2 外敷中药鲜品

制用方法：鲜蒲公英、鲜马齿苋、鲜芙蓉叶、鲜野菊花、鲜鱼腥草、鲜紫花地丁等中药 1 ~ 2 种，洗净，捣烂成糊，外敷患处。每日换药 1 ~ 2 次。

功能主治：清热解毒，用于疖痈初期，脓未成熟之时。

贴敷方 3 金黄膏外用

制用方法：金黄膏或三黄软膏（市售）外敷患处，每日 1 次，用于初期脓未成之时。

贴敷方 4 六神丸外用

制用方法：六神丸 20 粒，七厘散 1 支（均为市售成药），食醋少许调成糊状涂患处，每日 3 ~ 5 次。

贴敷方 5 陈小麦粉外敷

制用方法：陈小麦 1000g 加水泡 3 天，捣烂，过滤，取沉淀之粉晒干用小火炒，待焦黄成块时取出。使用时，取适量陈米粉加陈醋调成糊状，外敷患处，每日 1 ~ 2 次。

贴敷方 6 地骨皮粉外敷

制用方法：地骨皮晒干炒焦研细粉，用香油适量调糊，外敷患处，每日 3 ~ 4 次。

三、涂搽法

涂搽方 1 地丁蝮蛇酊

方药组成：紫花地丁 30g，或蝮蛇 1 ~ 2 条。

制用方法：蝮蛇杀死，去骨及内脏，泡入白酒（以浸没为度），密封放荫凉处，三月后使用，每日外涂药酒 5 ~ 6 次。

功能主治：清热解毒，治疗痈疖。

涂搽方 2 蛇蝎搽剂

方药组成：蛇皮 1 张，全蝎 2 个，蜂房 1 个。

制用方法：上药放入适量食醋中，泡 24 小时，用棉球蘸药外涂患处，每日 3 ~ 5 次。

涂搽方 3 牛黄解毒片

方药组成：牛黄解毒片（用量视患部大小而定）。

制用方法：上药研成细末，滴温开水，调成糊状，用消毒棉球或棉签蘸药糊涂患处，每日早晚各一次。重症者，可将其敷于患处并包扎之。此法不仅治疗热疖，亦可涂敷治疗疔疮及痤疮等皮肤病。

附记：引自《民族医药报》。

四、三棱针火罐疗法

方法：痈未成脓，局部消毒后，三棱针点刺放血，闪火法拔罐 15 分钟，然后艾灸 10 分钟。成脓未溃者，三棱针点刺放脓，闪火法拔罐 15 分钟，至黑色血液流出，再艾灸 10 分钟。脓已溃者，直接用闪火法拔罐 10 分钟，吸出脓液及暗红色血液，再艾灸 10 分钟。每日 1 次。

附记：引自《中医外治杂志》。

急性阑尾炎

急性阑尾炎，中医称之为“肠痈”。本病发生由于饮食不节，寒温不调，过劳等，导致肠道功能失调，消化不利，糟粕积滞不行，生湿生热，气血不和，血败肉腐，浊气壅遏，而成肠痈。

一、湿敷法

湿敷方 1 金黄散外敷

方药组成：天花粉 10 份，白芷、黄柏、姜黄、生大黄各 5 份，天南星、苍术、陈皮、甘草、厚朴各 1 份。

制用方法：上药按比例混合打细粉末，用时取金黄散适量，用浓茶调成糊状，均匀外敷于麦氏点周围（阑尾炎腹部投射敏感区域），纱布覆盖，每日敷药一次。

功能主治：清热解毒，活血化瘀，适用于阑尾炎未溃者。

附记：引自《中医外治杂志》。

湿敷方 2 硝黄蒜外敷方

方药组成：大蒜 60g，芒硝、大黄各 30g。

制用方法：将前 2 味药放在一起，捣烂如泥状，外敷麦氏点，以局部潮红刺痒或 2 小时后去药（以免刺激生水疱）。后将大黄粉调成糊状，外敷 6 ~ 8 小时，必要时数小时后重复一次。

功能主治：活血解毒，用于单纯性阑尾炎未溃者。

湿敷方 3 姜芋膏外敷

方药组成：生姜 1 份、芋头 2 份。

制用方法：上药混合捣烂如泥，外敷麦氏点处每日 2 ~ 3 次。

二、灌肠方

大黄牡丹皮汤灌肠

方药组成：生大黄 18g，丹皮 10g，桃仁 12g，冬瓜子 30g，芒硝 10g。

制用方法：用上药浓煎汁 200ml，待温后保留灌肠，每日 2 次。

功能主治：攻下通里，清热解毒，适用于急性阑尾炎初期。

疝气

腹股沟斜疝是外科常见疾病，多见于儿童。其主要症状有腹股沟处可见到一可复性包块，质软，无压痛，咳嗽或腹内压增加时包块增大，平卧后包块变小，甚至消失。检查时，包块回纳后，压迫内环口，包块不复出现。

一、敷压法

敷压方 1 朱氏堂磁疗疝气消贴

使用方法：取本品外敷肚脐（神阙穴）。贴前清洗该部位，取本品揭去保护纸，撕去边缘压条，将磁药芯对准肚脐贴紧即可。

敷压方 2

方药组成：吴茱萸粉适量，食醋。

制用方法：先将包块回纳，用吴茱萸粉适量，食醋调成糊状，外敷环口及四周，环口上压直径 2cm 左右硬币一枚，绷带固定，隔日换药一次。

附记：引自《中医外治杂志》。

二、压迫法

方药组成：川芎 3g，枳壳 3g，吴茱萸 6g，升麻 6g，小茴香 6g，肉桂 6g，橘核 9g，荔枝核 9g，葫芦巴 9g，乌药 9g，松香 9g。

制用方法：上药共研粉末，放入小布袋成鸭蛋状，把药袋压迫在疝环处，外用腹带固定，一般三个月为 1 个疗程。

附记：引自《中医外治杂志》。

痱子

在夏季里，特别是我国南方部分地区，由于气温高、湿度大、出汗多而水分不易蒸发等原因，常在颈部、躯干、四肢部位，出现针头大小的红色小丘疹，瘙痒难忍，成为痱子，多见于小儿。其临床表现为面部、颈部、四肢、背部出现针头大小红色丘疹，痛痒不适，皮疹的顶端带有一个白色的疱疹，周围有红晕，严重时融合成一片红斑。痱子常因热毒所致，被抓破后，常可导致感染或糜烂。

一、外洗法

外洗方 1 苍马白矾外洗方

方药组成：苍耳子、白矾、马齿苋各 30g。

制用方法：上药加水 1000ml，煎水待放凉后，清洗患处，每次 10 分钟，每日 2 次。

外洗方 2 败酱草洗液

制用方法：败酱草 60g，加水 800ml，煎水待凉后外洗患处，每次 10 分钟，每日 2 ~ 3 次。

外洗方 3 马齿苋洗液

制用方法：鲜马齿苋 60g，加水煎沸 5 分钟，待凉后外洗患处，每次 10 分钟，每日 2 次。

外洗方 4 二草一花方

方药组成：金银花、车前草、野菊花各 20g。

制用方法：上药水煎取汁，加冰片少许混匀，外洗患处，每日 3 ~ 5 次。

附记：引自《健康报》。

外洗方 5 小檗碱洗液

制用方法：取小檗碱 1g，溶入 300ml 温水中洗浴，每日早晚各 1 次，连用 3 ~ 5 日。

附记：引自《健康报》。

二、涂搽法

涂搽方 1 六一散外用

方药组成：六一散 15g，冰片 6g。

制用方法：上药研细末调匀，外扑在痱子上（浴后用）。

涂搽方 2 苦瓜汁外涂

制用方法：鲜苦瓜适量，捣烂纱布绞汁，外搽患处。

涂搽方 3 黄瓜汁外涂

制用方法：鲜黄瓜捣烂取汁外搽患处。

涂搽方 4 丝瓜汁外涂

制用方法：鲜丝瓜适量，洗净捣烂，用纱布绞汁，外搽患处。

涂搽方 5 十滴水外用（市售）

制用方法：按 1 ∶ 10 比例，用温开水稀释十滴水，外洗患处，每日 2 次。

三、扑撒法

扑撒方 1 青黛散

方药组成：青黛粉 15g，黄柏面 15g，滑石粉 60g。

制用方法：上药研极细末，直接扑撒外用。

功能主治：能收干止痒、清热定痛，用于治疗痱子，亦可用于脓疱疮、急性湿疹、接触性皮炎或脂溢性皮炎。

附记：引自《赵炳南临床经验集》。

扑撒方 2 痱子粉

方药组成：冰片 3g，薄荷冰 3g，甘石粉 15g，滑石粉 30g，黄柏 6g。

制用方法：上药研细末，过 100 目，直接扑撒。

功能主治：能清热敛汗，解毒止痒，用于治疗痱子，并治疗尿布皮炎。

附记：引自《赵炳南临床经验集》。

痔疮

痔，俗称痔疮，是直肠末端黏膜下和肛管皮下静脉丛发生扩大、曲张所形成柔软的静脉团。此病不论男女皆可发生，但多发生于成年人。由于痔的部位不同，可分为内痔、外痔、混合痔。其中生于肛门齿线之上称内痔；突出肛门齿线以下，肛外之傍称外痔；内外痔混合伴发，形成一整体，便时出血疼痛称混合痔。

一、熏洗法

熏洗方 1 槐角苦参明矾方

方药组成：槐角 25g，苦参 25g，明矾 10g。

制用方法：上 3 味药加水煎煮 30 分钟，去渣，取液，温洗患部，可坐浴。

附记：引自《民间简易疗法·药浴》。

熏洗方 2 熏洗一号方

方药组成：金钱草 30g，黄柏 20g，玄明粉 50g，明矾 10g，乳香、没药各 30g，冰片 10g。

制用方法：将上药放入盆内浸泡 30 分钟，用武火煮沸后，再文火煎 20 ~ 30 分钟，然后趁热倒入盆内，先熏后洗。每次洗约 20 ~ 30 分钟左右，每日 2 ~ 3 次，5 日为 1 个疗程。

功能主治：本方具有清热利湿、消肿止痛之功效，主治各种痔疮肿胀、疼痛之症。

附记：引自《中国肛肠病杂志》。

熏洗方 3 大黄赤芍地榆汤

方药组成：大黄 20g，赤芍 15g，当归 15g，川芎 12g，地榆 12g，牛膝 15g，五倍子 10g，明矾 20g，马齿苋 18g。

制用方法：上药加水 3000 ~ 3500ml 先浸泡 1 小时，文火煎煮 30 分钟，先熏后洗。每次 30 分钟，每日 2 次，5 日为 1 个疗程。

功能主治：清热利湿，消肿止痛，用于各种内外痔。

附记：引自《中医外治杂志》。

熏洗方 4 归防五味子汤

方药组成：当归 100g，五味子 30g，防风 50g。

制用方法：三味药加冰共煎沸 30 分钟后，过滤取液 2000ml，先熏 15 分钟，待药温后坐浴 10 ~ 15 分钟，每日 3 ~ 4 次，每日一剂。

功能主治：活血化瘀，收敛固涩，胜湿，止痛，用于内痔嵌顿水肿。

附记：引自《中医外治》。

熏洗方 5 仙人掌汤

制用方法：取新鲜仙人掌约 500g，削取外皮，切成条块，加水煮沸取药汤 2000ml，趁热熏蒸肛门，待温后坐浴 15 分钟，每日 2 次，连用 5 日。

功能主治：清热解毒，祛腐消肿止痛，用于治疗混合痔、内痔、嵌顿性外痔等。

附记：引自《中医外治杂志》。

二、外敷法

外敷方 1 缩嵌糊

方药组成：青黛 20g，五倍子 30g，黄连 30g，樟脑 5g，冰片 10g，薄荷脑 10g，明矾 10g，赤石子 20g。

制用方法：上药共研细末，贮瓶备用。使用时将生理盐水调和适量药粉敷患处，覆盖纱布，胶布固定，每日换药 1 次至痔核还纳。痔核还纳后，每日取药粉 5g 加生理盐水 20ml 调匀，用甘油注射器注入肛内，连注 3 ~ 5 日。

功能主治：本方治疗内痔嵌顿或环状外痔。

附记：引自《中国肛肠病杂志》。

外敷方 2 消痔膏

方药组成：大活田螺 2 个，冰片 2g，鲜烟叶 10g，鲜仙人掌 30g。

制用方法：先取田螺洗净，连壳捣细，再加鲜烟叶、仙人掌共捣烂，后入冰片，共捣成稀糊膏状，摊于薄膜上，外敷患处，每日换药 1 ~ 2 次。

功能主治：活血消肿，清热利水，用于嵌顿性外痔。

附记：引自《中医外治杂志》。

外敷方 3 消痔膏

方药组成：冰片 10g，芒硝 15g，栀子 30g，大黄 30g，苍术 30g，双花 30g，地榆炭 60g，槐角炭 60g，白芷 30g，黄柏 30g，五倍子 15g。

制用方法：上药共研细粉末，过 80 目筛，将患处温水洗净擦干，取药粉 20g，用茶叶水及凡士林调成膏状，涂于肛门周围，纱布覆盖，胶布固定，早晚各一次，10 日为 1 个疗程。

功能主治：清热解毒，除湿收敛，消肿止痛，用于内、外痔。

附记：引自《中医外治杂志》。

脱肛

脱肛又称肛管直肠脱垂，是直肠黏膜、肛管、直肠和部分乙状结肠向下移位，脱出肛门外的一种疾病，多见于老年人及儿童。本病病因为气血亏虚，不能收摄，或女性分娩用力耗伤气血等，致气虚下陷，肛管外脱。一般排便时，肛门有肿块脱出，便后肿块自行回纳或需用手帮助托回，常伴有腹泻、长期便秘、前列腺增生症、慢性咳嗽等持续腹内压增高病症。

本病需积极治疗引起腹内压增多的原发病，改善患者全身营养状况，外治原则以收敛、固涩为主。

一、熏洗法

熏洗方 1 五倍子石榴皮汤

方药组成：五倍子、石榴皮、防风、升麻、地榆各 30g。

制用方法：取上药加水煎药液 2000ml，分成 500ml 及 1500ml 两份。每次排便后，先将 1500ml 药液温热后外洗（先熏后洗）；再取 500ml 药液，将洁净纱布放入药液中浸透后填塞肛管内，外用纱布覆盖，到下次排便时取出，并配合补中益气汤口服。

功能主治：能补中益气，收敛固涩，治疗脱肛。

附记：引自《中国中医药科技》。

熏洗方 2 黄芪五倍子汤

方药组成：黄芪、五倍子、丹参各 30g，诃子 20g，黄连 10g。

制用方法：上药加水 1000ml，趁热先熏，待药液稍温后外洗，坐浴，每次 20 ~ 30 分钟，早晚各一次。

适用：补中益气，收敛固脱。

附记：引自《新中医》。

熏洗方 3 苦参汤外洗

方药组成：苦参 60g，蛇床子 30g，白芷 15g，金银花 30g，菊花 60g，黄柏 15g，地肤子 15g，石菖蒲 9g，石榴皮 30g，五倍子 30g。

制用方法：取上药加水煎药液 2000ml，先熏后洗，每日早晚各一次。

附记：引自《中医外科学》。

二、外敷法

外敷方 1 马勃膏外敷（验方）

方药组成：马勃 20g，凡士林 80g。

制用方法：将马勃研细末，用凡士林调膏外敷患处。

外敷方 2 蝉蜕膏（验方）

制用方法：蝉蜕 9g，研细粉末，用麻油调成糊状外涂患处，每日 1 次。

外敷方 3 五鳖冰片散

方药组成：甲鱼头（鳖头）2 个，五倍子 18g，冰片 1.5g。

制用方法：甲鱼头烧炭存性，与上二药共研细粉，同时取药粉 6g，撒于药棉上，包裹患处，再用手法复脱肛。

外敷方 4 龙蝉冰蚕散

方药组成：蝉蜕 15g，煅龙骨 30g，僵蚕 10g，冰片 0.5g。

制用方法：前三味焙干，共研细粉末，加冰片，用时取上药适量，撒于干净纱布上，托住肛门，将其缓缓托上。

三、敷脐疗法

方药组成：五倍子 50g，椿皮 50g，三七 25g。

制用方法：上药烘干共研细粉末。同时，消毒肚脐部，取上药 2g，盐酸罂粟碱 1 支（30mg），调糊状，外贴脐部，伤湿止痛膏固定，每日换药 1 次，

10 日为 1 个疗程。

附记：引自《中医外治杂志》。

肛裂

肛裂是由于肛管皮肤全层裂开，并形成感染性溃疡，临床上以便秘、间歇性出血和周期性肛门疼痛为三大特征，是肛门直肠疾病中的多发病。本病好发生于便秘、感染外伤后。

其临床表现：大便时肛门如刀割样剧烈疼痛，并在大便后持续数小时疼痛不止。其次粪便上沾有血迹或便后有少量鲜血滴出。检查肛门区可见到后方正中有一皮肤突出肿块叫“前哨痔”是肛裂特征。肛门后方肛管处有一放射状慢性溃疡。

一、熏洗法

熏洗方 1 浴裂汤

方药组成：制乳香、制没药、桃仁、红花、艾叶、川芎、黄柏、生大黄各 15g，椿根皮 20g，马齿苋 30g，丝瓜络 10g。

制用方法：上药煎汤 2000ml，倒入干净盆中，患者坐其上熏蒸，待药液温度下降后倒入盆中坐浴。时间 15 ~ 20 分钟，每日早晚各 1 次，10 日为 1 个疗程。

功能主治：用于肛裂患者。

附记：引自《四川中医》。

熏洗方 2 痔舒息

方药组成：穿心莲、榕树须、朴硝、两面针各 750g，大黄、五倍子、荆芥，防风各 375g。

制用方法：除朴硝外，7 味药共加水适量并煎成浓缩液，加入朴硝，用蒸馏水调整到 1500ml，分装至每瓶 100ml。用时取 100ml 痔舒息加开水到 3000ml，先熏后洗，每次 20 ~ 30 分钟，每日 2 次。

功能主治：能清热燥湿止痒，消肿化痛，用于肛裂，兼治疗外痔。

附记：引自《中国肛肠杂志》。

熏洗方 3 肛裂熏洗方

方药组成：马齿苋、瓦松、甘草各 15g，五倍子、川椒、防风、苍术、枳壳、侧柏叶、葱白各9g，芒硝1g。

制用方法：取上药加水煎煮20～25分钟，去渣，取液，倒入盆内，先热熏，再坐浴10～20分钟，每日1～2次。

附记：引自《民间简易疗法·药浴》。

洗方4 地榆槐角方

方药组成：生地、地榆、槐角、槟榔、桃仁各10g，生甘草6g。

制用方法：取上药加水煎煮20分钟，去渣，取药液，先熏洗，后坐浴，每次15～20分钟，每晚1次。

附记：引自《民间简易疗法·药浴》。

二、外敷

外敷方1 白膏方（验方）

制用方法：白及，煅石膏，用2∶1量，同研极细末，凡士林调膏外涂患处，每日1次，至创面愈合。

外敷方2 冰片砂膏

方药组成：冰片、煅龙骨、朱砂各6g，煅石膏120g，煅炉甘石60g。

制用方法：上药共研细末，用凡士林调成软膏，外敷患处，每日1次。

外敷方3 肛痛痔愈膏

方药组成：大黄80g，黄连150g，血竭80g，珍珠粉80g，冰片60g，五倍子30g，蜜蜡200g，蓖麻油适量。

制用方法：大黄、黄连、五倍子混匀后粉碎过120目筛备用，将冰片以少量95%酒精溶解，血竭研细，蜂蜡切碎备用。将蓖麻油加热至120℃时，投入大黄等粉剂，待温度降至80℃加入血竭、珍珠粉搅匀，再待温度降至60℃时加入冰片溶液及蜂蜡，搅至冷凝后即可。每次取肛痛痔愈膏适量局部外敷，每日1～2次，5～7日为1个疗程。

功能主治：本膏主治肛裂，亦治疗其他肛门病变。

附记：引自《中国肛肠病杂志》。

肛周感染

肛周感染中医称肛痈，系肛门周围组织发生细菌感染所引起的感染性疾病，发病时肛门周围红肿疼痛，行走不便，久则成脓，须切开引流，易继发肛门瘘管。亚急性肛门直肠周围脓肿一般是指肛门腺感染、化脓蔓延到肛管直肠周围形成的脓肿。临床以局部红、肿、热、痛为特征。在不成脓的初期可用灌肠、外洗等方法进行治疗。

一、灌肠法

方药组成：黄连、黄芩、黄柏、大黄、皂角刺各15g。

制用方法：上药加水500～1000ml，用微火煎至200～300ml，加藕粉少许调成糊状备用。每日上午灌肠1次，每次200ml，直至炎症消失或脓肿形成为止，一般疗程6～8天。脓肿形成后，即切开引流，并用抗生素静脉滴注5～7天，防感染。局部每日便后坐浴，熏洗，九一丹、生肌散换药，每日1次，直至结痂痊愈。

附记：引自《四川中医》。

二、坐浴法

方药组成：当归15g，银花20g，连翘15g，穿山甲12g，黄连9g，皂角刺12g，枳壳10g，天花粉15g，大黄10g，赤芍15g，白芷6g，生甘草10g。

制用方法：上药所煎药汁连药渣倒入盆中坐浴20分钟，每日2次。并可配合用上药水煎30分钟，日服2次。

功能主治：用以治疗亚急性肛门直肠周围脓肿患者。

附记：引自《中国肛肠病杂志》。

肛瘘

肛瘘是指肛门周围脓肿破溃后，余毒未尽，致创口久不愈合或愈而复发，形成瘘管，以脓液血水不时由瘘口流出，淋漓不断为主的一种肛门疾病。肛瘘相当于现代医学的肛门直肠瘘。本病儿童、成人均可发病，以冬春为多发季节。

一、熏洗法

方1 花椒五味艾叶方

方药组成：花椒、艾叶、五倍子各10g，皮硝5g，马齿苋25g，茄根15g。

制用方法：取上药加水煎煮20分钟，去渣，取液，先熏后洗，待温后可坐浴治之。

附记：引自《民间简易疗法·药浴》。

方 2 凤尾川椒方

方药组成：凤尾草 10g，赤皮葱 8g，川椒 10g。

制用方法：取上药加水煎煮 20 分钟，去渣，取液，先熏后洗，待药温后可坐浴治疗。每日 1 ~ 2 次。

附记：引自《民间简易疗法·药浴》。

二、针刺疗法

方法：肛门疼痛明显者取针承山、长强、阴陵泉、上巨虚、大肠俞；尿潴留者取针三阴交、血海、中极、关元、水道。除中极斜刺外均为直刺，选用 1 ~ 2.5 寸毫针，均采用泻法。留针 20 ~ 30 分钟。

功能主治：痔瘘术后见肛门疼痛或伴有尿潴留患者。

附记：引自《中国肛肠病杂志》。

烧、烫伤

本病是外界因素（包括物理的、化学的、生物的热力因素，如火焰、灼热的液体、气体或固体），直接作用于人体体表，引起肌肤、经络、血脉，甚至脏腑等损伤，并产生功能紊乱的一类疾患。尽管随着现代科学技术发展，出现新的烫伤，如化学烧伤、放射性损伤、电击伤等，但现代日常生活中仍以烧伤及烫伤多见。治疗上首先要估计烧伤面积及深度，烧伤面积愈大、深度愈重病情愈严重。

一、熏洗法

熏洗方 1 虎地煎

方药组成：虎杖、地榆各适量。

制用方法：上药加水煎煮 20 分钟，去渣，取液，洗局部或浴全身。每日 1 剂，或隔 1 日至数日 1 次。

附记：引自《民间简易疗法·药浴》。

熏洗方 2 二黄外洗方

方药组成：黄连、黄柏各等量。

制用方法：取上药液加水煎煮 20 分钟，去渣取液，洗涤创面，每日 1 ~ 2 次。

附记：引自《民间简易疗法·药浴》。

熏洗方 3 桉叶冲洗方

方药组成：桉叶（或幼枝）50g。

制用方法：上药煎煮 20 分钟，取药液冲洗烧伤创面，每日 2 ~ 3 次。

附记：引自《民间简易疗法·药浴》。

熏洗方 4 榆树黄柏冰片酊

方药组成：榆树木皮粉 500g，黄柏粉 200g。

制用方法：取上药用 80% 乙醇 1000ml 浸泡 7 ~ 10 日，过滤后加冰片 100g，喷洒创面，2 ~ 4 小时重复 1 次。

附记：引自《民间简易疗法·药浴》。

熏洗方 5 银花五倍冰片方

方药组成：金银花 60g，五倍子 60g，甘草 6g，石榴皮 60g，冰片 2g。

制用方法：取上前4味中药加水煎煮，去渣，取液加入冰片，温洗湿敷患处。

附记：引自《民间简易疗法·药浴》。

二、外敷法

外敷方 1 紫黄獾油膏

方药组成：獾油 1000g，紫草 50g，大黄 50g，黄柏 50g，地榆 30g，珍珠粉 15g，冰片 10g。

制用方法：将獾油入锅加热沸后，入大黄、黄柏、地榆，熬枯去渣，加紫草炸枯。过滤后加冰片、珍珠粉，冷却成膏，外敷患处，多用暴露疗法，每日换药 1 次。

外敷方 2 中药外涂方

方药组成：侧柏叶 30g，地榆 30g，木芙蓉叶 30g，白及 30g，银花藤 30g。

制用方法：上药加水连熬三次，纱布过滤，将三次煎出液再煎浓缩，放冰片 3g，搅匀后冷却涂患处，每日 7 ~ 8 次。

外敷方 3 大黄烫伤油膏

方药组成：大黄 15g，栀子 15g，黄柏 15g，紫草 15g，薄荷 15g，石膏 50g。

制用方法：将药物放入 500g 麻油中浸泡 24 小时，再放入锅中加热炸枯去渣，离火后趁热加黄蜡 150g，搅均匀成膏，备用。烧烫伤后局部外涂大黄油膏。

外敷方 4 紫草细辛油外用

方药组成：紫草 60g，细辛 12g，冰片 1g，麻油 500ml。

制用方法：麻油煮沸放紫草，待焦枯时，放细辛，炼熬焦化色黑，将药渣捞出，放冰片，待冷后涂敷患处。

外敷方 5 生姜汁外用

制用方法：将生姜洗净捣烂取汁，用药棉蘸姜汁敷于患处，灼伤轻者一次即可愈，严重者可时时外涂姜汁，保持创面湿润，36 小时即可停药。

外敷方 6 苦瓜外用

制用方法：苦瓜的瓜瓤捣烂涂敷患处。

功能主治：适用于轻症烫伤。

冻疮

冷空气的刺激是冻疮的主要原因。冷空气侵袭皮肤后，使四肢末梢血管收缩或发生痉挛，导致局部组织血液循环障碍，营养供应受阻，造成组织损伤。手、脚、耳朵、鼻尖等处的血管末梢，由于离心脏远，血管细，血流速度慢，皮下脂肪薄，又暴露在外，是最容易发生冻疮的部位。疲劳、营养不良、饥饿、长时间不活动，亦能导致冻疮的发生。

本病好发于手、足、面颊、耳壳等血循环较差的暴露部位。患处有肿胀感，得温后有刺痒感和烧灼感，破溃后疼痛，病程较长，一般到春季才逐渐痊愈。局部见有暗红色水肿性斑片，手指按压后褪色，压力去掉后，红色恢复较慢，重者伴有水泡或破溃。

一、熏洗法

熏洗方 1 辣椒煎

方药组成：辣椒、川木瓜各 30g，葱白 60g。

制用方法：上药加水煎煮 20 ~ 25 分钟，去渣，取液，温浴患部，每日 1 ~ 2 次。

附记：引自《民间简易疗法 · 药浴》。

熏洗方 2 生姜桂皮萝卜方

方药组成：生姜 30g，白附子 3g，桂皮 15g，白萝卜 1 个。

制用方法：取上药加水煎煮，去渣，取液，熏洗患处。每日 2 ~ 3 次。

附记：引自《民间简易疗法·药浴）。

熏洗方 3 葱白煎

方药组成：葱白带须 7 个，花椒 7 粒，艾叶 8g。

制用方法：上药煎煮后取药液温洗患部或创面，每日 1 ～ 2 次。

附记：引自《民间简易疗法·药浴》。

熏洗方 4 芫花煎外洗方

方药组成：甘草、芫花各 12g。

制用方法：上药加水 1000ml，煎煮，取药液温浴患处。每次 10 ～ 20 分钟，每日 2 ～ 3 次，不可内服。

附记：引自《民间简易疗法·药浴》。

二、涂搽法

涂搽方 1 冻伤酊剂

方药组成：干红辣椒 100g（研末），干姜 35g（研末），生大蒜头 35g（切碎），樟脑 10g。

制用方法：先将上药用酒精 500ml，浸泡一周，收集滤液，药渣再加 250ml 酒精泡三天，两次混合装瓶。用药棉蘸药酒外搽患处。

功能主治：活血化瘀，用于未破溃之冻伤。

涂搽方 2 冻疮膏外用

方药组成：山莨菪碱，氯霉素 1g，云南白药 4g，鱼石脂软膏 50g。

制用方法：上药混合成软膏，外敷患处，每日 3 ～ 4 次，并轻轻按摩数分钟。

涂搽方 3 云南白药膏

方药组成：云南白药 10g，65% 酒精（乙醇）2ml，冰片 0.5g。

制用方法：混合调成糊状，患处用温水洗净，后涂药膏，纱布包扎，早晚各一次。

功能主治：活血通络，用于未溃之冻疮。

涂搽方 4 二千红黄酊

方药组成：取红花 30g，王不留行 30g，干姜 10g，桂枝 10g，干辣椒 10g，细辛 10g，樟脑 10g，冰片 10g。

制用方法：上药浸泡于 95% 酒精 750ml 中，7 日后用纱布过滤收集药液贮瓶备用。用时以药棉蘸药液涂搽患处，每日 3 ～ 5 次。

功能主治：适用于冻疮未溃破者。

附记：引自《健康报》。

涂搽方 5 红黄酊

方药组成：红花、干姜、黄柏、王不留行各 30g。

制用方法：上药加水 500ml，煎汁 200ml，过滤加 95% 酒精 200ml，外涂患处，每日 3 ~ 4 次。

三、贴敷法

贴敷方 1 松蜂膏

方药组成：蜂蜡 50g，松香 4g，麻油 100g。

制用方法：其上三味加热熔化搅匀，用此膏摊于纸上，贴患处。

贴敷方 2

方药组成：桂枝 15g，苏木 15g，当归 10g，艾叶 10g，花椒 10g，生姜 10g。

制用方法：将上药水煎，趁温热浸洗患处 15 分钟，每日 1 剂可洗 3 次，连用至愈。

功能主治：适用于冻疮溃破者。

附记：引自《健康报》。

中暑

中暑是发生在夏季或高温作业下的一种急性病，临床以壮热、烦渴、汗出、昏迷、肢厥为特征。

一、敷脐法

敷脐方 1 中暑昏倒急救方

方药组成：北细辛 9g，猪牙皂 9g。

制用方法：上方混合研为细末，瓶贮密封备用。用时取药末适量调唾液如糊状，涂敷脐窝中心及周围。另取药末少量吹入患者鼻孔内，待喷嚏时即可苏醒。

功能主治：中暑神昏。

附记：引自《中医药物贴脐法》。

敷脐方 2 清暑醒神丹

方药组成：人丹（中成药）15g。

制用方法：上药研细末，填脐窝，外以纱布、胶布封固。每日 1 ~ 2 次，用至热退、痉止、窍开。

功能主治：暑犯心包。

附记：引自《中医简易外治法》。

敷脐方 3 清凉油

方药组成：清凉油 1 盒。

制用方法：先取清凉油半盒，填入脐孔，以手轻轻按之；用清凉油涂双侧太阳穴，并轻按穴位。一般敷涂药半小时，症状逐渐消失而病愈。

功能主治：暑入阳明，高热神志迷糊。

附记：引自《中医药物贴脐疗法》。

敷脐方 4 醒神方

方药组成：温热水，或热土，或盐，或热水袋。

制用方法：布蘸温热水，或布包热土，或将盐炒热布包，或用热水袋，温熨神阙及腹部气海、关元等穴，冷则易之，使其阳回厥复。

功能主治：中暑神昏，四肢不温。

附记：引自《实用中医内科治疗手册》。

二、刺血疗法

取穴：十宣、曲泽、大椎、委中、金津、玉液。

方法：常规消毒后，以三棱针点刺放血，或大椎加拔罐。对轻症中暑，刺血后挤出数滴血，片刻诸症即可消失。重症中暑者每穴可挤出紫黑血液 0.5 ~ 1ml，并给予清凉饮料，针后约 10 分钟患者神志即可转清，继而热退汗出，诸症消失。

附记：引自《健康报》。

三、穴位按摩疗法

取穴：足三里、大椎、曲池、合谷、内关、人中、十宣、委中、阳陵泉、少冲等。

方法：轻症中暑，可取足三里、大椎、曲池、合谷、内关五穴，以单手拇指或双手指顺该穴经络走向，由轻至重在该穴位上掐压，缓慢疏推和点按穴位，反复进行 3 ~ 5 分钟，以局部产生酸、麻、痛、胀感为度。重症中暑，除上述穴位按摩外，另增加人中、十宣、委中、阳陵泉、少冲五穴，以点掐，按压为主，每穴点掐、按压 3 ~ 5 分钟。经上述治疗后，若条件许可，给予清凉含盐饮料，或以银针针刺以上穴位，有增强疗效的作用。

附记：引自《健康报》。

四、擦药疗法

制用方法：取食盐一握，揉擦两手腕、双足心、两胁、前后心等八处，擦出许多红点，患者即觉轻松而愈。

功能主治：适用于先兆中暑或轻度中暑。

附记：引自《健康报》。

呃逆

呃逆俗称打呃，是指气逆上冲，喉间呃呃连声，声短而频，令人不能自制的一种病症。现代医学认为呃逆是由于膈肌痉挛所致，常因受寒诱发，其发作呈节律性、阵发性、持续性、周期性特点。连续呃逆超过 48 小时或对某些疗法无效者称顽固性呃逆。

一、膏贴方

丁香柿蒂膏

方药组成：丁香、柿蒂、高良姜、制香附、吴茱萸、姜汁、蜂蜜各 10g。

制用方法：将上药共研为细末，加入姜汁蜂蜜调如膏状，同时取药膏适量敷于脐部，胶布覆盖固定，每日 1 次，至呃逆停止。

功能主治：能温中散寒，降逆止呃，用于治疗呃逆。

附记：引自《敷贴疗法》。

二、穴位注射法

穴注方 1

取穴：双侧内关、中脘、膈俞。

制用方法：用 1% 当归注射液，在双侧内关、中脘、膈俞各注射 0.5ml。隔日 1 次，10 次为 1 个疗程。

穴注方 2

取穴（双侧耳穴）：膈、耳中、神门及双侧内关、足三里穴。

制用方法：用维生素 B1 注射液注入双侧耳穴膈、耳中、神门各 0.05ml，使穴位处出现豆粒大的皮丘，再用维生素 B1 注射液 4ml 与 2% 普鲁卡因注射液4ml混合后，分别注射于双侧内关、足三里穴，隔日1次，10次为1个疗程。

穴注方3

取穴：双侧足三里。

制用方法：用盐酸氯丙嗪注射液25mg，分别注射于双侧足三里各12.5mg。隔日1次，7次为1个疗程。

附记：引自《健康报》。

腹胀

腹胀是指脘腹及脘腹以下的整个腹部胀满的一种症状。本病多见于西医学中的急、慢性胃肠炎，胃肠神经官能症，消化不良，腹腔手术术后出现腹胀者。

敷脐法

敷脐方1 消胀方

方药组成：白芥子30g，公丁香10g，肉桂10g，白胡椒30g。

制用方法：上方共为细末，将药粉分为3份，每次取1份，醋调外敷脐周，2小时换药1次。

附记：引自《河北中医》。

敷脐方2 竹叶防风消胀方

方药组成：竹叶、防风、吴茱萸子各适量。

制用方法：上方共捣烂为糊状，敷于脐上，固定。

功能主治：腹胀痛。

附记：引自《湖南药物志》。

敷脐方3 桂萸膏

方药组成：肉桂、吴茱萸各等份。

制用方法：上方共研细末，用适量凡士林调成膏状，用时将适量药膏涂于纱布中央，约长宽各2cm大小，稍烘加热后对准脐部贴敷，24小时换药1次。

功能主治：阑尾切除术后之腹胀。

附记：引自《北京中医杂志》。

敷脐方4 厚枳散

方药组成：厚朴、枳实各等份。

制用方法：上方共研粉，瓶装备用。肝郁加香附或柴胡；痰饮加半夏、茯苓。用时每次取 2g 药粉填放脐中，或者用姜汁、葱汁、黄酒等调敷脐中，外用胶布固定，每周换药 1 次，连用 4 ~ 6 次。

功能主治：肝胃不和、脾胃虚寒等病所致腹胀。

附记：引自《辽宁中医杂志》。

敷脐方 5 温中方

方药组成：生姜 250g。

制用方法：将鲜生姜捣碎，挤出姜汁，炒烫后装入布袋，热熨腹部。待凉后，兑入姜汁，再炒烫，复熨之，每日 2 ~ 3 次。

功能主治：感受寒凉，腹胀肠鸣。

附记：引自《中国民间疗法》。

水肿

水肿是指体内水液代谢功能障碍，水液潴留，泛溢于肌肤，引起局部或全身浮肿的一种病症，严重者还可出现胸腔积液、腹水。现代医学的营养不良、内分泌功能失调、急慢性肾炎、肾病综合征、肾功能衰竭、充血性心力衰竭、肝硬化等都可出现不同程度的水肿。中医又把水肿分成阳水和阴水两类，阳水多腰以上肿，证多属实；阴水多腰以下肿，证多属虚。

敷脐法

敷脐方 1 商陆戟遂散

方药组成：商陆、大戟、甘遂各 100g。

制用方法：将上药共研细末备用，用时取药末 5 ~ 10g，撒敷于神阙穴，胶布固定，每日 1 次。

功能主治：能逐水消肿，用于治疗急性肾炎。

附记：引自《敷贴疗法》。

敷脐方 2 葱矾泥

方药组成：结籽大葱（鲜）5 棵，白矾 30g。

制用方法：上方共捣烂如泥糊状，敷于脐部。外以纱布覆盖，胶布固定。

附记：引自《四川中医》。

敷脐方 3 商陆散

方药组成：商陆 1000 ~ 2000g。

制用方法：上方粉碎过100目筛，另取鲜姜2小片捣烂如泥。用时取1 ~ 1.5g商陆粉和鲜姜泥加适量水调成糊状，敷满脐部固定。每日更换 1 ~ 2 次，7 日为 1 个疗程。

附记：引自《赤脚医生杂志》。

敷脐方 4 蝼蛄敷脐方

方药组成：蝼蛄 3 ~ 5 个，商陆 10g。

制用方法：上方洗净共捣烂如糊状，敷于神阙穴。

附记：引自《经验方》。

敷脐方 5 藻戟遂芫散

方药组成：海藻、大戟、甘遂、芫花各等份。

制用方法：上方共研为细末，以酒调为糊、膏状敷于脐部。

附记：引自《俞穴敷药疗法》。

第十二章　皮肤科病症

带状疱疹

带状疱疹是由水痘、带状疱疹病毒而引起的急性疱疹性皮肤病。该病多发于春秋两季，主要临床表现为疱疹形态呈集簇性水疱，沿受累的周围神经带状排列，伴局部淋巴结肿痛。本病发病突然，病程常有自限性，一般 2 ~ 3 周，极少有复发。少数患者皮损消退后，可遗留顽固性神经痛症状。

一、熏洗法

熏洗方 1 带状疱疹验方

方药组成：金银花 30g，青黛 3g，川黄连 4g，冰片 3g，生甘草 6g。

制用方法：先将黄连、金银花、甘草用开水 50ml 浸泡 24 小时后，入冰片、青黛均研细加 75% 酒精 20ml，和匀，贮存备用。用消毒药棉蘸药液涂搽患处，每日 3 次。若属风火型者加防风 9g。

功能主治：清热利湿，用于湿热型带状疱疹。

附记：引自《民间简易疗法・药浴》。

熏洗方 2 三黄洗方

方药组成：大黄、黄柏、黄芩、苦参片各等份。

制用方法：上药共研细末，取上药 10 ~ 15g，加蒸馏水 100ml、医用石炭酸 1ml。临用时摇匀，用消毒药棉蘸药汁涂搽患处，每日 4 ~ 5 次。

功能主治：能清热、止痒、收敛，是治疗带状疱疹的有效方剂。

附记：引自《经验方》。

熏洗方 3 青蒿草熏洗方

方药组成：青蒿草 500g。

制用方法：上药加水煎煮，去渣，取药液，反复淋洗患处。每日 1 次，连用 5 ~ 7 日为 1 个疗程。

附记：引自《民间简易疗法・药浴》。

熏洗方 4 白花蛇舌草方

方药组成：白花蛇舌草 100g。

制用方法：取上药加水煎煮 20 分钟，去渣，取药液，以纱布蘸取药液，反复熏洗患部。每日 1 ～ 2 次，7 日为 1 个疗程。

附记：引自《民间简易疗法·药浴》。

熏洗方 5 徐长卿熏洗方

方药组成：徐长卿 30g。

制用方法：上药加水煎煮 20 ～ 25 分钟，去渣，取液，温洗患部。每日 1 次，5 日为 1 个疗程。

附记：引自《民间简易疗法·药浴》。

二、敷贴法

敷贴方 1 七厘散

方药组成：七厘散 2 份，凡士林 8 份。

制用方法：取上药调匀成膏备用。局部皮肤常规消毒后，用七星皮肤针叩刺，以隐隐出血为度，然后将七厘膏均匀涂抹叩刺处，外敷消毒纱布，胶布固定。每 3 ～ 5 日治疗 1 次，一般连续治疗 7 ～ 14 次即可获愈。

功能主治：清热解毒，活血止痛，适用于带状疱疹后遗神经痛。

附记：引自《健康报》。

敷贴方 2 双柏散

方药组成：侧柏叶 60g，大黄 60g，黄柏 30g，薄荷 30g，泽兰 30g。

制用方法：将上药共研细末，用时取药粉 30g 和适量冷开水或蜂蜜调敷，每日 2 次。

功能主治：能清热解毒，利湿止痛，用于带状疱疹水疱未溃者。

附记：引自《敷贴疗法》。

三、涂搽法

涂搽方 1 冰硼散

方药组成：冰硼散、凡士林各适量。

制用方法：用冰硼散适量加凡士林调制成药膏，涂敷患处，每日 1 次，一般可在 3 ～ 5 天内获效。

附记：引自《中国中医药报》。

涂搽方 2 雄甘油

方药组成：雄黄（研细末）50g，甘草、白芷（粉碎过筛取细粉）各50g，冰片（研细末）5g。

制用方法：上药粉混匀装瓶，加花生油 300g，搅成稀糊状备用。根据皮损面积大小，取雄甘油适量，用小毛刷或棉签蘸药油涂抹患处。每日数次，3 ~ 8 天停药观察疗效。一般当日即可显效，3 ~ 5 天即可治愈。

附记：引自《中医外治杂志》。

涂搽方 3 六神丸

制用方法：用六神丸 5 粒或适量，研碎加食醋，调匀，外涂于患处，每日 1 ~ 2 次，对局部止痛、收敛、缩短病程均有好处。

涂搽方 4 云南白药

制用方法：取云南白药适量，用白酒调成糊状，涂敷患处，每日换药一次。一般在患处涂敷 1 天后症状好转，2 天后烧灼感减轻，皮疹迅速吸收干燥，多在 7 天内脱痂痊愈。

功能主治：能活血消肿止痛。

涂搽方 5 季德胜蛇药片

制用方法：取蛇药片数片研成粉末，用冷开水调成糊状，涂敷于疱疹处，3 小时左右换药 1 次。注意保持所涂药物的湿润，勿使干燥。

扁平疣

扁平疣好发生于颜面、手背、或前臂、肩胛等处，尤以青春期少女为多。表现为皮肤有米粒到黄豆大的扁平隆起丘疹，境界清楚，略高出皮肤，呈淡褐、灰褐或正常皮肤，播种状或线状分布。

一、熏洗法

熏洗方 1 马齿苋苍术苦参方

方药组成：苍术 9g，马齿苋 30g，苦参 15g，细辛 6g，陈皮 15g，露蜂房 9g，蛇床子 12g，白芷 9g。

制用方法：上药加水 500ml，煎至 200ml，去渣，取液，用纱布蘸药液，趁热频洗疣处，使皮肤略呈淡红色为度。

附记：引自《民间简易疗法·药浴》。

熏洗方 2 灵仙薏米蓝根方

方药组成：生薏仁、板蓝根各 60g，木贼草 30g，露蜂房、威灵仙、芒硝各 20g，黄丹 10g，陈醋 500ml。

制用方法：将上药液浸入醋中浸泡 5 日，每日震荡 1 次，过滤去渣，取药棉球蘸药液涂搽患处疣生物，每日擦 3 ~ 5 次。

附记：引自《民间简易疗法·药浴》。

熏洗方 3 香附木贼外洗方

方药组成：木贼、香附各 30g。

制用方法：上药加水 1500ml，煎煮 20 分钟，去渣，取药液，倒入盆内，洗浴患处，每次 30 分钟，每日 2 次。

附记：引自《民间简易疗法·药浴》。

熏洗方 4 龙胆薏米枯草方

方药组成：大青叶、板蓝根、生薏仁各 30g，夏枯草、龙胆草各 15g。

制用方法：取上药加水煎煮 25 分钟，去渣，取药液，淋浴患处，每次 30 分钟，每日 2 次。

附记：引自《民间简易疗法·药浴》。

熏洗方 5 薏仁牡蛎枯草方

方药组成：薏仁、大青叶、牡蛎粉各 30g，败酱草、夏枯草各 15g，赤芍 10g。

制用方法：上药加水先煎 2 次，取汁 300ml，备用。再将药渣煎水 1000ml，备用。先取头二煎药汁早晚分服，再取煎渣药汁倒入盆内，趁热先熏洗患处。每次熏洗 15 ~ 20 分钟，每日 2 次，7 日为 1 个疗程。

附记：引自《民间简易疗法·药浴》。

二、敷贴法

敷贴方半斑膏

方药组成：生半夏、斑蝥各等份，10% 盐酸适量。

制用方法：先将前二味药共研细末，再用 10% 盐酸调成糊状。将扁平疣消毒，然后用消毒的小梅花针叩打疣的顶部，待微微出血，将药敷于顶端。用药贴敷时尽量贴在疣体顶部，不要伤及健康皮肤。

功能主治：攻毒蚀疮，消肿止痛，用于治疗扁平疣。

附记：引自《敷贴疗法》。

三、涂搽法

涂搽方 1 治疣搽剂

方药组成：苍术 30g，白芷 20g，莪术 20g，牡蛎 50g，生落铁 50g，守宫 20 条（又名壁虎），食醋 200ml。

制用方法：将苍术、白芷、莪术、守宫装烧瓶内用清水适量浸泡 30 分钟，文火轻煎约 20 ~ 30 分钟，滤液，同法共煎两次，取液约 100ml 即可；将牡蛎、生落铁装砂罐，用清水适量煎沸 1 小时，滤液 100ml 即可；将食醋 200ml 加热浓缩至 100ml，加药液混合轻煎约 200ml 即可。每日用棉棒蘸药液点涂患处，早晚各一次，20 天为 1 个疗程。

功能主治：能祛风清热，燥湿解毒，镇肝泻火，有抗肿瘤、抗病毒之功，用于治疗扁平疣。

附记：引自《中医外治杂志》。

涂搽方 2 鸦胆子油

方药组成：鸦胆子 50g。

制用方法：将鸦胆子剥去壳，取仁，捣碎，置瓶中加入乙醚，略高过药，隔两小时后，取上层浮油，倒于平底玻璃器皿中等乙醚挥发后即得鸦胆子油，装入瓶中备用。将鸦胆子油少许，小心点在疣上。

功能主治：能清热解毒，腐蚀去疣，治扁平疣及尖锐湿疣等各种赘疣。

附记：引自《中医养颜美容》。

脓疱疮

脓疱疮是由金黄色葡萄球菌引起的化脓性皮肤病，多发于夏秋季节，其发病的主要部位在头面、四肢。初起皮肤出现少数散在红斑或水疱，迅速变为脓疱，自觉瘙痒；疱壁破裂后露出湿润而潮红的疮面，溢出黄水。脓疱较密集，色黄，周围有红晕，破后糜烂而鲜红；附近淋巴结肿大，干燥后结成脓痂，痂皮逐渐脱落，直至愈合。

一、熏洗法

熏洗方小檗碱液

方药组成：小檗碱 10 片。

制用方法：将上药溶于 200ml 水中，较大脓疱可用注射器抽液，并去掉表皮，再用小檗碱溶液洗患处，每日2次，患处用小檗碱溶液湿敷，每日2～3次，连用2～3日。

附记：引自《健康报》。

二、贴敷法

贴敷方1 二黄散

方药组成：黄连30g，黄柏50g。

制用方法：将上药研细末，用时取10g药粉，和蛋清1只调匀敷于患部，每日1次。

功能主治：能清热、解毒、利湿，适用于脓疱疮。

附记：引自《敷贴疗法》。

贴敷方2 祛湿药粉（祛湿散）

方药组成：川黄连25g，川黄柏25g，黄芩150g，槟榔100g。

制用方法：上药研极细粉末，直接撒扑，或用植物油调敷或配制软膏用。一般丘疹样或有少量渗出液的皮损，可以直接撒扑或用鲜芦荟蘸药外搽，流水多或脓汁多者可用油调外用，暗红干燥脱皮者可用药液配成软膏。

功能主治：能清热解毒、除湿止痒，用于治疗脓疱疮、急性湿疹、接触性皮炎、婴儿湿疹。

附记：引自《赵炳南临床经验集》。

贴敷方3 化毒散

方药组成：黄连面、乳香、没药、川贝母各60g，天花粉、大黄、赤芍各120g，雄黄60g，甘草45g，冰片15g，牛黄12g。

制用方法：除雄黄、冰片、牛黄另研细末外，余药共研末，与前三味混合即成。直接撒扑或用植物油调敷。

功能主治:能清热解毒，杀虫止痒，用于治疗脓疱疮及有继发感染的皮炎、湿疹等。

贴敷方4

方药组成：冰硼散3支，青黛粉3g。

制用方法：上药拌匀，先用淡盐水或老茶叶水，将脓痂泡软洗去，擦干后撒上拌匀后的冰硼青黛粉，每日1支。如全身均发者，可将冰硼散按1：2000的比例用开水溶化，待温洗澡，洗后再在患处撒上冰硼散，连用3～5日可愈。

褥疮

褥疮是各种危重疾患和慢性疾病、年老体弱长期卧床者最常伴发的疾病，中医称之为“席疮”。好发于腰骶、臀部等骨骼突出、肌肉菲薄易受压迫和摩擦的部位。因局部长期受压，影响血液循环，皮肤组织营养障碍而致组织坏死。一旦发生，迁延难愈，不仅增加患者的负担和痛苦，还可导致败血症、感染性休克等严重后果。中药外治褥疮临床证明方法简便，治疗效果好。

一、敷贴法

敷贴方 1 七厘散

制用方法：首先给患处清创，除去坏死组织，然后将七厘散均匀撒布于创面上，其厚度以隐约可见基底组织为佳，然后盖上凡士林纱条，最后以消毒敷料包扎。治疗初期，疮面渗液较多，若敷料被渗透，即予更换，约 3 日后渗液即可明显减少，每日换药 1 次，直至疮面愈合。

附记：引自《健康报》。

敷贴方 2 如意金黄散

制用方法：取如意金黄散 10g，加红花干粉 3g，以 70% 酒精消毒后，用茶水调成糊状，局部涂抹包敷，隔日换药 1 次。

功能主治：清热解毒，活血消疮。

敷贴方 3 木耳散

制用方法：取黑木耳 30g，焙干去杂质后研为细末，加等量白糖混匀，温开水调成膏状外用，隔日换药 1 次。

功能主治：本方祛腐生肌之效捷且力猛，适用于Ⅰ、Ⅱ期褥疮，一般 2 ~ 3 周即愈，Ⅲ期 8 周内痊愈，不遗留疤痕。

二、扑粉法

扑粉方 1 黄滑散

方药组成：生大黄 50g，雄黄 15g，滑石 50g，黄柏 20g，煅石膏 50g，冰片 5g。

制用方法：将上述药物研成极细末。用时先将褥疮消毒后洗净拭干，再将药面撒于褥疮局部，重者 3 ~ 4 次，轻者 1 次，至痊愈为止。

扑粉方 2 白糖生肌散

方药组成：白糖、滑石粉各 10g，炉甘石 5g，白琥珀、滴孔石各 4g，朱砂 1g，冰片 0.5g。

制用方法：上药研末混合，创面喷洒后用凡士林油纱条、无菌纱布包扎，隔日换药 1 次。

头癣

头癣俗称瘌痢头，是发生于头部的一种浅部真菌病，儿童多见，有传染性。依据不同临床表现可分为白癣、黄癣和黑点癣，后者较为少见。

头癣初起可见为毛囊性丘疹，复以灰白色鳞屑，以后逐渐扩大蔓延。其特点为头皮上出现单个或多个圆形或不规则的大片灰白鳞屑斑，边缘清楚，一般无明显炎症，即白癣。黄癣的表现为散在的圆形硫磺色痂皮，呈蝶状，边缘翘起，中心微凹，痂的中心常有两三根头发贯穿，有黏着性，不易脱落，提之如豆渣，易粉碎，有鼠尿臭味。继之扩大、增厚，形成黄色、棕色或灰色痂皮，除去痂皮，其下为发红而湿润的疮面，呈轻度凹陷，自觉瘙痒。

敷贴方 1 雄黄软膏

方药组成：雄黄 10g，氧化锌 10g，羊毛脂 30g，凡士林加至 100g。

制用方法：凡士林入锅，加热熔化后，入诸药烊化后调匀冷却后成软膏，涂抹患处，每日 2 次。

功能主治：杀虫止痒，用于治疗头癣。

附记：引自《敷贴疗法》。

敷贴方 2 巴豆泥

方药组成：巴豆 1 枚。

制用方法：巴豆 1 枚去壳，加菜油适量倒入碗底，共研为泥状。用时将头发剃净，用棉签蘸上药泥涂抹患处。后用油纸覆盖并固定，7 日后揭去油纸，待痂壳自行脱落。

功能主治：杀虫，用于治疗黄癣。

附记：引自《敷贴疗法》。

手足癣

手癣是手掌及手指屈侧的癣，初起为小水疱，破溃或吸收后出现脱屑，或伴有潮红，以后扩大融合成不规则或环形病灶，边缘清楚。夏重冬轻，有的不经治疗可终年不愈；入冬后可伴发皲裂，甚则疼痛，屈伸不利。足癣俗称“脚湿气”，是一种浅部霉菌性皮肤病，南方多见。因足趾部皮肤没有皮脂腺，而汗腺较丰富，同时皮肤角质层较厚，穿着鞋袜，局部环境闷热潮湿，均有利于霉菌生长，故足癣发病率极高。症见足弓及趾的两侧有成群或分散的小水疱，破溃或吸收后有少量鳞屑，随着水疱的增多，可以互相融合成半环形或不规则之脱屑性斑片，反复发作可致皮肤粗厚。入冬后症状缓解，少数可发生皮肤皲裂。

敷贴方 1 鲜凤仙花

方药组成：鲜凤仙花适量。

制用方法：将鲜凤仙花捣烂外敷患处，每日 1 ~ 2 次。

功能主治：活血祛风，用于治疗手癣。

附记：引自《敷贴疗法》。

敷贴方 2 牡黄二子煎

方药组成：煅牡蛎、大黄、地肤子、蛇床子各 50g。

制用方法：将上药加水浓煎至 1000ml 备用，用时先以温开水清洗创面，用消毒针刺破水疱，将药液置于容器中，趁热擦洗 5 分钟，再用四层纱布湿敷，每日 3 次。

功能主治：清热解毒，除湿止痒，用于治疗手足癣。

附记：引自《敷贴疗法》。

熏洗方 3 藿香正气水

制用方法：将患足用温热水洗净擦干，将藿香正气水涂于足趾间及其他患处，早晚各涂一次。在治疗中不穿胶鞋或尼龙袜，保持足部通风干燥，5 日为 1 个疗程。

功能主治：适用于足癣（脚气病）。

附记：引自《吉林中医》。

扑粉方 4 脚气散

方药组成：枯矾 10g，硫磺 3g，滑石粉 50g，冰片 1g。

制用方法：上药共研细末，撒布于患处。

功能主治：能除湿杀虫敛汗，用于治疗渗出性手足癣等。

附记：引自《皮肤病中医外治法及外用药的配制》。

甲癣

甲癣是由真菌引起的指（趾）甲部的浅部真菌病，多继发于手足癣，俗称“灰指甲”，成人多见，较为难治。初起甲旁发痒或无症状，继则甲面增厚，高低不平，失去光泽，呈灰褐色；甲板变脆，有的中间蛀空或残缺不全，指（趾）甲变形。

敷贴方 1 川楝子膏

方药组成：川楝子 10 枚。

制用方法：川楝子去皮浸泡至软，捣成糊状后加适量凡士林包敷患处，2 日后取下。

功能主治：清热祛湿杀虫，用于治疗甲癣。

附记：引自《敷贴疗法》。

敷贴方 2 白凤仙花泥

制用方法：用食醋浸泡病甲，使其变软，用小刀刮除病甲，然后涂 5% 碘酊，再用白凤仙花捣烂成泥涂甲上，每日 2 次。

附记：引自《中医养颜美容》。

敷贴方 3 鸦胆子膏

制用方法：用鸦胆子去壳后，挤压在病甲上，每次 1 ～ 2 粒。

功能主治：用于治疗甲癣。

附记：引自《中医养颜美容》。

疥疮

疥疮是由疥螨所致的传染性皮肤病，根据剧痒、皮疹的特点，好发部位和传染源接触史，诊断不难。其症状可见皮肤皱褶处剧痒，有丘疹、疱疹和隧道。隧道为一灰白色、浅黑色或普通皮色的细线纹，微弯微隆起，长度一般不超过0.5cm。痒感在夜间或遇热时尤甚，因剧痒而搔抓，出现抓痕、血痂，并可继发感染，产生脓疱、疖肿等。

一、熏洗法

熏洗方1 苦楝洗剂

方药组成：苦楝子30～40g，鲜苦楝根皮100～200g。

制用方法：将上药水煎外洗，每日3次。

熏洗方2

方药组成：艾叶、苦参、百部、苦楝皮各30g，川椒15g，硫磺、雄黄各10g，明矾、蝉衣各6g。

制用方法：上药水煎成1000ml，用药液外洗或湿敷。

熏洗方3 疥疮结节外洗方

方药组成：蛇床子、地肤子、五倍子、苦参、鱼腥草、徐长卿、大枫子、莪术、甘草各30g。

制用方法：上药水煎外洗，并湿敷，每日1次。

二、敷贴法

敷贴方青黛散

方药组成：青黛散88g，凡士林500g。

制用方法：将凡士林烊化后将青黛散徐徐调入均匀，制成油膏，将油膏均匀涂于患处，然后用电吹风烘热患处。每次约20分钟，每日1次，烘干后即将药物擦去。

功能主治：清热解毒，收涩止痒，用于治疗疥疮。

附记：引自《敷贴疗法》。

三、涂搽法

涂搽方蛇床子百部酊

方药组成：蛇床子、百部各250g。

制用方法：两药研成粗粉，先以冷水润湿30分钟，加入75%酒精4000ml浸泡15日，去渣备用。每日全身涂1遍，5日后更衣换被。

接触性皮炎

接触性皮炎是因皮肤或黏膜接触外界致病物质如漆、染料、花粉等所引起的皮炎。其于暴露部位发生皮疹，表现为红斑、肿胀丘疹、水疱，甚则成为大疱、糜烂等。患者自觉不同程度的瘙痒和烧灼感，重者有痛感，并伴畏寒、发热、全身不适等。

中医因接触物的不同而有不同名称，如因接触漆或受漆气刺激而引起称“漆疮”，若因贴膏药引起者称“膏药风”，接触马桶引起者称“马桶癣”。

一、熏洗法

熏洗方 1 马齿苋外洗方

方药组成：马齿苋 60g（鲜者 150g）。

制用方法：用清水将上品洗净后，用水 2000ml 煎煮 20 分钟，过滤去渣（鲜者煮 10 分钟），将药液倒入盆内，用 6 ～ 7 层纱布蘸药水洗患处，并温熨之，每次约 20 ～ 40 分钟，每日洗 2 ～ 3 次。

附记：引自《民间简易疗法・药浴》。

熏洗方 2 二草外洗方

方药组成：紫草 30g，生甘草 10g。

制用方法：取上药加水煎煮 20 分钟，去渣，取药液，浸浴患部，每日 1 次。

附记：引自《民间简易疗法・药浴》。

二、湿敷法

湿敷方 1 马羊煎剂

方药组成：马齿苋、羊蹄草各 30g。

制用方法：将上药加 2000ml 水浓煎至 1000ml，冷却至温热时浸洗患处，再用四层纱布浸汁湿敷，每日 1 ～ 2 次。

功能主治：本方能清热解毒利湿，用于治疗接触性皮炎。

附记：引自《敷贴疗法》。

湿敷方 2 蒲公英湿敷方

方药组成：蒲公英 20g（或桑叶 10g，生甘草 10g）。

制用方法：上药加水煎煮 15 ～ 20 分钟，去渣，取液，待稍冷后湿敷。

附记：引自《民间简易疗法・药浴》。

湿敷方 3 菊花液

方药组成：菊花、蒲公英、黄柏各等份。

制用方法：上药水煎取汁，将纱布蘸于药液中，然后拧至不滴水为度，湿敷患处。

功能主治：能清热解毒，消肿止痛。

附记：引自《中医养颜美容》。

三、贴敷法

贴敷方祛湿散

方药组成：黄柏 10g，黄芩 10g，寒水石 20g，青黛 5g。

制用方法：上药共研细末，过 100 目筛，直接撒扑或用植物油调敷。

功能主治：能清热解毒，除湿止痒，用于治疗接触性皮炎、湿疹等。

附记：引自《皮肤病中医外治法及外用药的配制》。

四、扑撒法

扑撒方龙骨散

方药组成：龙骨 100g，牡蛎 100g，海螵蛸 100g，黄柏 500g，雄黄 100g，滑石粉 30g。

制用方法：上药研细末过 100 目，直接扑上或油调外用。

功能主治：解毒收敛，用于治疗接触性皮炎渗液较多者，并可收敛治疗湿疹、脂溢性皮炎、趾间足癣。

附记：引自《赵炳南临床经验集》。

湿疹

湿疹是一种过敏性炎症性皮肤病，分为急性、亚急性、慢性湿疹三类。本病具有多形性病损，对称分布，自觉瘙痒，反复发作易演变成慢性。其发病原因主要与变态反应有关，任何性别、年龄、部位均可发病。其诱发因素则与接触毛织品、肥皂、花粉及某些粉尘有关，还与内分泌和神经系统功能障碍以及有感染病灶有关。中医称本病为“浸淫疮”。

急性湿疹可见皮肤潮红，生出小丘疹，肿胀，发痒，出现水疱，瘙痒剧烈，常因搔抓水疱破裂渗液，形成糜烂。亚急性湿疹则由急性湿疹演变而来，红肿渗液开始减轻，患部出现红斑鳞屑。慢性湿疹大多由急性、亚急性湿疹迁延而来，或经多次反复发作而成。患部皮肤增厚，呈暗红色或暗褐色，表面粗糙，皮肤出现苔藓样变，常有一些鳞屑，间有糜烂与渗液，阵发性瘙痒。

一、敷贴法

撒敷方 1 石珍散

方药组成：煅石膏、轻粉各 30g，青黛、黄柏各 9g。

制用方法：将上药共研细末，取适量撒敷患处，每日 1 次。

功能主治：清热燥湿止痒，用于治疗急性湿疹。

附记：引自《敷贴疗法》。

撒敷方 2 丹黄散

方药组成：铅丹 30g，黄柏 30g。

制用方法：将药物混匀研细末，渗出液多者将丹黄散撒敷于疮面，渗出液少者用香油与药末调和敷于疮面。

功能主治：清热解毒，生肌止痒，用于治疗急慢性湿疹。

附记：引自《敷贴疗法》。

敷贴方 3 硫磺膏

方药组成：硫磺 5 ~ 20g。

制用方法：将硫磺与乙醇适量，加凡士林至 100g，调成软膏，局部外涂，每日 1 次。

功能主治：杀虫止痒，用于慢性湿疹。

附记：引自《敷贴疗法》。

敷贴方 4 二黄苦参五倍方

方药组成：黄柏、黄芩、苦参、紫草、五倍子、明矾、花椒、甘草各 10g。

制用方法：取上药加水煎煮 20 ~ 25 分钟，去渣，取液，作冷湿敷。每日 2 次。

附记：引自《民间简易疗法·药浴》。

二、熏洗法

熏洗方 1 川椒黄柏连翘方

方药组成：川椒、黄柏、蛇床子各 15g，生苍术、石菖蒲各 12g，荆芥、银花、连翘、蝉蜕各 9g，白芷、明矾、刺蒺藜、生甘草各 6g。

制用方法：取上药加水煎煮，去渣，取药液，熏洗患处。

附记：引自《民间简易疗法·药浴》。

熏洗方 2 苦参白矾黄柏方

方药组成：苦参、白矾各 15g，黄柏 9g。

制用方法：取上药加水 1500ml 煎沸，去渣，取液，温洗患处，每日 3 ~ 4 次。

功能主治：用于急性湿疹的药浴治疗。

附记：引自《民间简易疗法·药浴》。

熏洗方 3 蛇床苦参二子方

方药组成：蛇床子、苦参、苍耳子、地肤子、石菖蒲、土大黄、浮萍均适量。

制用方法：取上药水煎汤，去渣，取药液，熏洗患部，每日 2 次。

功能主治：主治慢性湿疹。

附记：引自《民间简易疗法·药浴》。

熏洗方 4 当归防风白矾方

方药组成：黄芪、当归、防风、荆芥穗、地骨皮、木通各 10g，白矾 5g。

制用方法：取上药加水适量，煎数沸，将药液倒入盆内，趁热熏洗患处。每次 15 ~ 30 分钟，每日熏洗 1 ~ 2 次，直至痊愈为止。

附记：引自《民间简易疗法·药浴》。

熏洗方 5 山楂苦参蝉蜕方

方药组成：生山楂、生大黄、苦参各 60g，蝉蜕 20g，芒硝 60g。

制用方法：取前 4 味加水 2000ml 煎，沸后 10 ~ 15 分钟加入芒硝，再煎 1 ~ 2 沸，离火滤液待冷，取毛巾蘸药液，洗患处，每日洗 5 ~ 6 次。

功能主治：用于急性湿疹。

附记：引自《民间简易疗法·药浴》。

三、涂搽法

涂搽方 1 茶叶散

方药组成：取茶叶（青）、苏叶各 30g，苦参、枯矾、川椒、黄柏、大黄各 15g，川连 10g，干姜、青黛各 5g，冰片 2g。

制用方法：上药共研为细末，涂搽患处或香油调敷，每日 2 ~ 4 次，以皮损愈合为止。用药期间应注意局部卫生，不能用碱性肥皂水洗，哺乳母亲及患者禁食鱼虾及刺激性食物。

功能主治：本方能清热收敛，杀虫止痒，用于治疗湿疹。

附记：引自《中医外治杂志》。

涂搽方 2 丝瓜络灰

制用方法：丝瓜络烧灰，研末，菜籽油调涂患处。

功能主治：适用于局部皮肤结痂或皮肤增厚变硬者。

附记：引自《中医养颜美容》。

肛门瘙痒症

肛周瘙痒症主要表现为肛门周围顽固性瘙痒，时轻时重，局部见抓痕、糜烂、渗液、皮肤肥厚、皲裂、苔藓样变，并出现色素沉着或色素减退，是一种常见的肛门皮肤病。

一、熏洗法

熏洗方 1 灵仙苍耳冰片方

方药组成：苍耳子、蛇床子各 15g，威灵仙 30g，冰片 1.5g。

制用方法：取上药加水煎煮，后加入冰片，去渣，取药液，先熏洗，后坐浴。浴后再撒祛湿散（药用煅石膏、氧化锌、海螵蛸、密陀僧、枯矾各等量，加少许冰片，共为末，瓶装，备用）。

附记：引自《民间简易疗法·药浴》。

熏洗方 2 苦参百部胆草方

方药组成：苦参、地肤子、鹤虱、百部、白鲜皮、龙胆草、车前草各 15g。

制用方法：取上药加水煎煮 1000ml，取药液，趁热熏蒸肛门，待温后坐浴。每次 15 ~ 30 分钟，早晚各 1 次，每日用药 1 剂。

附记：引自《民间简易疗法·药浴》。

熏洗方 3 泡藤汤

方药组成：苦参 25g，黄柏 25g，防风 15g，白芷 15g，当归 15g，野菊花 15g，明矾 10g，花椒 10g。

制用方法：将上药加水 3000ml，用武火煮沸后，用文火煎至 2000ml，放置盆内，取冰片 5g 冲入药水中搅匀，先以热气外熏肛门，待药液不烫后坐入其内。每次约 15 ~ 20 分钟，每日早晚各 1 次，每日 2 剂，10 日为 1 个疗程。

附记：引自《中国肛肠病杂志》。

熏洗方 4 黄柏苦参川椒方

方药组成：黄柏、苦参、蛇床子、地肤子、白鲜皮、川椒各 15g。

制用方法：取上药加水 200ml，煎煮去渣，取液，先熏后洗患处，每日 2 次。

附记：引自《民间简易疗法 · 药浴》。

熏洗方 5 马齿苋葱白二乌方

方药组成：川乌头、草乌头各 15g，马齿苋 30g，葱白 15g。

制用方法：取上药加水煎煮，去渣，取药液，熏洗肛门患处。

附记：引自《民间简易疗法 · 药浴》。

二、局部封闭加中药坐浴

方药组成：黄柏 15g，苦参 20g，蛇床子 15g，丹皮 15g，重楼 15g，当归 15g，生黄芪 20g，赤芍 15g，甘草 10g，防风 10g，连翘 15g。

制用方法：治疗时常规消毒，以亚甲蓝 2ml 加 0.5% 普鲁卡因液 20ml，行肛内或皮下多点扇形注射，一次注射量约 10ml，注射后采用中药坐浴。中药水煎后，先熏 2 ~ 3 分钟，后坐浴 15 ~ 20 分钟，每日 1 次，10 ~ 15 日为 1 个疗程。

附记：引自《中国肛肠病杂志》。

荨麻疹

荨麻疹，俗名“风疹块”，是常见皮肤病之一。本病的特点是皮肤的红斑性及水肿性反应。典型的病例多先出现红斑，后出现水肿，并逐渐向周围扩展。它可发生在身体的任何部位，伴有剧烈的痒感，极易复发，多数在数分钟至数小时内消失。慢性荨麻疹也可长达数月，甚至数年。由于疹块常时隐时现，风吹受寒也可发病，像风一样来去不定，故中医称本病为“瘾疹”“风疹块”。

一、熏洗法

熏洗方 1 浮萍地肤方

方药组成：浮萍、地肤子、荆芥穗各 30g。

制用方法：先将上药用一纱布袋装好，以清水 2500ml 煎煮，去渣，取液，用毛巾蘸药水温洗患处，每日洗 1 次，痊愈为止。

附记：引自《民间简易疗法·药浴》。

熏洗方 2 蒜蝉风凰良方

方药组成：大蒜苗 30g，蝉蜕 3g，凤凰衣 10g。

制用方法：上药加水煎煮，去渣，取液，温洗患处。

功能主治：本方适用于血虚型风疹。

附记：引自《民间简易疗法·药浴》。

熏洗方 3 益母鞭草蒺藜方

方药组成：马鞭草、土茯苓、益母草、夏枯草、白蒺藜各 10g。

制用方法：取上药加水煎煮 20 分钟，去渣，取液，浸浴患部，每日 1 ~ 2 次。

功能主治：本方有活血、祛湿、散风、止痒的治疗作用。

附记：引自《民间简易疗法·药浴》。

熏洗方 4 防风生地银花方

方药组成：白鲜皮 30g，防风 10g，地肤子 10g，生地 20g，丹皮 10g，当归 10g，黄芪 30g，金银花 20g，大黄 10g，甘草 9g。

制用方法：取上药加水煎煮 25 ~ 30 分钟，去渣，取液，熏洗患部，每日 1 ~ 2 次。

功能主治：本方能补气养血，滋阴，清热散风，除湿，止痒，适用于各种类型风疹（荨麻疹）的药浴治疗。

熏洗方 5 芫花洗剂

方药组成：芫花 15g，川椒 15g，黄柏 15g，防风 15g。

制用方法：水煎，沐浴。

功能主治：能疏风清热，止痒消肿，用于荨麻疹，疹形似水肿团块，伴有胃肠道不适者。

附记：引自《中医养颜美容》。

二、涂搽法

涂搽方止痒消疹搽剂

方药组成：白鲜皮 50g，蛇床子 50g，地肤子 50g，浮萍 50g，薄荷 50g，炉甘石粉 50g，冰片 20g，蒸馏水 1000ml。

制用方法：上药除炉甘石粉，均研为细粉，置一容器内加入蒸馏水充分摇匀后，分装瓶中。为防止皮肤感染，每 100ml 药液中加入呋喃西林粉 1g。

用时以毛刷搽皮疹处，每日 5 次。

功能主治：能清热利湿，祛风止痒，用于治疗荨麻疹。

附记：引自《中医外治杂志》。

皮肤瘙痒症

皮肤瘙痒症是一种仅有皮肤瘙痒而无原发性皮损的皮肤病，常与气候、工作环境、药物、饮食和某些疾病有关。

一、熏洗法

熏洗方 1 百部洗剂

方药组成：百部、苦参各 100g，蛇床子 50g，雄黄 15g，狼毒 35g。

制用方法：水煎后用药液浸毛巾熏洗湿敷患处。

功能主治：能清热杀虫止痒，治疗皮肤瘙痒症，对神经性皮炎，湿疹等皮肤病也均有较好的疗效。

附记：引自《中医养颜美容》。

熏洗方 2 二黄苦参洗剂

方药组成：苦参、地肤子、百部、黄柏、大黄、白鲜皮各 30g。

制用方法：上药水煎外洗。

附记：引自《实用皮肤病性病手册》。

贴膏方 3 止痒药粉

方药组成：老松香 30g，官粉 30g，枯矾 30g，乳香 60g，轻粉 15g，冰片 6g，密陀僧 15g，炉甘石 30g。

制用方法：上药研细末，装入布袋外扑皮损或用油调外敷，也可配成 5% ~ 20% 软膏外用。本药有一定刺激性，对于急性炎症性皮肤病、黏膜病损慎用，对汞过敏者禁用。

功能主治：能祛湿收敛，杀虫止痒，用于治疗皮肤瘙痒症、脓疱疮、湿疹、神经性皮炎。

附记：引自《赵炳南临床经验集》。

二、耳背放血法

方法：以消毒三棱针，刺破耳背静脉，放血少许，待其自止，每 5 ~ 10 日 1 次。

银屑病

银屑病依其形状如牛颈之皮厚而且坚固，又称“牛皮癣”，是一种常见的红斑鳞屑性皮肤病。此病目前病因不明，发生在各种年龄，男女无别。四季均可发病，以冬季为多。老幼均可患病，以中青年为多。由于本病发病率高，易复发，病程长，对患者身体健康与精神影响很大。

一、熏洗法

熏洗方 1 茯苓紫草鲜皮方

方药组成：黄芪、土茯苓、白鲜皮、板蓝根、紫草各 10g，甘草 9g。

制用方法：取上药加水煎煮 25 ～ 30 分钟，去渣，取药液，外洗患处，每日 1 次，每剂煎 2 次。

附记：引自《民间简易疗法·药浴》。

熏洗方 2 苦参地肤蛇床子方

方药组成：大枫子（捣碎）、苦参各 60g，大胡麻（捣）、地肤子、蛇床子各 30g。

制用方法：取上药加水煎煮 25 ～ 30 分钟，去渣，取药液，待温时浸洗患处。

熏洗方 3 地肤千里光洗方

方药组成：徐长卿、地肤子、千里光各 30g，黄柏、蛇床子、苍耳子、狼毒、白鲜皮各 10g，槐花、土槿皮各 15g。

制用方法：取上药加水煎煮，去渣，取液，浸洗患处。

附记：引自《民间简易疗法·药浴》。

熏洗方 4 银屑擦洗剂

方药组成：木槿皮、白鲜皮各 25g，丁香、防风各 15g，狼毒 10g，板蓝根、黄柏、金银花、苦参各 25g，蝉蜕 10g，生地 20g，百部 30g，大枫子、忍冬藤、蛇床子各 25g。

制用方法：先将上诸药加水煎 3 次，最后把 3 次煎好的药液倒在一起，用小火慢慢浓缩至 500 ～ 700ml 左右，备用。取上药液擦洗患部（皮损区），每日擦洗 2 次。

功能主治：能疏风凉血，杀虫止痒，用于银屑病、瘙痒症的治疗，屡用皆效。

附记：引自《民间简易疗法·药浴》。

熏洗方 5 蛇床大枫地肤方

方药组成：蛇床子、大枫子、白鲜皮、鹤虱草、地肤子、金钱草、扁蓄各 15g，苦参、五倍子各 20g，明矾、花椒、杏仁各 9g。

制用方法：取上药加水煎煮，去渣，取液，浸洗患处（皮损区）。

附记：引自《民间简易疗法·药浴》。

二、涂敷法

涂敷方百部膏

方药组成：百部、白鲜皮、蓖麻子仁、生地黄、黄柏、全当归各 50g，雄黄 50g，麻油 400g。

制用方法：上药除雄黄入麻油合熬至枯，去渣再熬至滴水成珠，加雄黄末和匀，贮藏待用。用时取少许涂患处。

功能主治：本方用于各种顽癣，疥疮久治不愈者。其解毒杀虫之力较强。

附记：引自《中医养颜美容》。

日光性皮炎

日光性皮炎，又称“晒斑”，系日光照射后，于曝晒处出现红斑、水肿甚至水疱的急性皮肤炎症。本病多发于夏天，好发于颜面、颈部、手背、前臂等暴露部位。

一、熏洗法

熏洗方 1 马齿苋洗剂

制用方法：马齿苋 250g，水煎，洗患处。

熏洗方 2 白菊花洗剂

制用方法：白菊花 10g，水煎，洗患处。

熏洗湿敷方 3 三黄洗剂

方药组成：黄芩、黄连、黄柏、大黄各等份。

制用方法：上药煎汤洗患处。对炎症皮肤类似湿疹型者，用药液浸渗纱布，拧至不滴水为度，局部湿敷；对风疹型者可用防风、紫荆各适量，煎汤，洗患处。

附记：引自《中医养颜美容》。

熏洗方 4 杷叶三黄汤

方药组成：枇杷叶 25g，黄芩、黄连、黄柏各 5g。

制用方法：上药水煎外洗。

功能主治：能清热解毒燥湿，治疗日光性皮炎，用于热毒炽盛、局部红肿较重者。

附记：引自《中医养颜美容》。

二、涂搽方

制用方法：青黛与黄柏等量为细面，麻油或醋涂搽患处。

附记：引自《实用皮肤病性病手册》。

雀斑

雀斑是指颜面、颈部或手背等出现褐色或褐黑色圆形或卵圆形、针头大小、对称分布、多似雀卵上斑点的病症。本病多无明显的自觉症状，多发生在青春期，有时6 ~ 7岁时开始出现，一般夏重冬轻。

一、熏洗法

熏洗方1 柿叶浮萍方

方药组成：柿叶30g，紫背浮萍15g，苏木10g。

制用方法：取上药加水煎煮20分钟，去渣，取液，浸洗颜面部位。每次10分钟，每日1 ~ 2次。

附记：引自《民间简易疗法·药浴》。

熏洗方2 玉容祛斑方

方药组成：猪牙皂角、紫背浮萍、青海樱桃各30g，鹰屎白（或鸽屎白）9g。

制用方法：上药共研极细末，取少许加凉开水适量，静置5 ~ 10分钟，调匀，取药液适量倒入手心，均匀涂搽于面颊患处。每日早晚各1次。

附记：引自《民间简易疗法·药浴》。

熏洗方3 三白祛斑方

方药组成：白附子、白芷、白丁香、山柰、硼砂各15g，石膏、滑石各21g，冰片10g（后入）。

制用方法：上药共研极细末，瓶装取药粉少许加凉开水适量，静置5 ~ 10分钟，调匀，取药液适量倒入手心均匀涂搽于面颊患处。每日早晚各1次。在治疗的同时，可长期配合口服维生素C，每次0.2g，每日3次。

附记：引自《民间简易疗法·药浴》。

二、涂搽法

涂搽方 1 白细丑去斑散

方药组成：白僵蚕、细辛、黑丑各等份。

制用方法：细辛去泥土，黑丑研碎去壳，上三药共为极细末调入珍珠霜中早晚洗面后涂用。

功能主治：清热祛风，去面雀斑。

附记：引自《中医养颜美容》。

涂搽方 2 面鼻雀斑膏

方药组成：白芷、白菊花各 15g，白果 20 个，红枣 15 个，珍珠粉 25g，猪胰一个。

制用方法：将珠儿粉研极细，余药捣烂拌匀，外以蜜拌，加入珍珠粉蒸过备用。每晚睡前用药涂面，早洗去。

功能主治：祛风清热，泽肤去斑。

附记：引自《中医养颜美容》。

涂搽方 3 去斑方

方药组成：白附子、密陀僧、牡蛎、茯苓、川芎各等份。

制用方法：上五味研为极细末，羊脊髓和匀。临睡前涂敷面，并以手轻轻按摩，晨起以温开水洗去。

功能主治：祛风清热，泽肤化斑，治面雀斑。

附记：引自《中医养颜美容》。

黄褐斑

黄褐斑，亦称肝斑，是发生于面部的常见色素沉着性皮肤病，属中医的“面尘”等病症的范畴。其色素沉着分布呈蝶状者，故又称为“蝴蝶斑”。

本病男女均可发生，女性较多，现代医学研究病因不明，一般认为与内分泌紊乱有关。少数患者可由某些消耗性疾病，如结核、癌肿、慢性酒精中毒、肝病等引起。长期服用某些药物如氯丙嗪、苯妥英钠等，亦可发生。

一、贴敷法

湿敷方 1 二草白芷红花方

方药组成：紫草 50g，茜草、白芷、赤芍、苏木、红花、厚朴、丝瓜络、木通各 15g。

制用方法：取上药加水 2000 ~ 2500ml，煎煮 20 ~ 25 分钟，去渣，取液，频洗，湿敷患部。在药浴治疗的同时，可口服维生素 C，每次 0.2g，每日 3 次。在药浴治疗过程中，若属肾阴虚者也可口服六味地黄丸；属肝气郁结者可配服逍遥丸，以提高治疗的效果。

附记：引自《赵炳南临床经验集》。

敷贴方 2 化斑散

方药组成：白蔹、白石脂、杏仁各 25g。

制用方法：上药研为细末，鸡子白调匀。卧前涂面，晨起洗去。

功能主治：清热祛风，化黧黑斑。

附记：引自《中医养颜美容》。

敷贴方 3 玉容丸

方药组成：甘松、山柰、细辛、白蔹、白及、防风、荆芥、僵蚕、栀子、藁本、天麻、羌活、独活、密陀僧、枯矾、檀香、川椒、菊花各 5g，大枣肉 7 枚。

制用方法：上药研为细末，用肥皂荚 500g 同捶作丸，如秋冬加蜂蜜 5 钱。早晚水化洗面，去斑，令皮肤细腻洁白如玉。

功能主治：祛风活络，治面黑斑。

附记：引自《中医养颜美容》。

敷贴方 4 治黄褐斑方

方药组成：白附子、密陀僧、白茯苓、白芷各等份。

制用方法：上药研为细末，羊乳调匀。夜敷患处，晨起用温水洗去。

功能主治：清热祛斑，治面黧黑斑。

附记：引自《中医养颜美容》。

二、敷脐法

敷脐方 1

方药组成：生地、山萸肉、枸杞子、丹皮、黄柏、旱莲草、醋制龟板各等份。

制用方法：将上药共研细末，每次 8g，醋调敷于脐部，外用胶布固定，3 ~ 5 日换药 1 次。

功能主治：益肾滋阴，养血祛斑，适用于各种面部色斑。

敷脐方 2

方药组成：柴胡、香附、白芍、白芷、栀子各等份，冰片少许。

制用方法：将上药研细末，每次10g，醋调敷脐部，外用胶布固定。每2 ~ 3日换药1次。

功能主治：理气活血，化瘀除斑，适用于各种面部色斑。

附记：引自《中医敷脐疗法》。

敷脐方 3

方药组成：红花、生乳香、鸡血藤、穿山甲、土元、桂枝各等份，麝香少许。

制用方法：将上药研细末，每次10g醋调敷脐部，外用胶布固定。3 ~ 5日换药2次，每日用热水袋热敷15 ~ 30分钟。

功能主治：活血化瘀除斑，适用于各种面部色斑。

附记：引自《中医敷脐疗法》。

三、涂搽法

涂搽方 1

方药组成：青嫩柿树叶适量，凡士林50g。

制用方法：将青嫩柿树叶晒干研成细面，取50g与凡士林调匀。每睡前搽于患处，早起洗去，一般连搽15 ~ 30日，斑退停用。

功能主治：行气活血，消斑，适用于面部棕褐斑。

附记：引自《上海中医药杂志》。

涂搽方 2

方药组成：白芷25g，白附子20g，密陀僧6g。

制用方法：烤干后研末过筛调入雪花膏内，调配成55%浓度，消毒后装入瓶内备用。早晚各1次。

功能主治：祛风化斑，主治黄褐斑。

附记：引自《新医学》。

涂搽方 3 白酒鸡蛋

方药组成：白酒500ml，鸡蛋7枚。

制用方法：将鸡蛋放入白酒中密封7日，每天用1枚，去壳捣烂如泥，外涂患处，连用1周。

附记：引自《中医外科学》。

涂搽方 4 密陀僧

方药组成：密陀僧 20g。

制用方法：将密陀僧研极细末，每晚取少许，用人乳汁调敷患处。

功能主治：润肤，祛斑，适用于各种面部色斑。

附记：引自《中医外科学》。

四、面膜法

方药组成：当归、川芎、桃仁、红花、沙参、羌活、防风各 10g，细辛 4g。

制用方法：上药水煎浓缩制成流浸膏，加乳剂基质，制成霜剂。首先洗面，后将霜剂涂搽于面部，轻柔按摩 10 分钟后用石膏粉倒模，每周 2 次，6 次为 1 个疗程。

功能主治：养血祛风，化瘀祛斑，适用于各种面部色斑。

附记：引自《中国医学美学美容》。

五、摩擦法

方药组成：甘松、山柰、茅香各 15g，白僵蚕、白及、白蔹、白附子、天花粉、绿豆粉各 30g，防风、零陵香、藁本各 9g，肥皂 9g，香白芷 30g。

制用方法：上药共研细末，每日早晚蘸药末摩擦患部，可常用。

功能主治：清热祛斑，主治黄褐斑。

附记：引自《外科证治全书》。

白癜风

人体皮肤出现大小和形状不规则的原发性色素脱失斑，叫白癜风。本病的病因尚不完全明确，其发生以青年患者为多，有部分患者可并发斑秃或神经性皮炎。据推测本病可能与精神因素有关，也可能是一种自身免疫性疾病，同时也可能与遗传因素有关。中医称本病为“白驳风”。

一、熏洗法

方药组成：何首乌、枸杞子、熟地各 10g。

制用方法：取上药加水煎煮 30 分钟，去渣，取液，用纱布蘸药液擦洗局部患处。

附记：引自《民间简易疗法・药浴》。

二、涂搽法

涂搽方 1 补骨脂酊外搽方

方药组成：补骨脂 30g。

制用方法：取上药加 75% 酒精 100ml，浸泡 5 ~ 7 日，用 2 ~ 3 层纱布过滤，得暗褐色液，取滤液煮沸浓缩至原量的 1/3，备用。取药液直接涂搽患处，同时配合晒日光 20 ~ 30 分钟或紫外线照射 2 ~ 3 分钟（对紫外线过敏者忌用）。

附记：引自《民间简易疗法 · 药浴》。

涂搽方 2 白癜风搽剂

方药组成：前胡 20g，补骨脂 30g，防风 10g。

制用方法：先取补骨脂、前胡浸泡于 75% 酒精 100ml 中，另取防风浸于 50ml 氯仿中，各密封浸泡 7 日。用 2 ~ 3 层纱布过滤，取汁备用，存放避光处。治疗时取药液，涂搽患处。每日 2 次。

附记：引自《民间简易疗法 · 药浴》。

涂搽方 3 斑蝥外搽剂

方药组成：斑蝥 10 只。

制用方法：取上药放于 60% 以上 100ml 酒精中浸泡 7 日。取药液搽患处，数小时后患处起泡，3 ~ 5 日后结痂，痂脱可愈。

附记：引自《民间简易疗法 · 药浴》。

涂搽方 4 白附子膏

方药组成：白附子、硫磺各等份。

制用方法：将上药各等份研细，姜汁调匀，用茄蒂蘸药搽患处。

功能主治：能祛风变肤色。

附记：引自《中医养颜美容》。

三、熏洗方

熏洗方 1 无花果叶洗剂

方药组成：鲜无花果叶 30g。

制用方法：取鲜药加水煮 20 分钟，去渣，取药液，频洗患处，每日 2 次。

附记：引自《民间简易疗法 · 药浴》。

熏洗方 2 凤仙花汤

方药组成：凤仙花全草。

制用方法：切碎，入砂锅中煮，取浓汁，熏洗湿敷患处。

功能主治：祛风治白癜风。

附记：引自《中医养颜美容》。

痤疮

痤疮为发生于青年人面部、胸背部的毛囊、皮脂腺的慢性炎症，常伴有皮脂溢出，俗称粉刺。中医称本病为“肺风粉刺”“粉疵”“面疱”，民间也有称为青春痘、青春瘤、青春疙瘩，以青壮年发病较为多见。

一、熏洗法

熏洗方 1 蛇床地肤外洗方

方药组成：蛇床子、地肤子、白鲜皮、明矾各 60g。

制用方法：取上药加水煎煮 20 ～ 25 分钟，去渣，取液，趁热擦洗患处。每次 30 分钟，每日 1 ～ 3 次，连用 10 日，1 剂药可用 6 日。

附记：引自《民间简易疗法·药浴》。

熏洗方 2 紫花地丁白芷方

方药组成：丹参、紫花地丁、当归、白芷、半夏各 20g。

制用方法：取上药加水煎煮 15 ～ 20 分钟，去渣，取液。先用 1% 的温盐水洗净面部，黑白粉刺用消毒针挑破排净分泌物，用手搓脸部有热感，再用药液热气熏脸；后将两块新毛巾浸入药液待温度降到皮肤可适应时，捞出毛巾拧半干敷脸，每次 30 分钟，每日 2 次。每剂药夏季用 2 ～ 3 日，冬季用 4 ～ 5 日，将药置阴凉通风处，下次煎沸再用。1 剂为 1 个疗程。

附记：引自《民间简易疗法·药浴》。

熏洗方 3 薏仁葵草方

方药组成：紫背天葵草 50g（或干品 15g），生薏仁 30g。

制用方法：用淘米水 800ml 煎煮 30 分钟，去渣。先取药液，倒入盆内，擦洗患处。另取药液 100ml 口服，日服 2 次。

附记：引自《民间简易疗法·药浴》。

二、敷贴法

敷贴方 1 颠倒散

方药组成：大黄、硫磺各等份。

制用方法：上药共研细末，凉开水调敷患处，每日 1 次。

功能主治：清热解毒祛湿，用于治疗粉刺而见颜面皮肤油腻不适、皮疹、有丘疱疹或脓疱者。

附记：引自《敷贴疗法》。

敷贴方 2 紫草搽剂

方药组成：紫草、紫参、艾叶各等份。

制用方法：以上药煎汤，洗面部。

功能主治：能清热祛风，用于治痤疮。

附记：引自《中医养颜美容》。

敷贴方 3 甘松黑丑丸

方药组成：甘松、黑丑、香附各等份。

制用方法：上药研为细末，水丸如豆大。水化后日日洗之即愈。

功能主治：能祛风治疗痤疮。

附记：引自《中医养颜美容》。

敷贴方 4 苦参粉

方药组成：苦参 500g，赤芍 100g，白瓜子 100g，玄参 50g。

制用方法：上药烘干，共为细末，备用。用水洗面，每日两次。

功能主治：能清热解毒，治粉刺痤疮。

附记：引自《中医养颜美容》。

敷贴方 5 轻粉膏

方药组成：轻粉 5g，白芷 5g，白附子 5g，防风 5g。

制用方法：上药为细末，以蜜和匀备用。洗面时及睡前擦涂数次。

功能主治：能祛风清热，用于治疗粉刺痤疮。

附记：引自《中医养颜美容》。

酒渣鼻

酒渣鼻是发生在以鼻部为中心的慢性皮肤病，又称酒渣性痤疮，多发生于壮年。男女均可发生，男性发病多于女性。皮损表现为鼻部、两颊、前额及颏部弥漫性皮肤潮红，伴丘疹、脓疮及毛细血管扩张、皮脂溢出，有轻度瘙痒，伴口渴、便结、舌红、苔黄、脉浮数等，进辛辣刺激性食物或情绪紧张时加剧。

一、熏洗法

熏洗方 1 百部苦参乌梅方

方药组成：百部、苦参、蛇床子、土槿皮、乌梅、野菊花、土茯苓各15g。

制用方法：取上药加水 1000ml 煎煮，去渣，取液，待冷，用干净毛巾蘸药液湿敷或溻洗患处。每次 15 ~ 20 分钟，早晚各 1 次。

附记：引自《民间简易疗法·药浴》。

熏洗方 2 玄参大黄蛇床子方

方药组成：蛇床子 30g，玄参 15g，苦参 15g，生大黄 15g，硫磺 10g，枯矾 10g。

制用方法：以上 6 味加水 500ml，煎煮 10 ~ 15 分钟，去渣、取液，待温后温洗鼻部，早晚各 1 次，每日 1 剂。

附记：引自《民间简易疗法·药浴》。

二、敷贴法

敷贴方 1 石膏大黄散

方药组成：生石膏、生大黄各等份。

制用方法：将上药研细末过筛，研匀装瓶备用，用时先用清水洗净鼻子，擦干，取药粉适量加白酒调成泥糊状，每晚敷患处 1 次。

功能主治：泻肺清热，用于治疗酒渣鼻。

附记：引自《敷贴疗法》。

敷贴方 2 二白散

方药组成：白石脂 30g，白蔹 30g，苦杏仁 30g。

制用方法：上药研细末，过 100 目筛子，用鸡蛋清调药外用。

功能主治：能祛湿散风化瘀，用于治疗酒渣鼻及痤疮。

附记：引自《赵炳南临床经验集》。

斑秃和脱发

斑秃发生于头部，是指突然头发成斑块脱落的病症，俗称“鬼剃头”。本病多突然发生，无自觉症状，常无意中发现或为他人发现。现代医学认为斑秃与精神因素、内分泌障碍等有关，近年尚有免疫学说认为与拉毛基质细胞抗体形成，部分地抑制了毛囊的活性有关。本病表现为患处头皮呈孤立局限性圆形或不规则形脱落，头皮光亮，境界清楚，秃落斑块数目、范围、大小不等。发病后可长期静止，亦可迅速扩大，甚至整头头发脱光。本病在成年男女或青少年人群中均可发生，以男性发生率较高。中医称此病为“油风”。

脱发的原因有先天性或后天性的因素，全身性疾病（如猩红热、伤寒、麻疹、产后大出血、急性热病后、长期消耗性疾病后期）可引起脱发；早秃，俗称“谢顶”，多为脂溢性脱发。

一、熏洗法

熏洗方 1 首乌生地外洗方

方药组成：生地、何首乌各 30g，黑芝麻、柳树枝各 50g。

制用方法：上药加水煎煮 30 分钟，去渣，取药液，趁热熏洗患部，每日 3 次，熏洗后用干毛巾覆盖患部半小时。

附记：引自《民间简易疗法·药浴》。

熏洗方 2 艾叶菊花藁本方

方药组成：艾叶、菊花、藁本、蔓荆子、防风、荆芥各 9g，薄荷、藿香、甘松各 6g。

制用方法：上药用布袋装好后，加水煎煮数滚，取药液，先将热气熏头面，候汤稍温，用布巾蘸洗脱发区，每日 2 ~ 3 次。

附记：引自《民间简易疗法·药浴》。

熏洗方 3 苦参明矾儿茶方

方药组成：苦参、明矾各 10g，儿茶、白鲜皮各 30g，地肤子 10g。

制用方法：上药加水煎煮，去渣，取药液，外洗患部，每日 1 次。

附记：引自《民间简易疗法·药浴》。

熏洗涂搽方 4 二树枝叶方

方药组成：枣树嫩枝 5 大把，楮树叶 150g。

制用方法：将枣树枝均截为 30cm 左右长，并扎成 5 束。每取 1 束，插在洁净的花瓶（勿插到底），同时在其上端放上烧红的木炭火，使枣树枝汁滴入瓶内。待 5 束枣树枝汁水滴尽后，去掉树枝，留汁备用。用时先将鲜楮树叶煎水洗头皮，拭干后再以脱脂棉片蘸枣树枝汁涂搽患部。每日 1 次。

附记：引自《民间简易疗法·药浴》。

熏洗方 5 当归黄精熟地方

方药组成：当归、黄精、熟地各 10g。

制用方法：取上药加水煎煮，去渣，取液，趁温洗头，每日 2 次。

功能主治：能补血益肾，适用于血虚、肝肾不足的斑秃治疗。

附记：引自《民间简易疗法·药浴》。

二、涂搽法

涂搽方 1 辣椒酊

制用方法：小尖辣椒 20g 切细，烧酒 50ml，浸泡 10 天，取汁涂搽脱发处，每日数次；或用生姜切成小薄片，烤热后搽患处。

涂搽方 2 复方斑蝥酊

方药组成：斑蝥 10g，樟脑 10g，紫荆皮 10g，百部 10g。

制用方法：将上药共泡于黄酒之中 24 小时（浸泡越久越好）即可使用。用时将棉签蘸上药液，先以小面积涂搽患处，每日 2 ~ 3 次，7 日 1 个疗程。

附记：引自《中医外治杂志》。

涂搽方 3 生发液

方药组成：丹参、当归、黄芪各 50g，川芎、附子、干姜、白芷各 35g，川椒、侧柏叶、干辣椒各 30g。

制用方法：将以上药加入 75% 酒精 1000ml 内浸泡 2 周，过滤，加入适量二甲基亚砜装瓶备用。患部外涂生发液，每日用药 3 次，直至局部微红，连续治疗 2 个月。

功能主治：能活血化瘀，行气生发，治疗斑秃。

附记：引自《中医外治杂志》。

三、敷贴法

敷贴方生姜泥

方药组成：鲜生姜适量。

制用方法：鲜生姜捣烂如泥，加温后敷于脱发处，每日 1 次。

功能主治：温经通络，用于治疗斑秃。

附记：引自《敷贴疗法》。

四、针灸法

取穴：主穴：防老（百会后 1 寸）、健脑（风池穴下 0.5 寸）。

配穴：两鬓脱发者加头维，瘙痒者加大椎，油脂多者加上星穴。得气后留针 20 分钟，起针时施以雀啄，隔日 1 次。

附记：引自《健康报》。

腋臭

腋臭是特殊的臭秽之气从腋下发出的皮肤病，又称为体气、狐臭，属于大汗腺分泌的一种带有臭味的汗液较多而出现的病状。常见于青壮年，轻重不等，年老时减轻。腋臭严重经其他疗法治疗无效者，可考虑手术。

一、敷贴法

密陀僧散

方药组成：硫磺、雄黄、蛇床子各 6g，大黄、密陀僧各 3g，轻粉 1.5g。

制用方法：上药共研细末。用醋适量调成糊状，洗净擦干腋下，夜间涂敷腋下，纱布覆盖固定，每日 1 次。

功能主治：祛风燥湿，用于治疗腋臭。

附记：引自《敷贴疗法》。

二、扑撒法

扑撒方 1 滑枯粉

方药组成：枯矾（为失去结晶水的明矾）30g，轻粉 10g，滑石粉 15g。

制用方法：上药研细末混合备用，开始时每晚用药粉外扑腋窝，半月后可隔日一次，一月后可数日一次。

附记：引自《健康报》。

扑撒方 2

方药组成：密陀僧 60g，寒水石 60g。

制用方法：上药研细末和匀备用，每日 3 次外扑腋窝等患处，一月为 1 个疗程。

附记：引自《健康报》。

扑撒方 3 腋臭散

方药组成：密陀僧 240g，枯矾 60g。

制用方法：研细末，过 100 目筛。治疗腋臭用药粉干扑两腋下，每日 1 次。

功能主治：能敛汗、除臭，用于治疗腋臭、手脚多汗。

附记：引自《赵炳南临床经验集》。

鸡眼

鸡眼常见于足趾突出处，趾间、小趾外侧、脚底等处，是表皮角质过度肥厚所致的圆锥形角质栓。常为一至两个，如豌豆大，状如鸡眼，呈浅黄色或灰黄色，坚硬，受压时疼痛剧烈，行走不便。

敷贴方 1 鸦胆子

方药组成：鸦胆子仁 10 粒。

制用方法：将鸦胆子仁捣烂备用。先将鸡眼上之硬皮削去少许，在胶布中央剪一孔贴患处，露出鸡眼，再用鸦胆子捣膏敷在鸡眼上，外盖胶布固定，5 ~ 7 日换药 1 次。

功能主治：有腐蚀作用，用于治疗鸡眼。

附记：引自《敷贴疗法》。

敷贴方 2 花茶糊

方药组成：普通花茶适量。

方法：取少许普通花茶放入口中嚼碎成糊状，用热水将患足洗净，浸泡 3 ~ 5 分钟后，用胶布将茶叶糊固定在患处，每日换药 2 次，连用 5 日为 1 个疗程。

附记：引自《中国民间疗法》。

疤痕

疤痕多见于手术切口疤痕、创伤疤痕、烫伤结痂后等。局部疤痕可高出皮肤，表面有色素沉着，伴瘙痒。

敷贴方

敷贴方 1 坤福堂疤痕贴

方药组成：坤福堂疤痕贴（市面上有成品）。

使用方法：1. 使用前先将疤痕部位清洗干净或用棉签蘸取 75% 的酒精擦拭消毒，晾干；2. 打开包装，取出疤痕贴，去掉隔离层，将有黏性的一面贴于疤痕处，紧密贴敷；3. 尽可能 1 天 24 小时贴住，洗澡或是看伤疤最好每日 1 次为限。

功能主治：减轻由剖腹产、烧伤或外伤引起的增生性疤痕，不适用于陈旧性疤痕。

敷贴方 2 鸦胆子珍珠粉

方药组成：鸦胆子 5 粒，珍珠粉 10g。

制用方法：疤痕处消毒后，将鸦胆子仁压碎，敷患处，包扎固定，5 日后取下，再将珍珠粉撒涂。每日 1 次，连用 5 日，疤痕即可减轻或祛除。

功能主治：祛疤痕，润肌肤，用于治疗疤痕疙瘩。

附记：引自《敷贴疗法》。

敷贴方 3 净面驻颜方

方药组成：白蔹、白术、白附子、白芷各 100g，藁本 150g，猪胰 3 具。

制用方法：猪胰 3 具，水渍去赤汁煮烂，前 5 味药研为末。酒水各半升相和煎数沸，研如泥，合诸药于酒中，以瓷器贮封 3 日。每夜取敷面，旦以浆水洗去。

功能主治：净面驻颜，使人颜面光泽白净、滑润、细腻。

附记：引自《中医养颜美容》。

敷贴方 4 二白润肤面膜

方药组成：白附子、白芷、密陀僧、胡粉等份。

制用方法：上药各等份，研为细末，羊乳和之。夜卧涂面，晨起以温水洗去。

功能主治：润肤泽面，令面光滑可爱。用上法不过 5 次，令面颜色光泽，皮肤光滑，细嫩可爱。

附记：引自《中医养颜美容》。

敷贴方 5 白面蛋子膜

方药组成：鸡蛋 3 个，酒适量。

制用方法：鸡蛋酒浸 28 日，密封。每夜以蛋白敷面，日久自白。

功能主治：润肤增白，令面白如玉。

附记：引自《中医养颜美容》。

敷贴方 6 羊胫骨增白方

方药组成：羊胫骨髓 100g，鸡子白 2 枚。

制用方法：羊胫骨髓与鸡子白和匀。每夜敷之，2、3 日面白皮嫩，神效。

功能主治：嫩肤增白。本方敷面之后，在面部形成一层薄膜，不易脱去，使药物有较长时间与皮肤接触，有利于药物吸收。

附记：引自《中医养颜美容》。